Computertomographie
des Kopfes

E. W. Radü, B. E. Kendall, I. F. Moseley

Computertomographie des Kopfes

Technische Grundlagen – Interpretation Klinik

Geleitwort von G. du Boulay

2., überarbeitete und erweiterte Auflage

142 Abbildungen in 307 Einzeldarstellungen

1987
Georg Thieme Verlag Stuttgart · New York

RADÜ, ERNST-WILHELM, PD Dr. med.
Leiter der Neuroradiologie, Universitätsinstitut für medizinische Radiologie, Kantonsspital CH-4031 Basel

KENDALL, BRIAN E., FRCP, FRCR
Consultant Neuroradiologist Head, Lysholm Radiological Department, The National Hospital, Queen Square London WC 1

MOSELEY, IVAN F., MRCP, FRCR
Consultant Neuroradiologist, The National Hospital, Queen Square London WC 1

CIP-Kurztitelaufnahme der Deutschen Bibliothek

Radü, Ernst-Wilhelm:
Computertomographie des Kopfes : techn. Grundlagen – Interpretation – Klinik / E. W. Radü ; B. E. Kendall ; I. F. Moseley. Geleitw. von G. du Boulay. – 2., überarb. u. erw. Aufl. – Stuttgart ; New York : Thieme, 1987.
NE: Kedall, Brian E.:; Moseley, Ivan F.:

Wichtiger Hinweis: Medizin als Wissenschaft ist ständig im Fluß. Forschung und klinische Erfahrung erweitern unsere Kenntnisse, insbesondere was Behandlung und medikamentöse Therapie anbelangt. Soweit in diesem Werk eine Dosierung oder eine Applikation erwähnt wird, darf der Leser zwar darauf vertrauen, daß Autoren, Herausgeber und Verlag größte Mühe darauf verwandt haben, daß diese Angabe genau dem **Wissensstand bei Fertigstellung des Werkes** entspricht. Dennoch ist jeder Benutzer aufgefordert, die Beipackzettel der verwendeten Präparate zu prüfen, um in eigener Verantwortung festzustellen, ob die dort gegebene Empfehlung für Dosierungen oder die Beachtung von Kontraindikationen gegenüber der Angabe in diesem Buch abweicht. Das gilt besonders bei selten verwendeten oder neu auf den Markt gebrachten Präparaten und bei denjenigen, die vom Bundesgesundheitsamt (BGA) in ihrer Anwendbarkeit eingeschränkt worden sind.

1. Aufl. 1980

Printed in Germany
Satz: Setzerei Lihs, Ludwigsburg, gesetzt auf Linotype System 4 (202)
Druck: Grammlich, Pliezhausen

ISBN 3-13-582602-3 1 2 3 4 5 6

Geleitwort

Die Neuroradiologie entwickelte sich zum Spezialgebiet vorwiegend durch den Umstand, daß den Neurochirurgen zu wenig Zeit zur Verfügung stand, die technischen Besonderheiten dieser Disziplin zu erlernen und zu praktizieren. Während mehr als einer Generation war sie auch enger mit der Neurochirurgie verbunden als mit der Neurologie und wurde nicht selten nebenberuflich von Neurochirurgen ausgeübt. Schon vor der Einführung der Computertomographie war abzusehen, daß auf Grund hoher Anforderungen und technischer Neuerungen zur vollkommenen Beherrschung dieses Gebietes fundierte Kenntnisse sowohl in den neurologischen Wissenschaften wie auch in der Radiologie notwendig waren.

Fälschlicherweise stellte sich die Computertomographie den Klinikern im Anfangsstadium als einfache Untersuchungsmethode dar, die ohne besondere Ausbildung angewandt werden konnte. Das Computertomogramm hat jedoch das Gebiet der Neuroradiologie erweitert, indem es neue Fragestellungen aufwarf und zur Verbesserung vorhandener Untersuchungstechniken aufforderte. War bisher in der Neuroradiologie ein neurochirurgisches Basiswissen, ein gutes Auge, eine gute Hand und radiologische Kenntnisse notwendig, so ist seit Einführung der Computertomographie ein eingehendes Wissen pathologisch-anatomischer Veränderungen rein neurologischer Erkrankungen hinzugekommen.

Die Neuroradiologie hat heute zweifellos eine Eigenständigkeit entwickelt. Sie bleibt aber ein Spezialgebiet, das im Zentrum neurologischer Wissenschaften liegt und diese miteinander verbindet. Dazu soll das vorliegende Buch beitragen, das als Einführung in die Computertomographie gedacht ist für alle, die sich mit den organischen Erkrankungen des Gehirns befassen.

Ein englischer Aphorismus lautet: „Fine words butter no parsnips“, und so empfehle ich, nicht länger bei der Einleitung zu verweilen, sondern mit dem Lesen zu beginnen. Dies Buch enthält viel Wissen, verständlich und zusammengefaßt dargestellt.

September 1980

Professor George du Boulay
Lysholm Radiological Department,
The National Hospital for
Nervous Diseases,
Queen Square, London WC 1

Vorwort zur 2. Auflage

Die vielen zustimmenden Beurteilungen zum Aufbau des Buches, der als gut und praktikabel bezeichnet wurde, haben uns veranlaßt, bei der Neuauflage in dieser Hinsicht nichts Wesentliches zu ändern. Der Inhalt wurde überarbeitet und vervollständigt. Neu aufgenommen wurde das Kapitel über die Anatomie und die Pathologie des Felsenbeins, erweitert haben wir die Kapitel über Tumoren, degenerative Erkrankungen und entzündlichen Erkrankungen des Zentralnervensystems.
Das Bildmaterial wurde größtenteils durch Bilder modernerer Geräte (General Electric 9800, Siemens DRH) mit feinerer Matrix ersetzt. Nur von seltenen und sehr instruktiven Beispielen haben wir die alten Bilder beibehalten. Sagittale und koronare Rekonstruktionsebenen wurden vermehrt beigefügt, um das Lesen dieser Bilder zu schulen. Das Literaturverzeichnis ist auf den neuesten Stand gebracht worden und jedem einzelnen Kapitel angeschlossen, was die Möglichkeit des Nachschlagens vereinfacht. Am Ende des Buches sind Textbücher und Handbücher zusammengestellt, welche die Thematik im Detail behandeln.
Frau Irene Roesch hat uns hilfreich beim Schreiben der Neuauflage zur Seite gestanden. Ihr gilt unser ganz besonderer Dank.
Möge diese neue Auflage wiederum und vermehrt dazu beitragen, das Interpretieren und Erkennen computertomographischer Bilder zu erleichtern und zu verbessern zum Wohle der Patienten.

Basel und London
im Frühjahr 1987

E. W. Radü B. E. Kendall
I. F. Moseley

Vorwort zur 1. Auflage

Dies Buch entstand während der Einführung von Ärzten und Studenten in die Diagnostik der Computertomographie und beabsichtigt eine kurzgefaßte Erläuterung der technischen Daten und eine Anleitung für die Diagnostik zu geben. Es entstand auch aus dem Wunsch, dem praktischen Arzt, dem Neurologen und Psychiater und nicht zuletzt dem Medizinstudenten, die zunehmend mit der Computertomographie als Untersuchungsmethode konfrontiert werden, einen Einblick in die diagnostische Möglichkeiten und Grenzen zu vermitteln.
Das Buch ist deshalb in mehrere Kapitel unterteilt.
Zu Beginn wird ein Überblick über die physikalischen Grundlagen, die Datenverarbeitung und über den Aufbau der verschiedenen Scanning-Typen gegeben. Wir haben uns auf die Darstellung der Grundzüge beschränkt, da eingehende Literatur zu den einzelnen Scannern von den Firmen angeboten wird. Die praktischen Hinweise zur Lagerung des Patienten und zur Archivierung der Daten haben sich bei uns bewährt und sind als Vorschlag gedacht. Jede Abteilung wird dies gemäß ihren Möglichkeiten, Aufgaben und Zielsetzungen abändern.
Bei der Beschreibung der normalen anatomischen Strukturen haben wir uns auf die Schichten einer Winkeleinstellung beschränkt, da Atlanten im Handel sind, die die Strukturen in sämtlichen Ebenen und Winkelgraden darstellen. Wir haben aber Wert darauf gelegt, die Änderung der Form der einzelnen anatomischen Strukturen bei unterschiedlichen Winkeleinstellungen zu beschreiben.
Das Kapitel „Anleitung zur Interpretation“ geht von den Informationen aus, die auf den Bildern erkannt werden können. Anhand jedes einzelnen Parameters werden die differentialdiagnostischen Erwägungen aufgezeichnet. Es sollte möglich sein, ohne klinische Angaben mit Hilfe der Daten alleine, eine Wahrscheinlichkeitsdiagnose zu stellen. Anamnese und klinische Befunde sind notwendig, um die diagnostische Zuverlässigkeit zu erhöhen.
Im letzten Kapitel wird das computertomographische Erscheinungsbild intrakranieller, neurologischer Erkrankungen aufgezeigt. Neben der Darstellung typischer Bilder wird Wert auf die Wiedergabe atypischer und seltener Befunde gelegt.
Das Buch soll weder ein Lehrbuch noch ein Atlas sein. Es beschränkt sich auf das Wesentliche der neuen Untersuchungsmethode und erhebt nicht den Anspruch, eine vollständige Darstellung des gesamten Ge-

bietes geben zu wollen. Es soll den Wert der Untersuchung für die Diagnostik der Erkrankung des zentralen Nervensystems herausstellen und zum leichten und besseren Verständnis der Methode beitragen.

Für die vielfältige Mithilfe bei der Fertigstellung des Buches sind wir Freunden und Kollegen sehr dankbar. Insbesondere sei Herrn Prof. Dr. P. HUBER, Bern, für die kritische Durchsicht des Buches und die Anregung zur besseren Darstellung einzelner Abschnitte gedankt und Herrn Dr. R. PRAWITZ und Herrn MARTI für die Besprechung der technischen Details. Herr Prof. P. A. ROBERTS, University of Oklahoma, Health Science Centre, erlaubte uns freundlicherweise, die von ihm durchgeführten Hirnschnitte (Abb. 16–25) zu reproduzieren.
Miss V. FULLOM und den Röntgenassistentinnen der Computertomographie-Abteilung am National Hospital, London, danken wir herzlich für die Hilfe bei der Zusammenstellung des Bildmaterials und Frau U. VOGEL, Frau M. MOSER und Mrs. S. PINK für die Hilfe beim Schreiben des Manuskriptes.
Die Abb. 12–14 wurden von der Fa. Siemens, Erlangen, freundlicherweise zur Verfügung gestellt. Die Firma EMI Medical, London, unterstützte den Aufenthalt eines Autors am National Hospital, London.
Auch den Mitarbeitern des Georg Thieme Verlages möchten wir Dank sagen für die Unterstützung und das freundliche Entgegenkommen bei vielen Wünschen.

Basel und London
im Sommer 1980

E. W. RADÜ B. E. KENDALL
I. F. MOSELEY

Inhaltsverzeichnis

Allgemeiner Teil

Spezieller Teil

Allgemeiner Teil

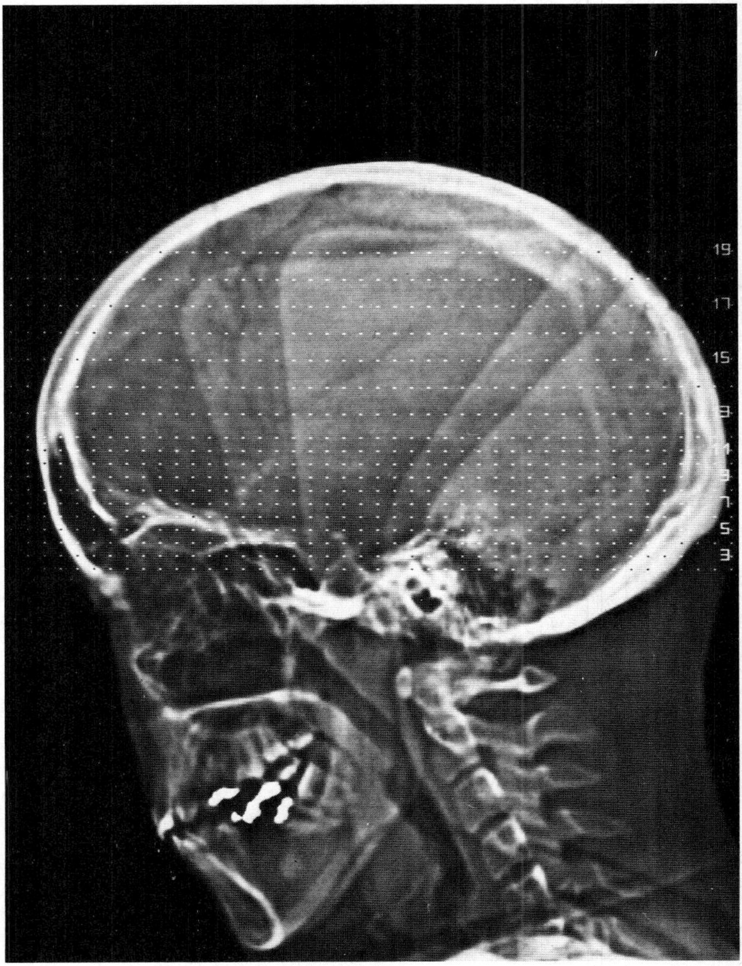

Technische Grundlagen

Grundvorgang

In der Computertomographie wird ein Objekt mit Röntgenstrahlen aus unterschiedlichen Winkeln in einer Ebene durchstrahlt. Die Röntgenabsorption wird durch hochempfindliche Detektoren gemessen; die Absorptionswerte werden digital verschlüsselt und in einem Computer gespeichert. Die untersuchte Schicht wird in eine bestimmte Anzahl von Volumenelementen unterteilt, deren Dichte nach Beendigung der Untersuchung aus den gespeicherten Daten errechnet wird. Die Dichtewerte der Volumenelemente werden in Meßeinheiten (Hounsfield-Einheiten) übertragen, einer Grautonskala zugeordnet und in Form eines Grautonbildes wiedergegeben.
Das computertomographische Bild stellt somit Gewebestrukturen in Form von Dichtewerten und Volumenelementen dar. Im Gegensatz zum herkömmlichen Röntgenbild handelt es sich nicht um überlagerte Strukturen, sondern um die Darstellung eines Querschnitts (Abb. **1**).

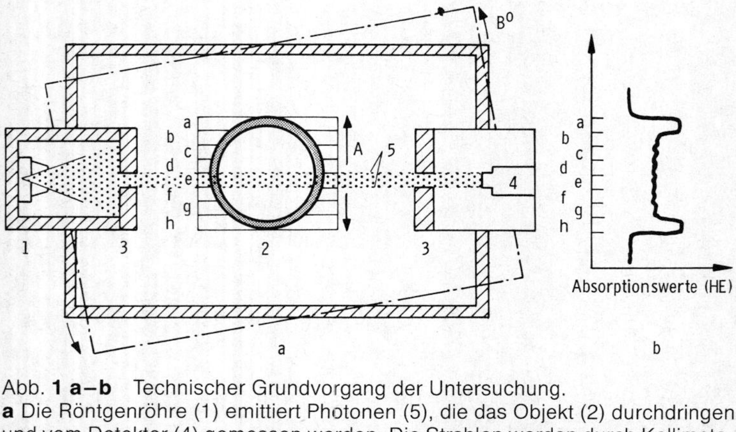

Abb. **1 a–b** Technischer Grundvorgang der Untersuchung.
a Die Röntgenröhre (1) emittiert Photonen (5), die das Objekt (2) durchdringen und vom Detektor (4) gemessen werden. Die Strahlen werden durch Kollimatoren (3) gebündelt. (1) und (4) sind starr miteinander verbunden. Sie bewegen sich zunächst transversal (A) (a–h), später rotierend (B) um das Objekt. **b** Absorptionswerte, die bei den einzelnen Schritten gemessen werden.

Errechnung von Dichtewerten, Bildqualität

Die *mathematischen Überlegungen* zur Errechnung der Dichte einzelner Volumenelemente sind ähnlich denen einer Gleichung mit n · n Unbekannten, die gelöst werden kann, wenn n · n Werte vorgegeben sind. Diese Werte werden durch n · n Messungen aus Rotations- und Translationsbewegungen ermittelt. Die Methoden, die zur Ausrechnung angewandt werden, können in drei Formen unterschieden werden: 1. die Rückprojektionsmethode, 2. die Iterationsmethode und 3. die analytische Methode. Das weithin gebräuchlichste Verfahren entspricht der analytischen Methode und ermöglicht die Darstellung des endgültigen Bildes innerhalb weniger Sekunden nach Abschluß der Untersuchung (genaue Beschreibung dieses Vorgehens und mathematische Details s. Brooks u. di Chiro 1976). Durch mathematische Filter (Faltungsfilter) können bestimmte Raumfrequenzen einer Projektion vor dem Rückprojektionsvorgang verändert werden und gestatten einen Einfluß auf die bildliche Darstellung.
Für die Interpretation des Bildes ist die genaue Errechnung der Dichtewerte (Kontrastauflösung) und die Darstellung feiner Details (räumliches Auflösungsvermögen) von entscheidender Bedeutung.
Je besser das *Kontrastauflösungsvermögen* ist, desto geringere Kontrastunterschiede von Details können sichtbar gemacht werden. Das Kontrastauflösungsvermögen eines Systems wird begrenzt durch das sog. *Rauschen*, das die Standardabweichung von stochastischen Schwankungen der Meßdaten eines homogenen Mediums darstellt. Das Rauschen wird deshalb oft mit der Standardabweichung der Meßwerte gleichgesetzt. Zur Ermittlung des Kontrastauflösungsvermögens eines Systems kann eine sog. Kontrastdetailkurve verwandt werden.
Als *räumliches Auflösungsvermögen* eines Systems wird das kleinste Detail bezeichnet, das durch das System getrennt dargestellt werden kann. Das räumliche Auflösungsvermögen ist abhängig von der Detektorgröße, dem Objekt-Detektor-Abstand und der Matrixgröße. Unter *Matrix* versteht man die Anzahl von Volumenelementen, in der die zu rekonstruierende Schicht wiedergegeben werden soll. Dabei wird das zweidimensionale Matrixelement Pixel, das dreidimensionale Matrixelement Voxel genannt. Das räumliche Auflösungsvermögen läßt sich durch Verwendung einer feineren Matrix mit geringerer Seitenlänge der Pixel oder durch eine Verschmälerung der Schichtdicke erhöhen. Das räumliche Auflösungsvermögen eines Computertomographen wird oft als Grundfrequenz der Modulationsübertragungsfunktion in Linienpaaren pro Zentimeter angegeben. Die Dichteauflösung und die räumliche Auflösung kann durch Faltungsfilter beeinflußt werden.
Eine *enge Beziehung* besteht zwischen der *Strahlendosis*, dem *Rauschen* und dem *räumlichen Auflösungsvermögen* eines Computertomo-

graphen. Der Zusammenhang kann nach BROOKS u. DI CHIRO (1976) folgendermaßen formuliert werden:

$$\sigma = C\sqrt{B : W2 \cdot H \cdot D^0} \qquad B = l^{nd}$$

σ = Standardabweichung (Rauschen), C = Dosiseffektivität, μ = mittlerer linearer Schwächungskoeffizient, B = Objektschwächungsfaktor, d = Objektdicke, W = Pixelbreite, H = Schichtdicke und D^0 = maximale Hautdosis pro Schicht. Da D^0 möglichst niedrig gehalten werden muß, können die übrigen Faktoren nur in gegenseitiger Abhängigkeit verändert werden. Soll z.B. bei konstanter Röhrenspannung das Dichteauflösungsvermögen verbessert werden, muß eine stärkere Schichtdicke gewählt werden, die wiederum eine Verschlechterung des räumlichen Auflösungsvermögens beinhaltet (Abb. **2**).

Dichteauflösungsvermögen oder räumliches Auflösungsvermögen können also allein ohne Beeinträchtigung anderer Parameter nur verbessert werden durch eine Erhöhung der Röntgenspannung oder eine Verlängerung der Scanningzeit (Details der Abbildungseigenschaften s. HOUNSFIELD 1973, SCHULTZ 1979).

Die Qualität eines Computertomographen kann gemessen werden an seiner Fähigkeit, mit möglichst geringer Strahlenbelastung eine möglichst feine räumliche Auflösung und genaue Dichteauflösung zu erzielen.

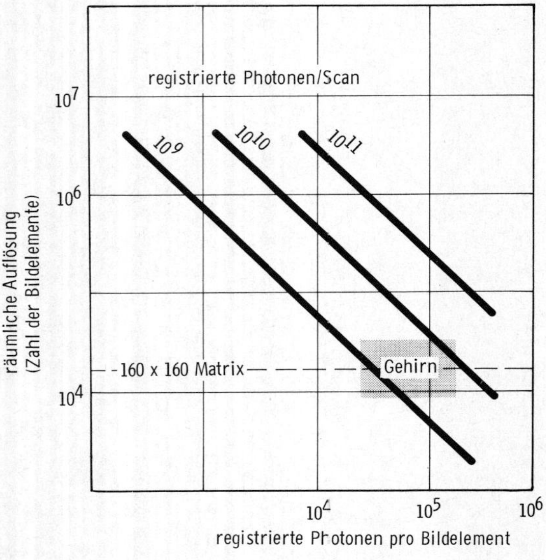

Abb. **2** Abhängigkeit der räumlichen Auflösung von der Gesamtmenge der Photonen (nach *Lange*).

Einheit der Dichte, Darstellungsmöglichkeiten der Dichtewerte, Partial volume effect

Aus den Absorptionsmessungen werden durch den Computer die *Dichtewerte* der *einzelnen Volumenelemente* errechnet. Diese Dichtewerte werden in Einheiten übertragen, die den Namen des Erfinders der Computertomographie, Hounsfield, tragen und *Hounsfield-*

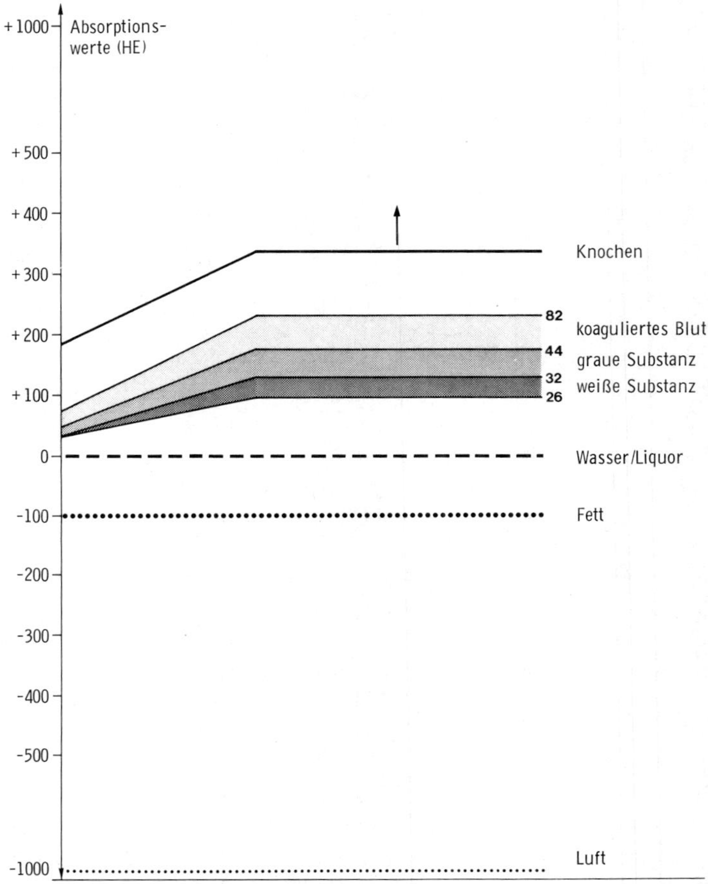

Abb. **3** Dichtewerte einzelner Gewebestrukturen in Hounsfield-Einheiten (HE).

Einheiten (HE) genannt werden. Diese Hounsfield-Einheiten werden definiert durch die Formel

$$HE = \frac{\mu G - \mu W}{\mu W} \cdot 1000$$

wobei μG der lineare Absorptionskoeffizient des gemessenen Gewebes, μW derjenige von Wasser ist. Die Werte sind so angeordnet, daß Luft einem Absorptionswert von −1000 HE, Wasser von 0 HE und Knochen von +1000 HE entspricht.

Da die Absorption von Röntgenstrahlen abhängig ist von der atomaren Zusammensetzung (kleines Atomgewicht = geringere Absorption), werden Gewebestrukturen durch bestimmte Absorptionswerte charakterisiert. Es können demnach auch Gewebestrukturen aufgrund ihrer Hounsfield-Einheiten erkannt werden (Abb. **3**).

Im sog. *Print out* (s. Abb. **6**) werden die Hounsfield-Einheiten der einzelnen Volumenelemente direkt ausgedruckt.

Anstelle dieser klar definierten Hounsfield-Einheiten hat sich in der Praxis der Computertomographie des Kopfes eine *vereinfachte Bezeichnung der Dichtewerte* eingebürgert. Dabei werden die Dichtewerte des normalen Hirngewebes als Bezugswerte genommen. Pathologische Strukturen, die Dichtewerte von normalem Hirngewebe aufweisen, werden demnach *isodens* genannt, Strukturen mit Dichtewerten niedriger als Hirngewebe *hypodens* und solche mit Dichtewerten höher als normales Hirngewebe *hyperdens*.

Darstellungsmöglichkeiten

Die Wiedergabe der Dichtewerte geschieht durch *Grau- oder Farbtöne* an einer Diagnostikkonsole. Je nach Gerät steht eine 10- bis 20stufige Graduierung der Farbtöne zur Verfügung. Mit Hilfe eines sog. *Fensters* kann die Anzahl von Dichtewerten pro Grauton variiert werden. Das Fenster ermöglicht es also, die Aussagefähigkeit eines Grautons in bezug auf die repräsentierten Dichtewerte zu verändern. So entsprechen einem Grauton 10 HE bei einer Grautonskala von 10 Grautönen und einem Fenster von 100 HE. Bei einem Fenster von 50 HE entsprechen einem Grauton demnach 5 HE. Bei einem engen Fenster ändern sich die Grautöne schon aufgrund geringer Dichteunterschiede. Dies hat zur Folge, daß das Bild uneinheitlich ist und Strukturen unscharf dargestellt werden. Ein weites Fenster dagegen beinhaltet viele Dichteeinheiten pro Grauton und ergibt ein homogenes Bild, bei dem nur große Dichteunterschiede erkannt werden können (Abb. **4**).

Zur weiteren Verbesserung der Darstellungsmöglichkeiten kann die Fensterbreite um einen *beliebigen Dichtewert (Level)* angeordnet werden. Man wählt als Level logischerweise den Dichtewert der Struktur, die man darstellen möchte. Für normales Hirngewebe liegt der Level

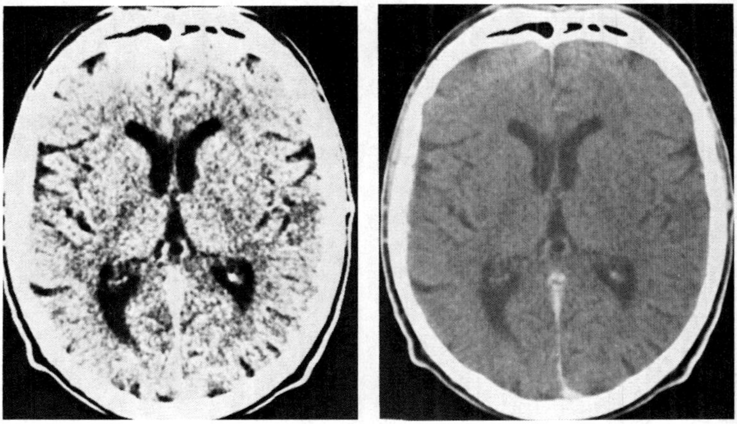

a b

Abb. **4 a–b** Unterschiedliche Darstellung gleicher Strukturen bei verschiedenen Fenstereinstellungen.

bei ca. 36 HE, für Knochengewebe bei + 400 HE, für Fett- und Weichteilgewebe bei −20 HE und für die Gewebe in der Orbita bei −10 HE. Fenster und Level werden an der Diagnostikkonsole eingestellt.
Aus diesen Überlegungen folgt, daß bei der *Darstellung von normalem Hirngewebe* ein Level von 36 HE und ein Fenster von ca. 100 HE (rasche Grautonänderung bei kleiner Dichteänderung) (Abb. **5a**) zu bevorzugen sind, bei der *Darstellung von Knochengewebe* ein Level von ca. 400 HE und ein Fenster von 1000 HE (feine Dichteunterschiede müssen nicht dargestellt werden) (Abb. **5c**) und bei der *Darstellung der Orbita* ein Level von −10 HE und ein relativ großes Fenster von +200 HE (Abb. **5b**).
Eine weitere Darstellungsmöglichkeit der Dichtewerte besteht in dem oben erwähnten *Print out* (Abb. **6**), bei dem Dichtewerte numerisch ausgedruckt werden. Mit dieser Darstellungsmöglichkeit können Gewebeänderungen besonders gut erkannt und abgegrenzt, Subtraktionen einzelner Areale durchgeführt und das genaue Ausmaß von Kontrastmittelanreicherung im Gewebe errechnet werden (Abb. **7**).
Erwähnt sei noch, daß das vom Computer errechnete Bild mit Hilfe einer *Fernsehkette* an verschiedene Orte transferiert und so der Untersuchungsvorgang außerhalb des Untersuchungsraums überwacht werden kann.

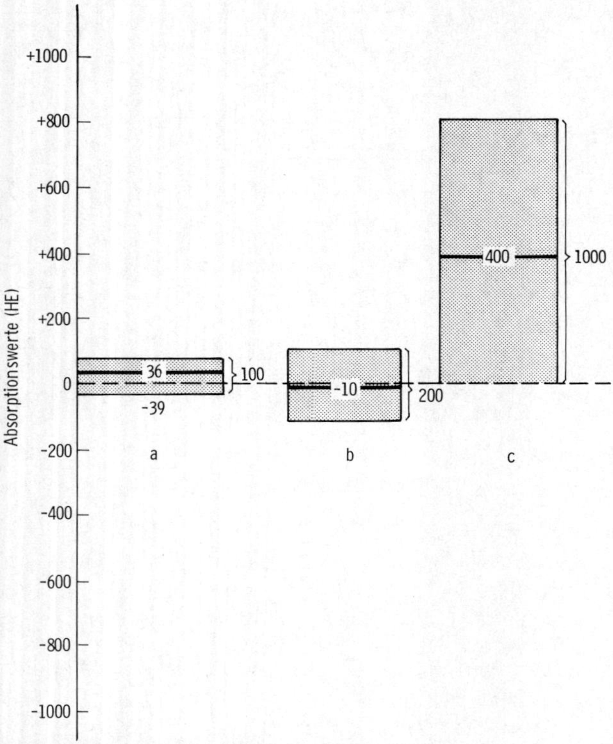

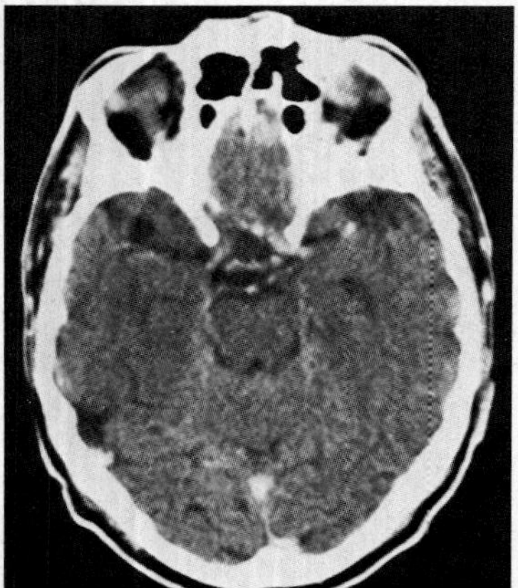

Abb. **5 a–c** Fenster- und Level-Einstellungen zur Darstellung unterschiedlicher Strukturen.
a Routineeinstellung: Fenster 100 HE, Level 36 HE. Unterschiedliche Dichte im Hirngewebe deutlich, Knochen unscharf, wenig detailliert.

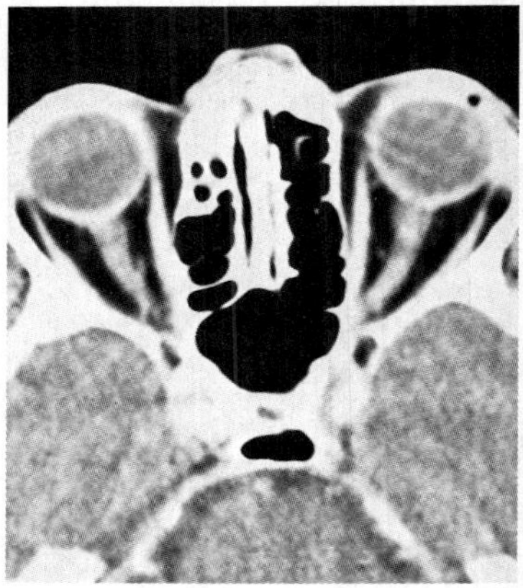

b Orbitaeinstellung: Fenster 200 HE, Level −10 HE. Hirngewebe unscharf, Bulbus und N. opticus klar zu sehen.

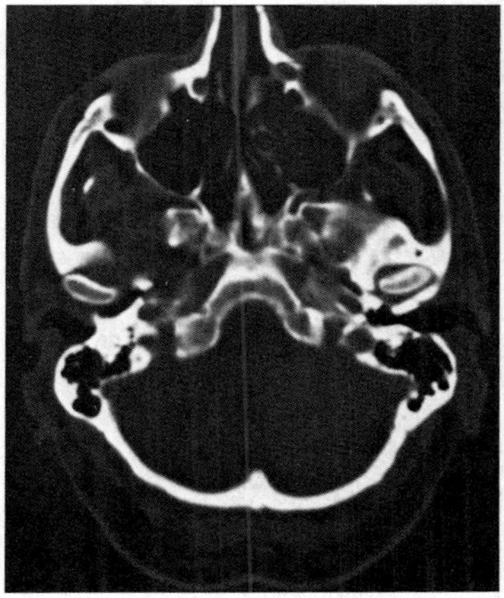

c Knochen-Weichteil-Einstellung: Fenster 1000 HE, Level 400 HE. Bulbus und Hirngewebe ungenau, Knochenstruktur scharf begrenzt, Kondylen eindeutig zu sehen.

„Partial volume effect"

Eine technisch bedingte Ungenauigkeit bei der Errechnung von Dichtewerten ist der sog. Partial volume effect oder Teilvolumeneffekt (Abb. **8**).

Werden in einem Volumenelement Strukturen unterschiedlicher Dichte gemessen, z.B. beim Übergang von Liquor zu Hirngewebe, entspricht der Dichtewert des Volumenelementes dem Mittelwert aller in dem Volumenelement gemessener Dichtewerte. Bei Übergängen von unterschiedlichen Gewebestrukturen oder bei Läsionen, die klei-

40	27	32	36	33	27	36	32	22	21	22	40	25	19	36	24	26	26	27
41	33	28	22	19	30	30	34	23	16	18	29	30	32	29	20	35	42	24
42	38	28	27	26	28	38	40	27	20	18	27	30	35	34	18	27	36	27
43	34	18	19	34	16	36	39	31	20	5	15	30	20	21	23	28	28	29
44	29	29	30	36	17	25	22	19	15	-2	0	18	22	24	38	45	28	26
45	16	26	32	35	16	20	10	-1	1	7	0	3	20	33	27	33	37	30
46	28	33	35	23	-1	-2	6	5	10	12	-4	5	22	24	24	33	39	25
47	29	31	33	14	4	-6	-4	0	7	16	15	25	30	26	25	23	28	32
48	23	15	0	2	14	4	-1	-4	-4	16	16	34	32	27	35	27	24	35
49	26	19	5	12	12	2	5	5	15	26	31	42	34	23	23	28	20	29
50	10	2	12	6	1	-4	13	21	33	29	34	38	33	34	33	37	35	38
51	7	5	17	6	11	14	28	38	35	38	36	34	26	25	33	28	31	38
52	2	22	10	13	27	34	31	45	42	47	37	34	26	33	34	23	29	40
53	2	8	-5	14	27	34	26	37	38	46	29	28	35	37	36	18	18	41
54	7	-7	-6	16	29	27	25	40	33	42	37	23	30	39	45	29	27	38
55	1	-9	2	12	29	41	32	37	35	37	41	29	34	30	26	29	39	36
56	4	2	19	10	23	51	35	28	36	36	33	33	32	34	33	32	34	32
57	11	-4	12	16	33	51	36	32	43	32	25	38	32	32	42	39	30	25
58	5	7	3	18	37	40	37	33	40	40	27	41	33	25	38	42	40	34
59	8	10	4	21	37	34	32	23	26	27	24	40	47	32	40	38	35	33
60	9	1	2	20	37	28	33	31	28	26	30	37	46	32	40	44	21	24

Abb. **6** Print out. Darstellung der Absorptionswerte in Hounsfield-Einheiten. Jeder Wert enstpricht dem Dichtewert eines Volumenelementes. Umrandetes Gebiet ist Teil eines Vorderhorns.

ner sind als die Schichtdicke (feine Verkalkungen), treten deshalb Dichtewerte auf, die keiner der einzeln gemessenen und dargestellten Strukturen entsprechen. Genaue Abstandsmessungen von feinen Strukturen (z.B. Porus acusticus internus, N. opticus) können demnach nicht durchgeführt werden, und Dichtewerte von sehr kleinen Strukturen, z.B. N. opticus (Schichtdicke 10 mm, Durchmesser 5 mm), können ebenfalls nicht verwertet werden.

Strahlenbelastung

Obwohl die Röntgenstrahlen durch Kollimatoren exakt auf die Detektorgröße ausgeblendet werden, ist eine Streuung der Röntgenstrahlen vorhanden. Die Intensität ist abhängig von der Spannung der Röntgenröhre und unterschiedlich bei verschiedenen Geräten. Mittels Ionisationskammern kann die Strahlendosis im Raum und im Bereich des

Abb. **7a–f** Subtraktionen zur Bestimmung der genauen Anreicherung nach Kontrastmittelgabe. Metastase eines Bronchuskarzinoms. **a** u. **b** Ohne Kontrastmittel. Hypodenses Areal parietookzipital links, besonders in der weißen Substanz. Hyperdense Randzone links in der Nähe der Schädelkalotte Artefakt aufgrund des Partial volume effect. **c** u. **d** Nach Kontrastmittelgabe. Anreicherung eines runden Areals parietookzipital links und Anreicherung der Falx cerebri. **e** u. **f** Subtraktion **b** von **d, e** ungefiltert, **f** gefiltert. Anreicherung tritt klar hervor.

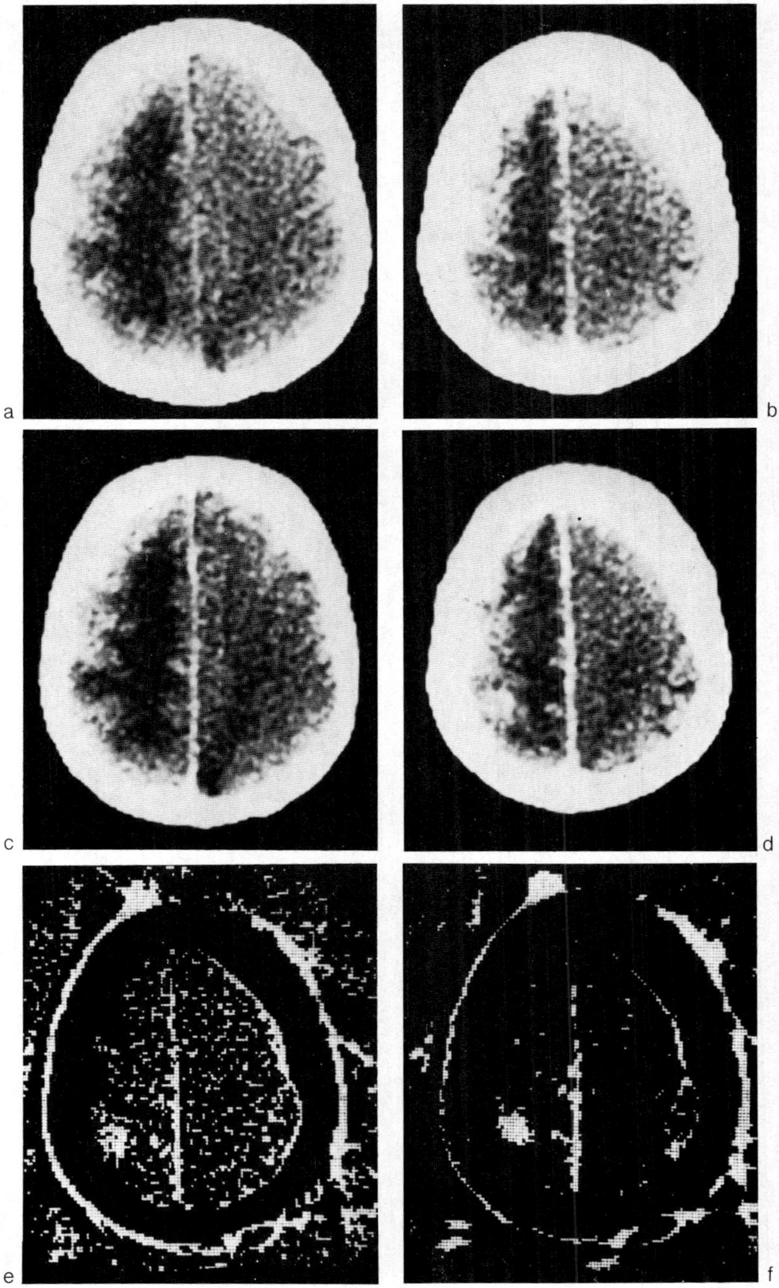
a
b
c
d
e
f

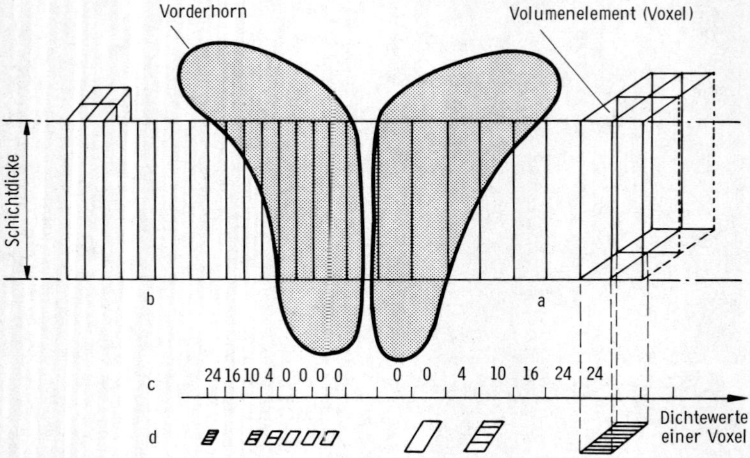

Abb. **8 a–d** Einfluß der Größe der Volumenelemente auf die Dichteänderung beim Übergang von Hirn zu Ventrikel (nach *Gawler*).
a Große Volumenelemente. **b** Kleine Volumenelemente. **c** Dichtewerte, die sich bei den großen Volumenelementen schneller ändern. Übergänge bei kleinen Elementen langsamer und feiner. **d** Schematische Darstellung der Dichtewerte, wie sie im Matrixelement erscheinen. Dichtewerte ändern sich gemäß der volumenmäßigen Anteile von Hirngewebe und Liquor.

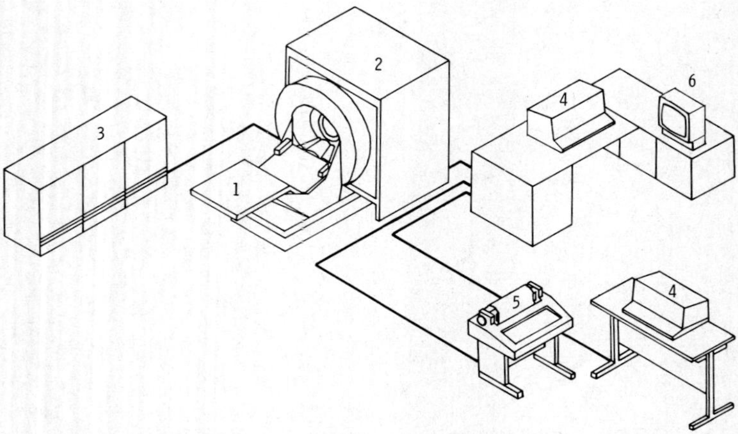

Abb. **9** Grundriß einer Scanningeinheit. 1 Tisch, 2 Gantry, 3 Computer, 4 Diagnostikeinheit, 5 Drucker für Print out, 6 Bildschirm.

Patienten gemessen und als Kurve dargestellt werden. Es empfiehlt sich, genaue Daten für die Geräte bei den jeweiligen Herstellerfirmen zu erfragen.
Die Strahlenbelastung des Patienten ist abhängig vom Strahlenspektrum, vom Wirkungsgrad der Kollimatoren, von der Abtastzeit und nicht zuletzt von der Führung der Röntgenröhre. So ist die Belastung der Augenlinsen bedeutend geringer bei Führung der Röntgenröhre über den Hinterkopf als über die Stirn. Die Strahlenbelastung des Kopfes bei einer vollständigen, routinemäßig durchgeführten computertomographischen Untersuchung beträgt 1,5–4 R (0,4–1,0 mC/kg). Die Strahlenbelastung bei einer konventionellen Röntgenuntersuchung des Schädels im Vergleich beträgt ca. 2,5 R (0,65 mC/kg) für 3 Aufnahmeebenen.
Bei Führung der Röntgenröhre über die rechte Gesichtsseite fanden Isherwood u. Mitarb. (1978) eine Belastung des rechten Auges von 200–280 mR, des linken Auges von 200–130 mR.
Die Streustrahlung am Fußende des Untersuchungstisches beträgt bei Kopfuntersuchungen weniger als 1 mR (0,26 μC/kg), die effektive Dosis im Bereich der Gonaden liegt noch unterhalb dieses Wertes.

Erläuterungen zu einzelnen Teilen einer Untersuchungseinheit

Die Ausstattung der Untersuchungseinheit ist bei den einzelnen Herstellern verschieden. Deshalb sollen hier nur die Hauptteile einer Einheit und ihre Funktion beschrieben werden (Abb. **9**).
Allen Einheiten gemeinsam ist ein *Tisch*, auf dem der Patient gelagert wird. Er bewegt sich longitudinal in der Untersuchungsebene. Die kleinste Strecke, die er bewegt werden kann, beträgt meistens 1 mm. Bei neueren Einheiten ist der Tisch auswechselbar, so daß der Patient unabhängig von der laufenden Untersuchung gelagert werden kann.
Gantry wird die Anordnung der Röntgenröhre und der Detektoren genannt. Sie kann nach vorne und hinten, meist bis zu 25 Grad gekippt werden, was spezielle Schichtebenen durch die Orbita, im Bereich der hinteren Schädelgrube oder im Bereich des Os temporale ermöglicht.
Als *Röntgenröhre* wird ein konventionelles Gerät gebraucht, das mit Wasser oder mit Öl gekühlt ist. Die Untersuchung kann bei 100 kV und 40 mA, bei 120 kV und 33 mA und 140 kV und 28 mA durchgeführt werden. Die früher vertretene Ansicht, daß die hintere Schädelgrube zur besseren Dichteauflösung mit höheren kV-Zahlen zu untersuchen sei, halten wir nicht mehr für berechtigt.
Als *Detektoren* werden hauptsächlich zwei verschiedene Detektortypen verwandt. Einmal handelt es sich um Hochdruckgas-Ionisationskammern, die mit Xenon gefüllt sind, zum zweiten um Szintillationskristalle (Natriumjodid, Calciumfluorid), die mit einer Photodiode

verbunden sind. Die Anzahl der gemessenen Photonen wird in elektrische Impulse umgewandelt, diese werden vervielfältigt und im Computer in digitaler Form gespeichert.
Ein wesentlicher Teil der Untersuchungseinheit ist der *Computer*. Unterschiedliche Speicherkapazitäten und unterschiedliche Rechengeschwindigkeiten bestimmen seine Qualität.
Die errechneten Daten werden auf eine Magnetplatte einer Floppy disk, einem Magnetband oder einer Laserplatte gespeichert.
Die *Magnetplatte* ist der Primärspeicher, der die Rohdaten während des Untersuchungsvorgangs und der Ausrechnung aufnimmt. Die Zugriffzeit ist kurz. Zusätzliche Programme, wie koronare und sagittale Rekonstruktionen, können durchgeführt werden. Die Bildkapazität ist beschränkt, insbesondere bei Bildern mit einer sehr feinen Matrix (512), die einzelnen Platten sind teuer.
Die *Floppy disk* hat eine Speicherkapazität von ca. 30 Bildern, besitzt einen sehr schnellen Zugang und kann auf der Diagnostikkonsole leicht abgespielt werden. Wir benutzen die Floppy disk mittelfristig, d.h. während 1–1½ Monaten, um die Daten der Patienten zu speichern. Die Information kann gelöscht, die Floppies können mehrfach benutzt werden.
Für die längerfristige Speicherung ist das *Magnetband* geeignet. Es weist eine Speicherkapazität bis zu 600 Bildern auf. Sein Nachteil ist, daß zum Auffinden alter Bilder eine lange Zugriffzeit benötigt wird.
Die neueste Speicherform ist die mit einem *Laser abgelesene Platte*, die bis zu 10000 Bilder speichern kann. Die Zugriffzeit ist kurz. Dieser Speicherform wird unserer Meinung nach die Zukunft gehören.
Von der Magnetplatte werden die fertig errechneten Bilder auf dem Oszillographen der Diagnostikkonsole dargestellt. Von hier aus werden die Befundung und die weitere Archivierung vorgenommen. Die Funktion der Diagnostikkonsole ist im Kapitel „Darstellungsmöglichkeiten der Dichtewerte" im Detail erklärt.

Verschiedene Scanningsysteme

In der Darstellung der heute gebräuchlichen Systeme soll hauptsächlich auf den mechanischen Teil eingegangen werden. Die technischen Neuerungen betreffen neben der Änderung in der Röntgenstrahlengeometrie auch die Computerprogramme, die eine weitere Verarbeitung der gespeicherten Daten ermöglichen.

Translations-Rotations-System (Generation 1 und 2).
Beim Translations-Rotations-System (Abb. **10a**) traversiert die Röntgenröhre mit eingeblendetem Röntgenstrahl und gekoppeltem Detektor in definierten Schritten die zu untersuchende Schicht, wobei der Detektor von jedem Schritt ein Schwächungsprofil erhält und im Com-

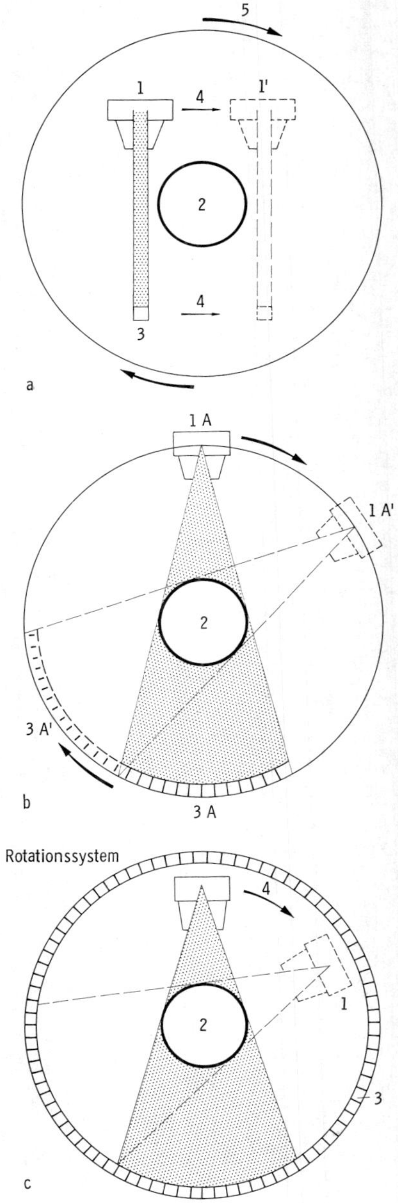

Abb. **10 a–c** Verschiedene Scanningsysteme. **a** Translations-Rotations-System. (1) Röntgenröhre, (2) Objekt, (3) Detektoren. Eingeblendete Röntgenstrahlen überstreichen das Objekt in einer Translationsbewegung (4) und in einer Rotationsbewegung (5) von 1 Grad jeweils. **b** Fanbeam-System. Röntgenröhre (1) ist eingeblendet auf einen Winkel von 20 Grad; Röhre und Detektoren überspringen deshalb einen Winkel von 20 Grad und überstreichen 180 Grad in neun Schritten. **c** Rotationssystem. Die Röntgenröhre (1) vollführt bei feststehenden Detektoren (3) eine Rotationsbewegung (4) um das Objekt (2).

puter speichert. Vor einer erneuten Translationsbewegung erfolgt eine Rotation des fixen Systems (Röhren-Detektor) um 1 Grad. Dieser Translations-Rotations-Vorgang wiederholt sich bis zu einer Gesamtdrehung von 180, selten auch 240 Grad. Die Untersuchung einer Schicht betrug bei den ersten Scannern 4–6 Minuten. Zur Verkürzung der Untersuchungszeit wurde die Detektorenzahl verdoppelt, so daß zwei aneinandergrenzende Schichten gleichzeitig abgetastet werden konnten. Der Vorteil dieses Systems besteht in der großen mechanischen Stabilität und der hohen Meßgenauigkeit.
Eine Weiterentwicklung stellt das *Fanbeam-System* (Abb. **10b**) dar (Generation 2). Prinzipiell handelt es sich bei der Aufnahme der Daten auch um eine Rotations-Translations-Bewegung. Durch eine Vermehrung der Detektoren, die alle auf den Brennpunkt der Röhre ausgerichtet sind, und eine Ausblendung des Strahlenbündels bis zu 20 Grad können größere Winkel gemessen, und es kann die Abtastzeit verkürzt werden.
Sowohl die erste als auch die zweite Generation der Scanner ist anfällig für Bewegungsartefakte, da während des Rotationsvorgangs nicht untersucht wird; zusätzlich ist die Ausnutzung der Röntgenstrahlen beim Fanbeam-System durch die Kollimation der einzelnen Strahlenbündel unbefriedigend.

Rotationssystem. Das Rotationssystem (Abb. **10c**) (Generation 3) basiert gegenüber den Scannergenerationen 1 und 2 auf einer vollständig neuen Strahlengeometrie. Die Röhre ist fest mit einer Anzahl von Detektoren gekoppelt, das Strahlenbündel ist so breit, daß der gesamte Körper des Patienten durchstrahlt werden kann. Röhre und Detektoren rotieren um den Patienten. Bewegungsartefakte sind selten, die Scanningzeit beträgt 3–5 Sekunden. Durch unterschiedliche Lagerung des Patienten im Strahlengang kann die Größe des zu untersuchenden Objektes den vorhandenen Detektoren angepaßt werden, womit die Strahlenbelastung besser ausgenutzt wird.
Bewegungsartefakte können bei diesem System durch eine kontinuierliche Strahlung reduziert werden, zudem kann die Hautdosis durch die Untersuchung des Objektes über einen Winkel von 360 Grad verringert werden. Durch die kontinuierliche Strahlung werden an die Röntgenröhre hohe Anforderungen gestellt; Schwierigkeiten bei der Errechnung der Daten entstehen durch den divergenten Strahlengang der Strahlenbündel im Gegensatz zu dem parallelen Strahlengang bei der Scannergeneration 1. Es resultieren häufig Ringartefakte. Dennoch hat sich die Strahlengeometrie der 3. Scannergeneration bewährt, so daß heute fast ausschließlich diese Scanner gebaut werden.

Nutatingbeam-System. Bei dieser neuesten Entwicklung (Generation 4) rotiert die Röntgenröhre um den Patienten und führt gleichzeitig horizontale Schwingbewegungen aus. Zur Verbesserung der Photo-

nenerfassung durch die Detektoren ist der Patient exzentrisch gelagert. Die Scanningzeit ist kurz. Gegenüber den Generationen 1–3 müssen bei diesem System die Detektoren nicht bewegt werden, was die Übertragung von Detektorsignalen erleichtert.
Bei Ganzkörperuntersuchungen sind sehr kurze *Scanningzeiten* notwendig, um Bewegungsartefakte, z. B. im Bereich der Lungen, zu vermeiden. Den neuen Scannern der 3. Generation genügt eine Scanningzeit von 3–7 Sekunden.
Zur *Untersuchung* der *Hirndurchblutung* oder für *dynamische Kontraststudien* werden schnellere Scanningsysteme mit Untersuchungszeiten von 1–2 Sekunden gebraucht; dies wird unter anderem durch Veränderungen der Software erreicht. Neben den schnellen Untersuchungen können auch längere Untersuchungszeiten gewählt werden, wodurch die Genauigkeit der Dichteauflösung erhöht und das räumliche Auflösungsvermögen verfeinert wird.

Sektorscan. Bei dieser Untersuchungsform wird nur ein sehr begrenzter, speziell interessierender Anteil des Objektes durchstrahlt, während der übrige Körperanteil nicht oder nur mit sehr reduzierter Dosis untersucht wird. Die Projektionsprofile sind bei dieser Untersuchung unvollständig. Deshalb bedarf es zur Errechnung der Daten spezieller mathematischer Projektionsverfahren. Mit dieser Untersuchungsform wird jedoch erreicht, daß das interessierende Gebiet entweder mit verminderter Strahlendosis untersucht werden kann oder – bei gleicher Strahlendosis – ein erhöhtes räumliches Auflösungsvermögen erhalten wird. Der Sektorscan wird hauptsächlich angewandt bei Untersuchungen der Sella, der Felsenbeine, der Wirbelsäule und der Orbita.

Dynamische Untersuchung. Durch die kurzen Scanningzeiten der 3. und 4. Scannergeneration wird es möglich, durch eine hohe Bildfolge Dichteänderungen nach Kontrastmittelgabe zu messen. Als Kontrastmedien können jodhaltige Kontrastmittel verwandt oder es kann Xenon inhaliert werden. Mit dieser Untersuchungsform können Durchströmungsverhältnisse ischämischer Areale, arteriovenöser Mißbildungen oder Anreicherungsabläufe unterschiedlicher Tumoren untersucht werden; man kann auch durch Aufzeichnung der Einströmungs- und Auswaschphase von Xenon den normalen Blutfluß in einzelnen Hirnarealen errechnen.

Computerprogramme. Die Computerprogramme zur Verarbeitung der Rohdaten werden zunehmend verfeinert und ermöglichen sehr viele spezielle Operationen. *Koronare, sagittale* und auch *gebogene Schichten* können aus den Rohdaten der horizontalen Schicht rekonstruiert werden (Abb. **11**), Dichtemittelwerte einzelner Areale werden errechnet, und Histogramme (Abb. **12**), die Dichtewerten einer vorgewählten Linie oder umschriebenen Arealen entsprechen, können aus-

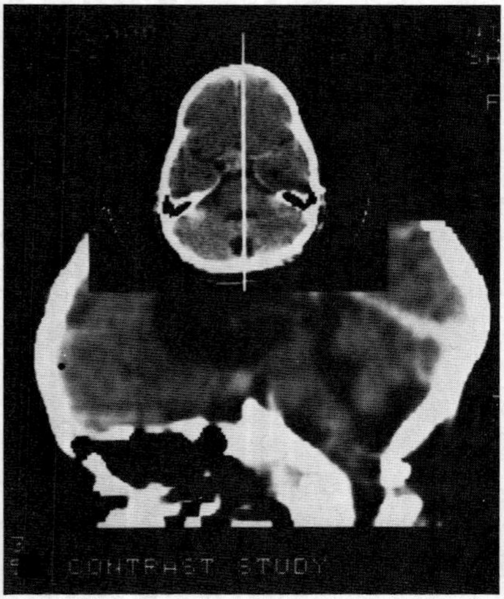

a

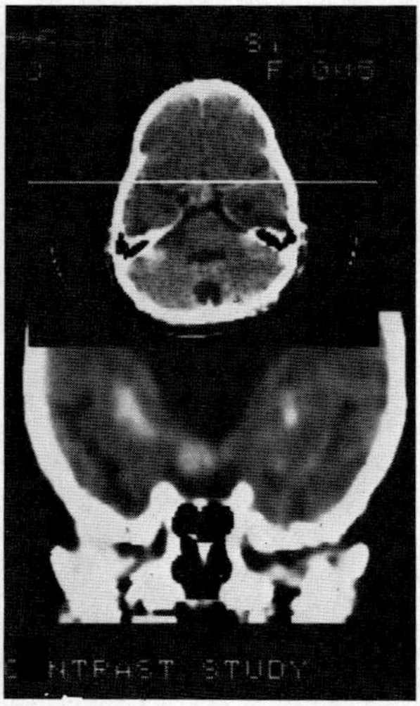

b

Abb. **11 a–b** Rekonstruktion von Koronar- und Sagittalebenen. Diagnose: Tumor im supraselIären Raum. **a** Sagittale Rekonstruktion. **b** Koronare Rekonstruktion. Oberes Bild zeigt Rekonstruktionsebene im Horizontalschnitt an.

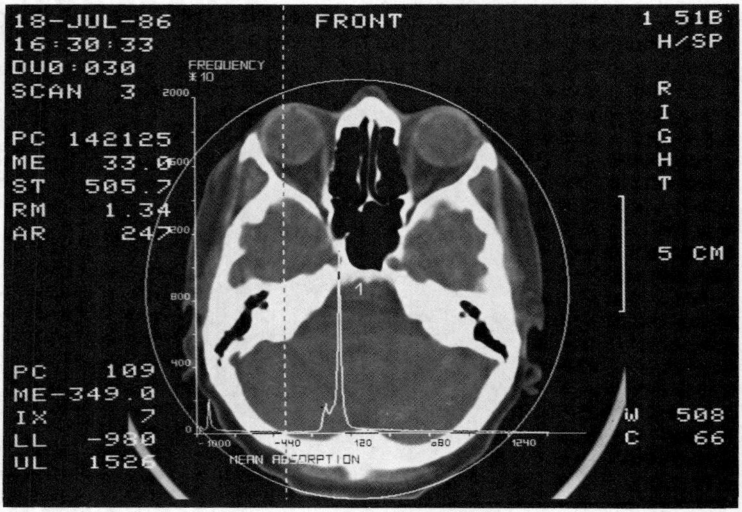

Abb. **12** Histogramm. Sämtliche Absorptionswerte entlang der dargestellten Linie.

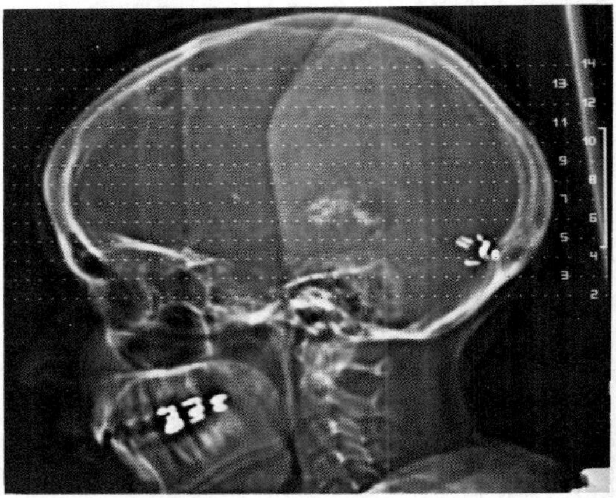

Abb. **13** Topogramm Schädel mit eingezeichneter Schichtebene.

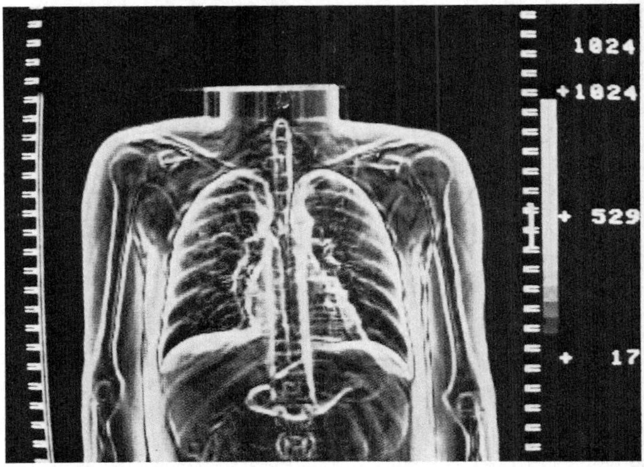

Abb. **14** Anterior-posteriore Orientierungsschicht mit besonderer Betonung der Abgrenzungen.

gedruckt werden. Ferner besteht die Möglichkeit, Knochenstrukturen und Operationsclips bei der Bildausrechnung zu eliminieren und so Artefaktquellen zu vermeiden.

Zur besseren Orientierung ist die Möglichkeit eines *Topogramms* (Abb. **13**) (Scout view) gegeben. Bei dieser orientierenden Untersuchung werden mit Hilfe der Röntgenröhre und der Detektoren gleichermaßen Projektionsröntgenbilder erzeugt. Je nach Stellung der Ebene Röhre-Detektor können in unterschiedlichen Richtungen Untersuchungen vorgenommen werden. Während einer Serie von Strichröntgenbildern durchfährt der Patient den Röntgenstrahl. Durch die hohe Übereinstimmung von Detektoren und ausgeblendetem Röntgenstrahl entstehen fast keine Streustrahlungen, und es wird eine ausgezeichnete Kontrastauflösung erreicht. Mit Hilfe des Topogramms können artefaktauslösende Strukturen durch gezielte Schichtlage umgangen und die Aufnahmesequenzen auf ein Minimum beschränkt werden (Abb. **14**).

Artefakte

Bei radiologischen Untersuchungen werden Artefakte definiert als Zone mit Absorptionswerten, die nicht den wirklichen Dichtewerten entsprechen. Die Ursachen können bei dem Patienten liegen, sie können durch Fehler bei Erhebung der Daten, bei der Verarbeitung der Daten im Computer oder aber durch Fehler an der Diagnostikkonsole bedingt sein.

Durch Patienten hervorgerufene Artefakte sind meist Bewegungsartefakte (s. Abb. **51**). Es entstehen Streifen erhöhter oder verminderter Dichte am Schädelinnern, am Schädeldach oder um den Schädel herum. Zonen mit extrem erhöhten Dichtewerten wie z. B. Knochen, Operationsclips, Reste von öligem Kontrastmittel wie auch Zonen mit extrem verminderter Dichte (Luft) können an ihren Rändern Artefakte zeigen. Dabei ist der Dichtewert der Randstruktur demjenigen der Läsion entgegengesetzt; dies Phänomen, das bedingt ist durch einen Rechnungsfehler, wird als „Overshoot" bezeichnet. Verhält sich der Patient ruhig, sind die Artefakte auf das betroffene Areal beschränkt; bewegt er sich, so können die Artefakte ausgedehnt sein und die Interpretation des Bildes unmöglich machen.

Scanningartefakte werden durch Störungen der Rotationsbewegung, durch Spannungsunterschiede in der Stromversorgung oder durch Abnutzungserscheinungen in der Röntgenröhre verursacht. Letztere rufen eine allgemeine Verschlechterung der Bildqualität hervor. Strukturen können jedoch meistens noch erkannt werden.

Computerartefakte in Form von Fehlberechnungen der Dichtewerte können nur unwesentliche Ungenauigkeiten nach sich ziehen. Eine Computerstörung kann jedoch auch einen weitgehenden Bildausfall zur Folge haben. Insbesondere Fehler bei der Datenübertragung vom Verstärker zur digitalen Verschlüsselung können schwere Artefakte hervorrufen. Die angeführten Veränderungen der Bilder sind so charakteristisch, daß ihr Ursprungsort mit einiger Erfahrung bestimmt werden kann.

Artefakte, die zu Fehldiagnosen führen. Neben der Zuordnung der Artefakte zu ihren Fehlerquellen können sie aufgegliedert werden im Hinblick auf ihren Einfluß bei der Interpretation der Bilder. Dabei können *augenfällige Artefakte*, die eindeutig wahrzunehmen sind, die Interpretation unmöglich machen und eine Wiederholung der Untersuchung notwendig erscheinen lassen, unterschieden werden von solchen, die *die Qualität des Scans* zwar *beeinflussen*, die diagnostische Aussagekraft aber nicht beeinträchtigen.

Eigens erwähnenswert erscheinen Artefakte, die als solche *nicht wahrgenommen* werden und zu Fehlinterpretationen führen. Besonders groß ist diese Gefahr, wenn die Artefakte lokalisatorisch mit den klinischen Ausfällen übereinstimmen. Einige dieser Fehlermöglichkeiten seien aufgeführt:

Ungenaue Dichteangaben und Abstandsmessung aufgrund von *Partial volume effect*, wobei es sich strenggenommen nicht um einen Artefakt handelt. Im Bereich der *hinteren Schädelgrube* finden sich nicht selten runde, hyperdense Areale in beiden Kleinhirnbrückenwinkeln (s. Abb. **34a**). Diese Areale sind gewöhnlich symmetrisch angelegt, können aber auch durch eine Kippung des Kopfes asymmetrisch erscheinen. Mit Hilfe der Knocheneinstellung kann leicht erkannt werden, daß diese Strukturen den Kondylen der Schädelbasis zuzuordnen sind. Bei der Beurteilung der *Weite des Porus acusticus internus* sollte insbesondere an den Partial volume effect gedacht werden (s. Abb. **60b**). Um sichere Angaben zu machen, empfehlen wir eine konventionelle Röntgenuntersuchung mit speziellen Projektionen.

Hyperdense Zonen *nahe dem Schädelknochen* können ein subdurales Hämatom vortäuschen. Zur Unterscheidung von Artefakten ist zu bedenken, daß subdurale Hämatome auf mehr als einer Schicht zu erkennen sind und Zeichen einer Raumforderung aufweisen. Dennoch ist die Gefahr einer Fehlinterpretation besonders im Bereich der hinteren Schädelgrube und über der Konvexität gegeben (s. Abb. **73**).

Hypodense Dichtewerte als Artefakte sind nicht selten in der *Temporal- und Frontalregion* zu finden und können als Infarkt oder Tumor fehlgedeutet werden (s. Abb. **55b**).

Insbesondere die *temporal gelegenen hypodensen Areale* sollten mit großer Vorsicht interpretiert werden. Schon eine leichte Schräghaltung des Schädels bei der Untersuchung kann zu einer deutlichen Asymmetrie im Bereich der mittleren Schädelgrube (Cisterna ambiens, Hirnstamm, prä- und parapontine Zisternen) führen. Bei verdächtigen Arealen sollte eine Wiederholung der Schicht mit unterschiedlicher Kopfstellung vorgenommen werden.

Hypodense Areale frontobasal (s. Abb. **57**) sind auf Luftansammlungen zwischen Haaren und Schädelkalotte zurückzuführen. Es handelt sich dabei um einen Artefakt, der besonders bei Geräten, die Ausgleichskörper benötigen, vorkommt.

Streifenförmige Zonen fälschlich verminderter Dichte finden sich auch zwischen zwei Arealen von stark verminderter Dichte (Luft) oder von erhöhter Dichte (Knochen). Diese Artefakte sind leicht zu erkennen, da sie eine Verbindung dieser beiden Areale herstellen (s. Abb. **73**).
Umschriebene *Seitendifferenzen von Dichtewerten* kommen nicht selten vor. Einige Geräte zeigen hypodense Zonen fast kontinuierlich in einem Bereich, so daß diese schnell als spezifischer Fehler des betreffenden Gerätes erkannt werden können.
Zusammenfassend sei gesagt, daß die Erkennung von Artefakten nicht selten große Schwierigkeiten bereitet. Fehlinterpretationen können umgangen werden, wenn Bezirke, die auf eine Läsion verdächtig sind und bei denen ein Artefakt nicht mit Sicherheit ausgeschlossen werden kann, unter verschiedenen Winkeleinstellungen erneut untersucht werden.

Literatur

Siehe S. 27.

Vorbereitung zur Untersuchung und Untersuchungsablauf

Vorbereitung des Patienten

Während der Untersuchung sollte der Patient zur Vermeidung von Bewegungsartefakten absolut ruhig liegen bleiben. Die Gesamtuntersuchungsdauer beträgt ca. 10 Minuten, kann jedoch mit den schnellen Untersuchungsgeräten bedeutend kürzer sein. Dennoch sollte der *Patient* für die Untersuchung *kooperativ* sein. Liegen neurologische oder psychiatrische Erkrankungen vor, die eine Kooperation nicht gewährleisten, oder handelt es sich um Kleinkinder, so erscheint eine Sedierung oder eine Narkose notwendig. Diese Entscheidung sollte vor der Überweisung des Patienten zur Untersuchung getroffen werden.

Zur *Sedierung* von Kindern hat sich bei uns eine Mischinjektion von Demoral 25 mg, Largactil 6,25 mg, Phenergan 6,25 mg bewährt. Die Dosierung beträgt 0,1 ml/kg Körpergewicht i.m., maximal jedoch nicht mehr als 12 ml. Die Injektion sollte 10–12 Minuten vor der Untersuchung verabreicht werden. Detaillierte Angaben finden sich bei Anderson u. Osborn (1977). Klaustrophobische oder ängstliche Patienten sollten ebenfalls vor der Untersuchung sediert werden, besonders wenn noch Scanner zur Verfügung stehen, die Ausgleichskörper benötigen.

Metallische Gegenstände wie Ohrringe oder Haarspangen sowie breite und dicke chirurgische Verbände sollten vor der Untersuchung entfernt werden, um Artefakte zu vermeiden.

Bei der *Routineuntersuchung* liegt der Patient auf dem Rücken; er kann jedoch auch in Seitenlage oder in Bauchlage untersucht werden, doch ist es oft schwierig, in einer solchen Lage eine exakte Kopfpositionierung vorzunehmen. Meistens sind diese letzteren Lagerungen auch für die Patienten unbequemer.

Vor der Untersuchung sollten die kV-Einstellung des Gerätes vorgenommen, das Untersuchungsprogramm festgelegt und die Schichtdicke bestimmt werden. Bei Untersuchungen im Sella- und suprasellären Bereich wie auch im Bereich des Kleinhirnbrückenwinkels und der Orbita empfehlen wir eine Schichtdicke von 2 mm, um den Partial volume effect zu verringern. Koronare und sagittale Rekonstruktionen, die bei Läsion dieser Lokalisation häufig durchgeführt werden müssen, weisen bei dieser Schichtdicke eine hohe Qualität auf.

Für Untersuchungen des supratentoriellen Raumes empfehlen wir eine

Schichtdicke von 8–10 mm. Je dünner die Schichtdicke ist, desto höher sollte die mAS-Zahl oder desto länger die Scanningzeit sein. Kurze Untersuchungszeiten sollten unruhigen Patienten oder Notfällen vorbehalten sein.

Untersuchungsvorgang

Ablauf. Vor der Einstellung des Kopfes sollte die *Augen-Ohr-Linie markiert* (Orbitamitte – Porus acusticus externus) und bei der Lagerung auf eine gerade Lage des Kopfes geachtet werden. Zur exakteren Durchführung späterer Kontrolluntersuchungen empfiehlt es sich, eine zusätzliche Markierung auf der Nase anzubringen. Dadurch wird eine ausgezeichnete Schichtreproduktion möglich. Der Abstand der untersten Schicht von der Augen-Ohr-Linie und die Winkeleinstellung zur Augen-Ohr-Linie sollten schriftlich auf dem Zuweisungsformular festgehalten werden. Bei den neueren Untersuchungsgeräten besteht die Möglichkeit, einen *Scoutview* oder ein Topogramm durchzuführen. Mit dieser Einrichtung können die Winkel und die Schichtebene auf der Diagnostikkonsole eingestellt werden. Beide werden automatisch vom Gerät auf die Position des Tisches und der Gantry übertragen, so daß eine exakte Reproduktion gewährleistet ist.

Nach Lagerung des Kopfes wird in *aufeinanderfolgenden Schichten* von kaudal nach kranial untersucht. Bei Untersuchungseinheiten mit Ausgleichskörpern kann in umgekehrter Richtung vorgegangen werden, was für die Patienten meist angenehmer ist. Vor Abschluß der Untersuchung und insbesondere vor dem Verlassen des Scans sollten *alle Schichten zusammen betrachtet* werden. Dies erscheint notwendig, nicht nur um Fehler zu korrigieren, sondern auch um zusätzliche überlappende Schichten durchzuführen, die bei kleinen Läsionen oft unumgänglich sind. Einige Artefakte, insbesondere im Bereich der hinteren Schädelgrube und der Hypophyse, können durch kleine Winkeländerungen der Gantry reduziert oder eliminiert werden.

Kopfeinstellung. Bei der *Routineuntersuchung* des Gehirns sollte der Winkel der Untersuchungsebene ca. 10 Grad Flexion zur Augen-Ohr-Linie (Abb. **15**) betragen. Bei Untersuchungen der *Orbita* wird der Kopf ca. 10 Grad zur Augen-Ohr-Linie extendiert. Auf diese Weise verläuft die Schichtebene parallel zur Ebene des N. opticus. Die Schichtdicke bei der Untersuchung der Orbita sollte 1,5–3 mm betragen. Für Prozesse in der *hinteren Schädelgrube* ist ein Winkel von 15–25 Grad Flexion zur Augen-Ohr-Linie empfehlenswert, um mögliche Artefakte in der hinteren Schädelgrube zu verringern. Bei den modernen Geräten scheint diese Einstellung nicht mehr unbedingt nötig.

Koronarschichten können bei den meisten Scannern aufgrund einer großen Gantryöffnung direkt durchgeführt werden. Dabei kann je

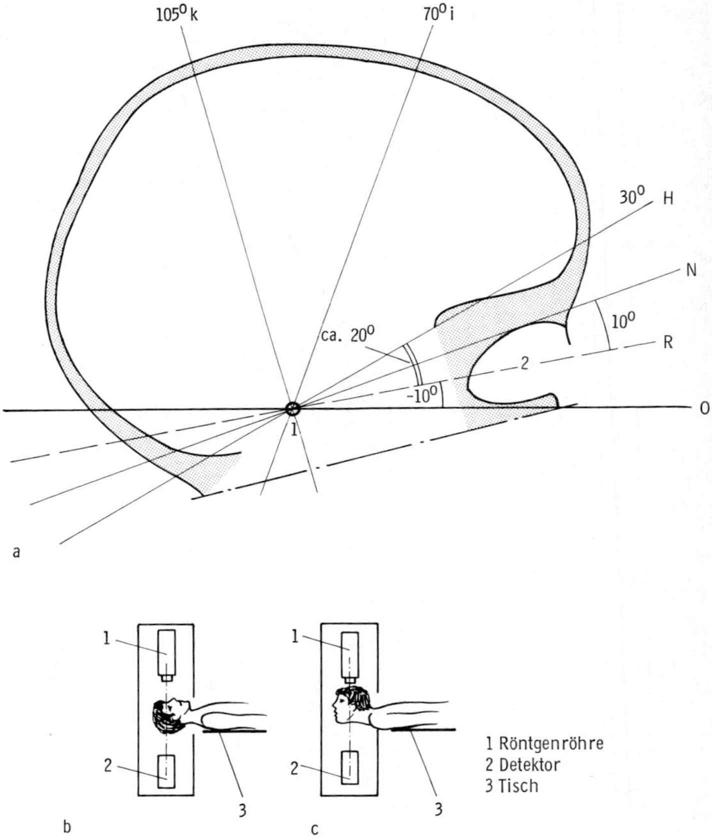

Abb. **15 a–c** Kopfeinstellung für die unterschiedlichen Untersuchungen. **a** R Referenzlinie Auge-Ohr (Porus acusticus externus [1] – Mitte Orbita [2]). N Routineuntersuchung (10 Grad Flexion zur R-Linie), H Hintere Schädelgrube (ca. 20 Grad Flexion zur R-Linie), O Orbita (ca. 10 Grad Extension zur R-Linie). i, k Untersuchung zum Mittelohr (70 Grad bzw. 105 Grad zur O-Linie). **b** Rükkenlage des Patienten, Kopf flektiert. **c** Lage zur Aufnahme von koronaren Schichten, Kopf extendiert.

nach Wunsch des Patienten in Bauchlage oder Rückenlage untersucht werden. Mit Hilfe einer zusätzlichen Gantrykippung kann das Ausmaß der Extension des Kopfes reduziert werden. Zur genauen Lokalisation insbesondere basaler oder konvexitätsnaher Läsionen erweisen sich die Koronarschichten oft als unumgänglich.

Kontrastmittelgabe. Diese sollte, falls indiziert, immer erst im Anschluß an den Nativscan gegeben werden. Nach Kontrastmittelgabe ist darauf zu achten, daß Schichtdicke und Winkeleinstellung gleich sind wie beim Nativscan. Das Kontrastmittel kann als Infusion über 10 Minuten oder als Bolusinjektion gegeben werden. Die diagnostische Aussagekraft dieser beiden Applikationsformen ist unserer Meinung nach gleich, solange genügend Kontrastmittel gegeben wird. Die Menge an Kontrastmittel, die gegeben wird, muß ein Kompromiß zwischen einer möglichst hohen Konzentration und möglichst wenigen Nebenwirkungen sein. Uns scheint eine Menge von 0,5 g Jod/kg Körpergewicht ausreichend. Wir injizieren die gesamte Menge in 2–3 Minuten und führen die Untersuchung nach der Injektion ohne zusätzliches Zeitintervall durch. Zur besseren Artdiagnostik von Tumoren und zum Nachweis von chronisch subduralen Hämatomen wurden früher Untersuchungen nach einem größeren Zeitintervall empfohlen. Diese Untersuchungsmöglichkeit hat nach unseren Erfahrungen aber nur sehr begrenzten praktischen Nutzen und erscheint als Routinemethode nicht empfehlenswert.
Bei Kontrastmittelgabe sind *unwesentliche Nebenwirkungen* (Übelkeit, Schwindelsensationen, Erbrechen, Hautrötung) nicht selten und nur deshalb von Bedeutung, weil sie eine Unruhe des Patienten hervorrufen und die Untersuchungsebene verändern. *Schwerwiegende Nebenwirkungen* sind selten; dennoch sollte darauf geachtet werden, daß geeignetes Notfallinventar greifbar ist zur Behandlung von Bronchospasmus, vasomotorischem Kollaps und Herzstillstand. Die möglichen gravierenden Nebenwirkungen sollten trotz ihrer Seltenheit bei der Indikation zur Kontrastmittelgabe immer bedacht werden.

Befundungssystem, Klassifikation und Archivierung

Zur Klassifikation und zur Befundung sei unser eigenes System vorgestellt. Jede Abteilung wird dies ihren Anforderungen entsprechend abändern (Gliederung s. Anhang). Zur *Befundung* und zur *Archivierung* werden die Bilder von der Diagnostikkonsole mit einer Multiformatkamera fotografiert. Die konventionellen Filme (Röntgen- oder Rollfilme) sind den Polaroidfilmen vorzuziehen, da sie ein bedeutend besseres Auflösungsvermögen garantieren, weniger kostenaufwendig sind und keine Qualitätseinbußen nach längerer Lagerung aufweisen.
Unsere Befundungen werden anhand der Negativfilme gemacht. Bei besonderen Fragestellungen (Dichtemessungen, bestimmte Fenstereinstellungen) wird die Diagnostikkonsole zusätzlich gebraucht.
Um die schriftlichen Befundungen zu vereinfachen, sind *Befundbögen* mit den anatomischen Strukturen der jeweiligen Standardschichten erhältlich (Müller u. Mitarb. 1974). Das mühelose Einzeichnen der

Läsionen auf diesen Vordrucken vereinfacht erheblich die Beschreibung der Befunde (s. Anhang).
Jeder Befund wird klassifiziert, gewisse Informationen werden auf separaten Karten kodiert. Der *diagnostische Code* wie auch die gespeicherten Informationen sind im Anhang wiedergegeben. Bei etlichen Untersuchungssystemen ist es möglich, die Archivierungsarbeit und die Speicherung der Informationen durch einen eingebauten Computer durchführen zu lassen.

Literatur

Abel, M.: Prämedikation und Risiken bei Computertomographien im Neugeborenen- und Säuglingsalter. Radiologe 25 (1985) 599

Aichner, F., U. Mayr, G. Degenhart: Eine neue dreidimensionale Bilddarstellung in der Computertomographie. Fortschr. Röntgenstr. 142 (1985) 395

Ambrose, J.: Computerized transverse axial scanning (tomography), Part II. Brit. J. Radiol. 46 (1973) 1023

Ambrose, J.: Computerized X-ray scanning of the brain. J. Neurosurg. 40 (1974) 679

Anderson, R., A. Osborn: Efficacy of simple sedation for pediatric computed tomography. Radiology 124 (1977) 739

Axel, L.: Cerebral blood flow determination by rapid-sequence computed tomography. Radiology 137 (1980) 679

Brooks, A.R., G. di Chiro: Theory of image reconstruction in computed tomography. Radiology 117 (1975) 561

Brooks, A.R., G. di Chiro: Principles of computer assisted tomography (CAT) in radiographic and radioisotopic imaging. Phys. in Med. Biol. 21 (1976) 689

Du Boulay, G.H.: The clinical application of computerized axial tomography. In Matthews, W.B., G.H. Glaser: Recent Advances in Clinical Neurology. Churchill Livingstone, London 1978

Fike, J.R., C.E. Cann: Contrast medium accumulation and washout in canine brain tumors and irradiated normal brain: a CT study of kinetics. Radiology 151 (1984) 115

Fike, J.R., C.E. Cann, D. Normann et al.: Relative uptake of low- and high-osmolality contrast media in CT of brain tumors. Amer. J. Neuroradiol. 5 (1984) 413

Gado, M., M. Phelps, R.E. Coleman: An extravascular component of contrast enhancement in cranial computed tomography. Radiology 117 (1975) 589

Gawler, J., G. Du Boulay, J. Bull et al: Computer assisted tomography (EMI-scanner), its place in investigation of suspected intracranial tumors. Lancet 1974/I, 419

Goodenough, D.J., K.E. Weaver, D.O. Davis: Potential artifacts associated with the scanning pattern of the EMI-scanner. Radiology 117 (1975) 615

Gordon, R., G.T. Hermann, S.A. Johnson: Image reconstruction from projection. Sci. Amer. (1975) 56

Greitz, T., T. Hindmarsh: Computerassisted tomography of intracranial CSF circulation using a watersoluble contrast medium. Acta radiol. diagn. 15 (1974) 497

Gyldensted, C.: Gonadal thermoluminiscence dosimetry in cranial computed tomography with the EMI-scanner. Neuroradiology 14 (1977) 111

Hatam, A., U. Bergvall, R. Lewander et al.: Contrast Medium Enhancement with Time in Computer Tomography. Karolinska Sjukhuset, Stockholm

Haughton, V., J. Donegan, P. Walsh et al.: Clinical cerebral blood flow measurement with inhaled xenon and CT. Amer. J. Roentgenol. 134 (1980) 281

Hounsfield, G.N.: Computerized transverse axial scanning (tomography), Part. I. Description of system. Brit. J. Radiol. 46 (1973) 1016

Hounsfield, G.N.: A Method of an Apparatus for Examination of a Body by Radiation such as X or Gamme Radiation. [Patentschrift 1283915.] The Patent Office, London 1968

Huber, P.: Wann ist eine Computertomographie (CT) des Gehirns indiziert? Schweiz. Rdsch. med. Prax. 68 (1979) 902

Ingemann Jensen, L., P.D. Dean, U.L.F. Nyman et al: Contrast media for CT: an analysis of the early pharmacokinetics. Invest. Radiol. 8 (1985) 867

Isherwood, I., B.R. Pullan, R.T. Ritchings: Radiation doses in neuroradiological procedures. Neuroradiology 16 (1978) 477

Kazner, E., H. Lanksch, H. Steinhoff, J. Wilske: Die axiale Computertomographie des Gehirnschädels. Thieme, Stuttgart 1975

Kishore, P.R.S., G.U. Rao, R.E. Fernandez et al.: Regional Cerebral blood flow measurements using stable xenon enhanced computed tomography: a theoretical and experimental evaluation. J. Comput. assist. Tomogr. 8 (1984) 619

Kitagawa, Y., J. Stirling Meyer, N. Tanahashi et al.: Cerebral blood flow and brain atrophy correlated by xenon contrast CT scanning. Comput. Radiol. 9 (1985) 331

Lange, S.: Das Computertomogramm vom Gehirn-Kontrast. Schärfe und Strukturinhalt. Habil., Freie Universität Berlin 1976

Lange, S., T. Grumme, W. Meese: Zerebrale Computertomographie. Schering, Berlin 1977

Levander, R., M. Bergström, U. Bergvall: Contrast enhancement of cranial lesions in CT. Amer. J. Roentgenol. 19 (1978) 529

McCullough, E.C., J.T. Payne: Patient dosage in computed tomography. Radiology 129 (1978) 45

Müller, H.R., R. Wüthrich, R. Hünig et al.: A graphical reporting system for computerized axial tomography (EMI-scanning). Europ. Neurol. 11 (1974) 197

Paling, M.R.: Contrast dose for enhancement of computed tomograms of the brain. Brit. J. Radiol. 52 (1979) 620–623

Radü, E.W., B.E. Kendall: Xenon enhancement in tumors and infarcts. Neuroradiology 16 (1978) 224

Schultz, E., R. Felix: Computertomographie: Grundlagen und Abbildungseigenschaften. Triangel 18 (1979) 1

Shirahata, N., L. Henriksen, S. Vorstrup et al.: Regional cerebral blood flow assessed by 133–XE inhalation and emission tomography: normal values. J. Comput.assist.Tomogr. 9 (1985) 861

Singer, P., B. Kober: Dosimetrie in der Computertomographie. Fortschr. Röntgenstr. 143 (1985) 549

Smith, P., T. Peters, H.R. Müller et al.: Towards the assessment of the limitations on computerized axial tomography. Neuroradiology 9 (1975) 1

Tachibana, H., J.S. Meyer, H. Okayasu et al.: Changing topographic patterns of human cerebral blood flow with age measured by xenon CT. Amer. J. Roentgenol. 142 (1984) 1027

Traupe, H., W.D. Heiss, W. Hoeffken et al.: Perfusion patterns in CT transit studies. Neuroradiology 19 (1980) 181

Darstellung anatomischer Strukturen des Gehirns und der Orbita

Anatomie des Gehirns

(Abb. **16–27**)

Um die anatomischen Strukturen im Computertomogramm zu erkennen, ist der Winkel der Schichtebene zur Augen-Ohr-Linie zu berücksichtigen. Kleine Winkeländerungen führen hier schon zur Darstellung unterschiedlicher Strukturen auf den jeweiligen Schichthöhen.
Bei den Routine-CT-Untersuchungen ist die Schichtebene ca. 10 Grad zur Augen-Ohr-Linie flexiert. Die Strukturen, die sich so in aufeinanderfolgenden Schichten darstellen, werden in den Abbildungen gezeigt und mit anatomischen Schnitten verglichen. Es ist nicht beabsichtigt, eine genaue Beschreibung der Anatomie des Gehirns und der Orbita zu geben; dies kann aus den gleichzeitigen Abbildungen von hirnanatomischen Schnitten entnommen werden; es soll vielmehr auf die durch unterschiedliche Winkeleinstellungen bedingten Formvarianten normaler anatomischer Strukturen eingegangen werden, die nicht selten zu Fehlinterpretationen führen.

4. Ventrikel. Die dargestellte Form des 4. Ventrikels ist abhängig von der Lage der Schichtführung. Bei exakter Kopflage wird er symmetrisch abgebildet, geringe Schieflagerungen lassen ihn asymmetrisch erscheinen (s. Abb. **138**). Obwohl er normalerweise eine nach okzipital zeigende Spitze (Fastigium) aufweist, ist die Schichtebene häufig so angelegt, daß der kaudale Anteil des Aquäduktes mit angeschnitten ist und er deshalb einem gleichschenkligen, nach frontal zeigende Dreieck ähnelt (s. Abb. **5b**). Der 4. Ventrikel sollte immer identifiziert werden können, obwohl dazu nicht selten Zwischenschichten und Winkeländerungen notwendig sind. Ist er trotz Bemühens nicht zu erkennen und wird klinisch ein Prozeß in der hinteren Schädelgrube vermutet, sollte unbedingt eine Untersuchung mit Kontrastmittel durchgeführt werden.

Basale Zisternen. Die basalen Zisternen, insbesondere die Cisterna magna und die Cisterna cerebelli superior, sind normalerweise sehr ausgeprägt. Die Cisterna magna erscheint als große, scharf begrenzte Zone nahe dem Okziput mit Absorptionswerten, die denen von Liquor entsprechen (Abb. **26a**). Die Cisterna cerebelli superior ist in der Mittellinie zu finden; ihre Basis liegt nahe der Cisterna quadrigemina, ihre Spitze zeigt nach okzipital (Abb. **26a**).

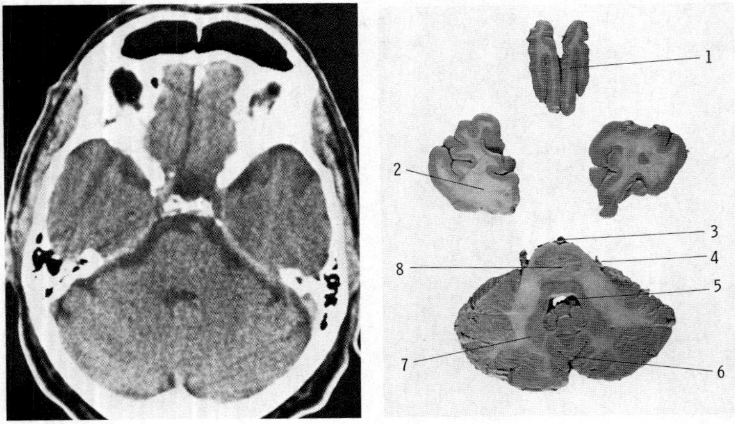

Abb. **16**

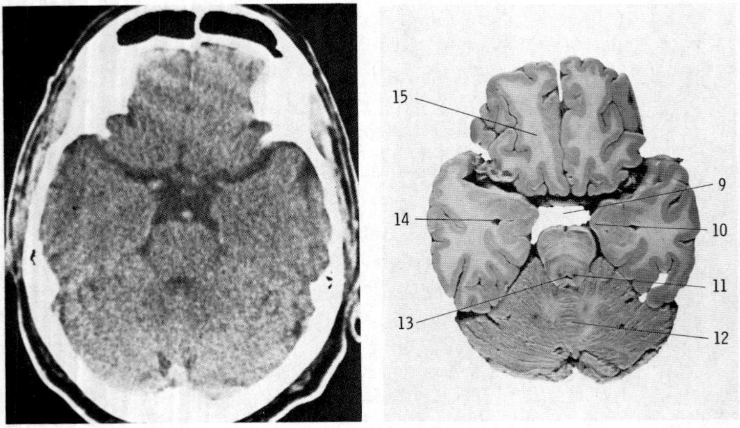

Abb. **17**

Abb. **16–25** Normales Computertomogramm des Gehirns in 10 aufeinanderfolgenden Schichten von 10 mm. Unterste Schicht ca. 15 mm oberhalb der Augen-Ohr-Linie. Kopfhaltung ca. 10 Grad Flexion zur Augen-Ohr-Linie. Hirnschnitte von gleicher Lokalisation und Winkeleinstellung.

1 Gyrus rectus, 2 Pars basalis lobi temporalis, 3 A. basilaris, 4 N. trigeminus, 5 4. Ventrikel, 6 Tuber vermis cerebelli, 7 Nucleus dentatus, 8 ventrale Ponsfläche, 9 Chiasma opticum, Cisterna chiasmatis, 10 Unkus, 11 Locus caeruleus, 12 Lobulus centralis, 13 vorderer Anteil des 4. Ventrikels, 14 Cornu inferius (Temporalhorn), 15 Lobus frontalis, Gyri orbitales, 16 Lamina terminalis,

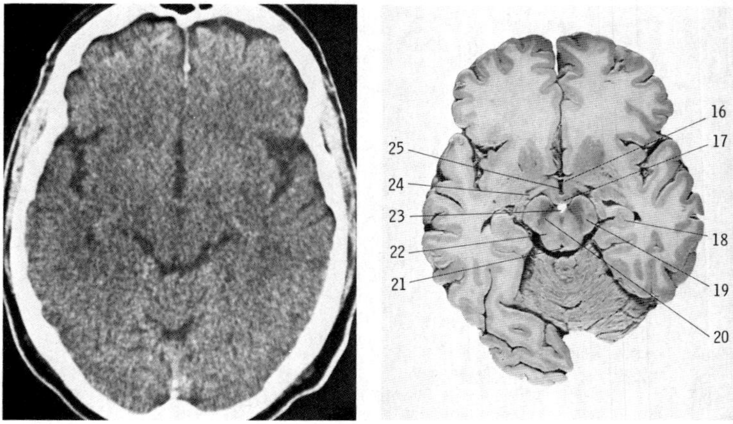

Abb. **18**

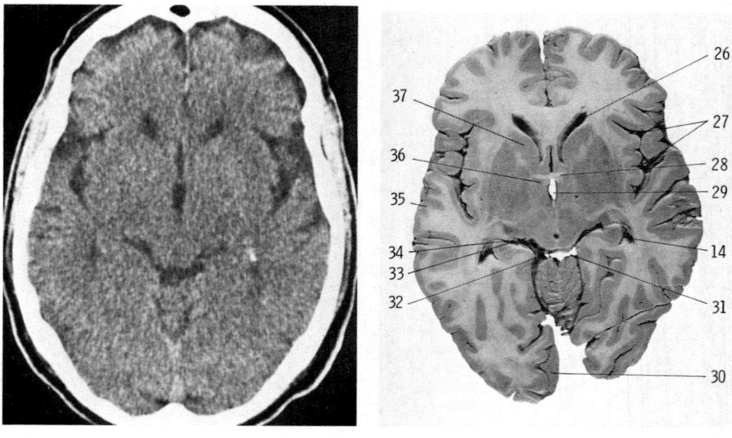

Abb. **19**

Fortsetzung von Abb. **16–25**

17 Corpora mamillaria, 18 Hippokampus, 19 Pedunculi cerebri, 20 Substantia nigra, 21 Aquäduktus, 22 Mittelhirn/Tegmentum, 23 Cisterna interpeduncularis, 24 Tractus opticus, 25 Recessus inferior des 3. Ventrikels, 26 Cornu anterius, 27 Fissura Sylvii (Sulcus lateralis), 28 Commissura anterior, 29 3. Ventrikel, 30 Sulcus calcarinus, 31 Cisterna quadrigemina, 32 Colliculus superior, 33 Corpus geniculatum mediale, 34 Corpus geniculatum laterale, 35 Gyrus temporalis superior, 36 Fornix, 37 Caput nuclei caudati, 38 Insula, 39 Capsula extrema, 40 Klaustrum, 41 Thalamus, 42 Capsula externa, 43 Pulvinar,

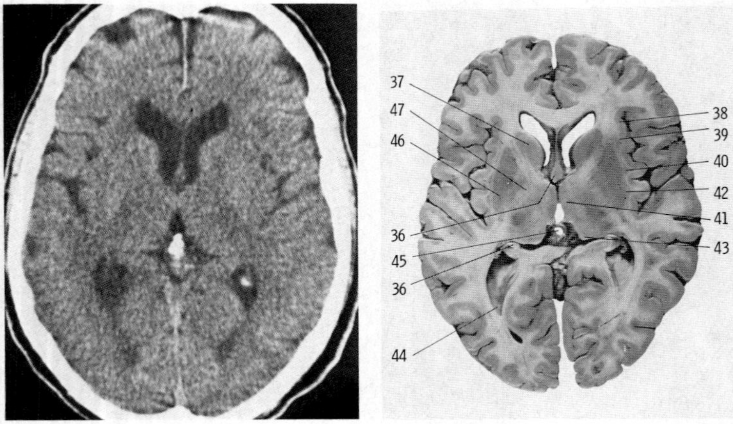

Abb. **20**

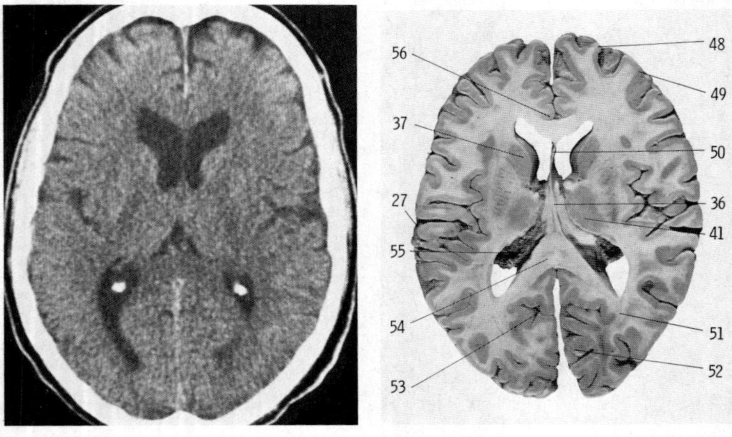

Abb. **21**

Fortsetzung von Abb. **16–25**
44 Cornu posterius des Seitenventrikels, 45 Corpus pineale, 46 Putamen, 47 Globus pallidus, 48 Gyrus frontalis superior, 49 Gyrus frontalis medius, 50 Septum pellucidum, 51 Gratioletsche Sehstrahlung, 52 Kuneus, 53 Sulcus parietooccipitalis, 54 Splenium corporis callosi, 55 Plexus chorioideus, 56 Gyrus cinguli, 57 Corpus callosum, 58 Pars centralis, 59 Gyrus angularis, 60 Gyrus postcentralis, 61 Sulcus centralis, 62 Gyrus praecentralis, 63 Gyrus frontalis inferior, 64 Gyrus supramarginalis.

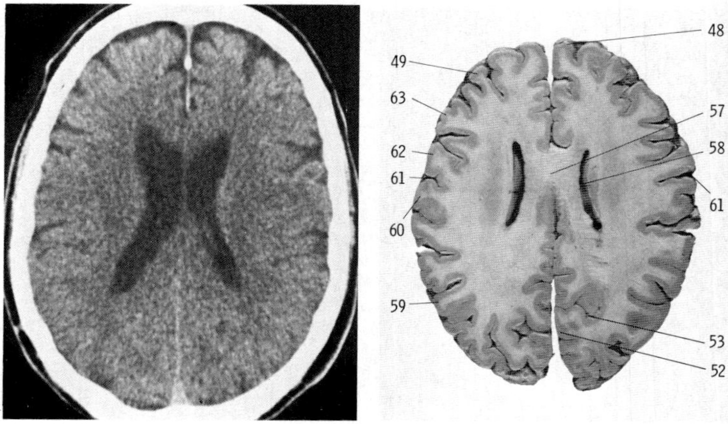

Abb. **22**

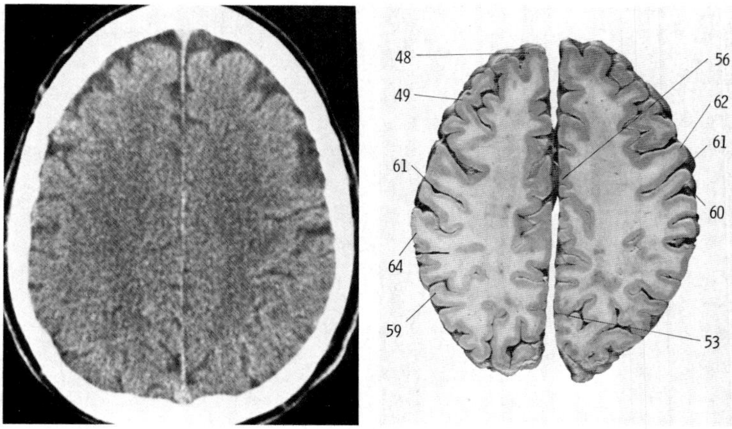

Abb. **23**

Basale Kondylen. Im kaudalen Anteil des Kleinhirnbrückenwinkels (s. Abb. **34**) finden sich nicht selten Areale erhöhter Dichte, die schon bei geringster Schräglagerung des Kopfes asymmetrisch erscheinen. Mit einem Knochenfenster kann erkannt werden, ob es sich um das Tuberculum jugulare oder um den oberen Rand der okzipital gelegenen Kondylen handelt, die von der Schädelbasis in die Schichtebene hineinreichen. Besondere Vorsicht ist notwendig, da diese leicht mit einem Kleinhirnbrückenwinkeltumor verwechselt werden können.

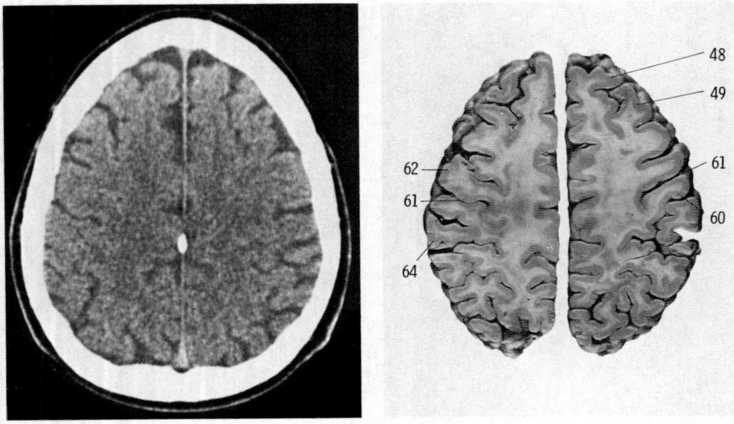

Abb. **24**

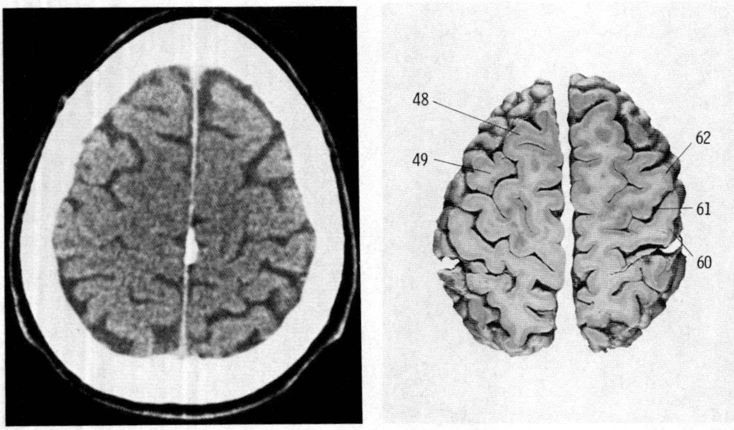

Abb. **25**

Foramen magnum. Eine Doppelstruktur oder eine vermeintliche Ausbreitung des Knochens um den hinteren Anteil des Foramen magnum (s. Abb. **33**) führt oft zu Fehlinterpretationen. Dieses Erscheinungsbild wird hervorgerufen durch die diagonal durch die Okzipitalschuppe reichende Schichtebene.

Kleinhirnwurm. Dieser liegt direkt hinter dem 4. Ventrikel in der Mittellinie und erscheint häufig hyperdens. Zusammen mit linearen

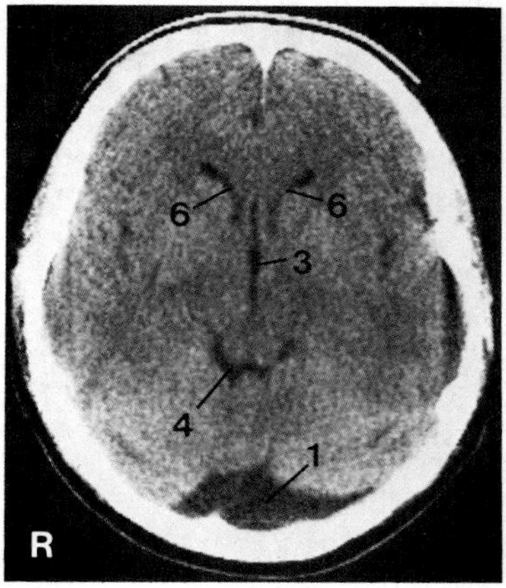

a

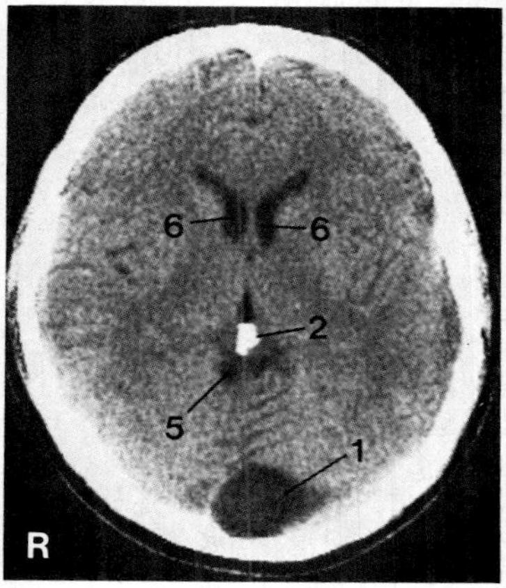

b

Abb. **26 a–b** Große Cisterna magna (Normvariante). 1 Cisterna magna, 2 Glandula pinealis, 3 3. Ventrikel, 4 Cisterna ambiens, 5 Cisterna pinealis, 6 Vorderhorn.

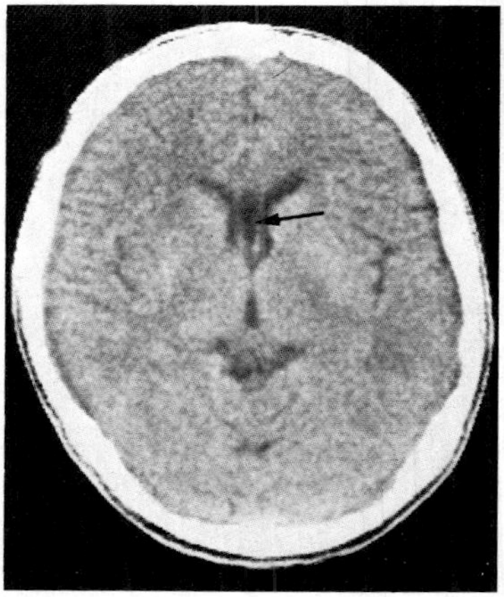

Abb. **27** Cavum septi pellucidi (→).

Artefakten, die von der Protuberantia occipitalis interna ausgehen, kann er einen runden Tumor vortäuschen, insbesondere wenn er sich nach intravenösem Kontrastmittel noch anreichert. Die leicht hyperdensen Dichtewerte sind wahrscheinlich dem großen Anteil von grauer Substanz, dem Plexus chorioideus und der Blutfülle im Kleinhirnwurm zuzurechnen.

A. basilaris. Bei einem Großteil der Patienten ist die A. basilaris als punktförmige Zone erhöhter Dichte vor der Brücke sichtbar. Sie muß nicht in der Mittellinie liegen. Nach Kontrastmittelgabe reichert sie sich in nahezu allen Fällen eindeutig an (s. Abb. **18**). Als Normalbefund, besonders bei Jugendlichen, ist eine zusätzliche Anreicherung mit Kontrastmittel im Bereich der Cisterna quadrigemina anzusehen, die hervorgerufen wird durch die in diesem Gebiet liegenden Gefäße (A. cerebri posterior).

Tentorium cerebelli. Von den Processus clinoidei anteriores entspringt das Tentorium cerebelli. Seine medialen Ränder liegen um das Mittelhirn, seine lateralen setzen am Os petrosum und an der Okzipitalschuppe, im Bereich des Sinus transversus, an. Die medialen, freien Ränder liegen weiter kranial als die lateralen, wobei individuelle Variationen gefunden werden können. Bei einer Schichtführung durch den kaudalen Anteil des Okzipitallappens wird deshalb auch der obere Anteil des Kleinhirnwurms zwischen beiden Kleinhirnhemisphären dargestellt (s. Abb. **134**). Dies muß bei der Unterscheidung von infra- und supratentoriellen Anteilen einer Läsion berücksichtigt werden. Zur Lokalisation des freien medialen Randes kann in der Regel eine Linie helfen, die ungefähr 45 Grad von der Cisterna ambiens nach lateral hinten zieht.

Cisterna chiasmatis. Die Cisterna chiasmatis, Fossa interpeduncularis oder auch Cisterna pontis superior genannt, hat typischerweise eine fünfeckige Form, deren Basis nach okzipital zeigt (s. Abb. **17**, **60**). Hier wird sie durch die Brücke begrenzt, nach lateral durch den Uncus hippocampi und nach kranial durch den Gyrus rectus. Eine Schichtführung auf Höhe der Zisterne weist in der Zisterne häufig keine Liquordichte auf, da sowohl die A. basilaris im hinteren als auch das Chiasma opticum im vorderen Anteil die Dichtewerte aufgrund des Partial volume effect verändern können.

3. Ventrikel. Fast immer ist der 3. Ventrikel eindeutig zu erkennen. Er erscheint als enge, in der Mittellinie gelegene Low-density-Zone. Ist er besonders schmal, so kann die Abgrenzung von Ventrikel und unterem Anteil der Fissura longitudinalis cerebri oft nicht erkannt werden. Die Ausmaße können auch durch eine ausgeprägte Adhaesio interthalamica undeutlich werden (s. Abb. **19**), die die verminderte Dichte des Ventrikels durch eine isodense Struktur unterbricht.

Ventrikelgröße. Die genaue Ventrikelgröße ist im Computertomogramm schwierig festzustellen, da die Ränder aufgrund des Partial volume effect unscharf abgebildet sind. Eine *grobe Orientierung* der Weite der Seitenventrikel liefert der Evans-Index (weitester Durchmesser der Frontalhörner) oder der Cella-media-Index, der dem Quotienten aus dem weitesten Abstand der Cella media durch den Abstand der Tabulae internae entspricht. Trotz gleicher Indizes kann jedoch das Ventrikelvolumen unterschiedlich sein. Die Planimetrie

des Ventrikelsystems wäre die zuverlässigste Methode, sie ist jedoch zu zeitraubend, als daß sie routinemäßig angewandt werden könnte. In manchen Scannern ist die Volumenmessung als spezielles Programm eingebaut. Uns scheint eine Beurteilung durch das geschulte Auge in den meisten Fällen ausreichend. Oft besteht eine *leichte Asymmetrie* der Seitenventrikel, wobei der linke häufig weiter ist als der rechte (s. Abb. **22**). Dies entspricht meist einer Normvariante. Bei der Bewertung solcher Befunde sollte immer auf den Subarachnoidalraum, besonders über der Konvexität, geachtet werden, der durch eine Verlegung der Hirnfurchen indirekt Zeichen eines raumfordernden Prozesses geben kann.
Die *untere Normgrenze* des Ventrikelsystems ist schwer festzulegen. Häufig zeigen enge Ventrikel im klinischen Verlauf eine Erweiterung, so daß ein unerkanntes Ödem angenommen werden muß. Strenggenommen kann nur durch Verlaufsbeobachtungen ein pathologisch enges Ventrikelsystem als solches beurteilt und erkannt werden.

Temporalhörner. Normalerweise sind die Temporalhörner bei Erwachsenen nicht zu erkennen. Dies ist zurückzuführen auf ihre Größe, ihre Form und die angelegte Schichtebene. Sind sie deutlich sichtbar (s. Abb. **57**), besonders bei Erwachsenen, so muß dies als pathologischer Befund gewertet werden. Dies erscheint um so wichtiger, als eine Erweiterung der Temporalhörner das erste Zeichen eines beginnenden Hydrozephalus sein kann. Bei Kindern sind die Temporalhörner normalerweise sichtbar.

Okzipitalhörner. Eine Ausdehnung der Okzipitalhörner nach okzipital findet sich oft als Normvariante. Das Okzipitalhorn kann auch einseitig fehlen oder massiv erweitert sein; im letzteren Fall ist es oft vom übrigen Ventrikelsystem abgesetzt, und es entsteht der Verdacht einer ischämischen okzipital gelegenen Läsion.
Bei Untersuchungen in stark flektierter Kopfhaltung darf nicht vergessen werden, daß bedingt durch die Schichtlage auch auf den obersten Schichten der Okzipitallappen abgebildet wird.

Plexus chorioideus. Dieser ist normalerweise im Trigonum des Seitenventrikels zu finden und kann z.T. ausgedehnt verkalkt sein (s. Abb. **21**).

Sulcus centralis. Unterschiedliche Winkeleinstellungen rufen eine beachtliche Lageänderung des Sulcus centralis hervor. Bei einer Winkeleinstellung von 10 Grad Extension zur Augen-Ohr-Linie liegt dieser weit okzipital, und der größte Anteil der obersten Schicht entspricht dem Frontallappen (s. Abb. **22**). Bei starker Kopfflexion liegt er weit frontal, und der Hauptanteil des auf den oberen Schichten dargestellten Hirngewebes entspricht dem Parietallappen. Dieser Unterschied ist bei kleinen intrazerebral gelegenen Läsionen, die aspiriert oder biopsiert werden sollen, von enormer Bedeutung. Es sei besonders hervorgehoben, daß in den basalen Schichten die Hirnareale okzipital der Sylvischen Fissur dem Temporallappen und nicht dem Parietallappen zuzuordnen sind. Frontallappen und Temporallappen sind anatomisch groß und ausgeprägt, Parietal- und Okzipitallappen demgegenüber relativ klein.

Graue und weiße Substanz. Die Differenzierung zwischen grauer und weißer Substanz ist von der technischen Ausstattung der Computertomographen abhängig; bei einer Reihe von Computertomographen werden durch Verwendung von Faltungsfiltern die Dichtewerte der grauen Substanz diskret überhöht dargestellt. Ein sicher technischer Artefakt ist der Streifen verminderter Dichte zwischen der Schädelkalotte und dem Hirngewebe, der lange Zeit als Subarachnoidalraum angesehen wurde. Der Streifen wird hervorgerufen durch eine Überkorrektur (Overshoot) des Computers. Bei erweitertem Subarachnoidalraum ist diese Zone nicht vom eigentlichen Liquorraum zu unterscheiden.

Basalganglien. Im Bereich der Basalganglien sind besonders die Nuclei caudati durch hyperdense Dichtewerte ausgezeichnet. Der Nucleus caudatus stellt sich im frontalen Abschnitt als runde Zone leicht erhöhter Dichte dar, die das Vorderhorn seitlich imprimiert; im hinteren Abschnitt erscheint er als hyperdenser Streifen längs der Ventrikelwand. Er kann sich nach intravenösem Kontrastmittel stark anreichern und als Tumor fehlinterpretiert werden.

Hirnfurchen. Untersuchungen an Normalpersonen haben ergeben, daß die Weite der Hirnfurchen variabel ist und auch bei Jugendlichen erweiterte Hirnfurchen vorkommen können. Im höheren Alter nimmt die Häufigkeit erweiterter Hirnfurchen zu. Sind bei Kindern erweiterte Sulci zu erkennen, kann dies Zeichen eines Dehydratationszustandes sein. Die *Sylvische Fissur* dehnt sich oft weit nach okzipital aus (s. Abb. **21**). Eine einseitige Erweiterung des hinteren Anteils der Sylvischen Fissur sollte nicht mit einem kapsulären Infarkt verwechselt werden.

Anatomie der Augenhöhle

(Abb. **28–31**)

N. opticus und Augapfel. Ein optimaler Schnitt durch die Orbita sollte die gesamte Länge des N. opticus, den Bulbus und die Linse darstellen. Ungünstige Winkeleinstellungen, anatomische Normvarianten wie auch die Stellung der Bulbi während der Untersuchung machen diese Darstellung jedoch oft unmöglich. Durch die Stellung der Bulbi, die mit Hilfe der Linse exakt bestimmt werden kann, können Augenmuskelparesen und Blickparesen im Computertomogramm diagnostiziert werden. Der N. opticus ist sehr beweglich und kann bei

Abb. **28** Horizontalschnitt durch die Orbitamitte.

1.1 Sinus ethmoidalis
1.2 Augenlid
1.3 Linse
1.4 Glaskörper
1.5 Sklera und Chorioidea
1.6 N. opticus
1.7 mittlere Schädelgrube
1.8 Sella turcica
1.9 Dorsum sellae
1.10 Canalis opticus
1.11 M. rectus lateralis
1.12 Fettgewebe
1.13 M. rectus medialis
1.14 Lamina orbitalis
1.15 M. levator palpebrae, M. rectus superior
1.16 M. obliquus superior
1.17 Crista galli
1.18 Canalis infraorbitalis
1.19 Concha nasalis inferior
1.20 Cavum nasi
1.21 Sinus maxillaris
1.22 M. rectus inferior

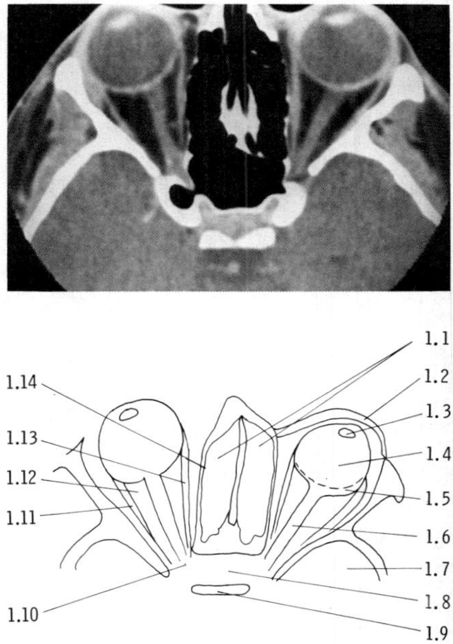

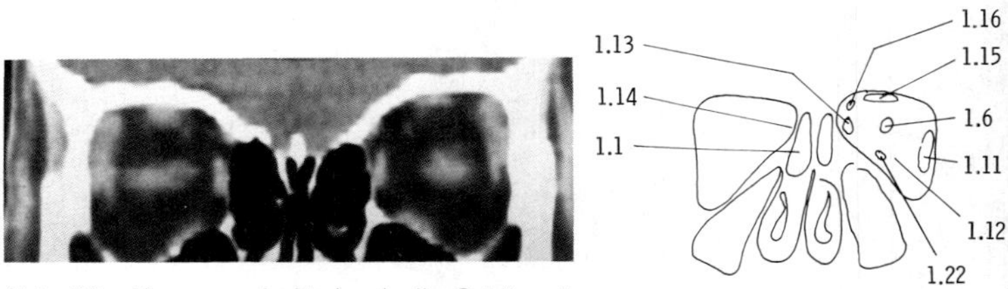

Abb. **29** Koronarschnitt durch die Orbitaspitze.

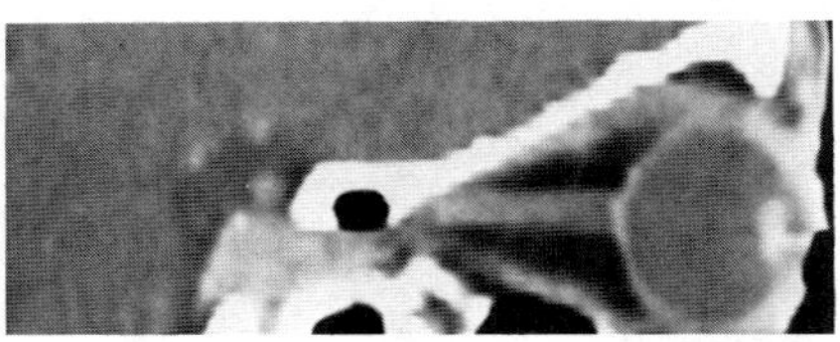

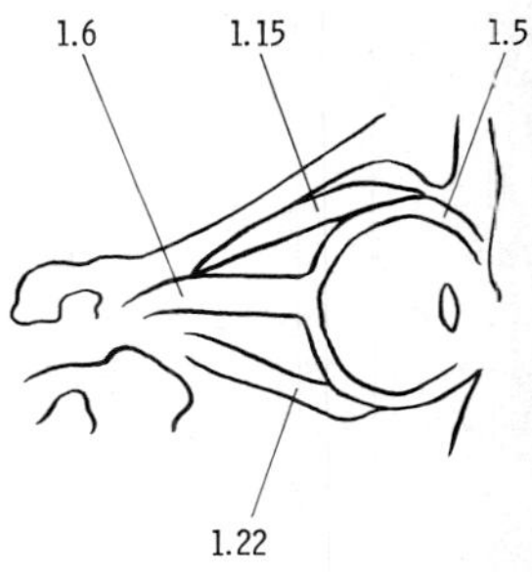

Abb. **30** Sagittalschnitt durch die Orbitaspitze.

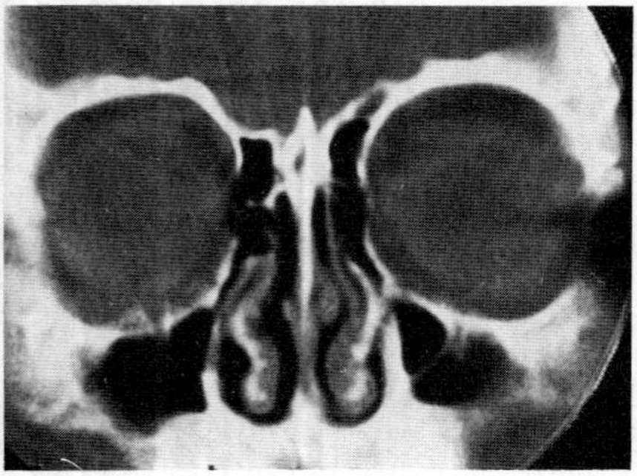

a

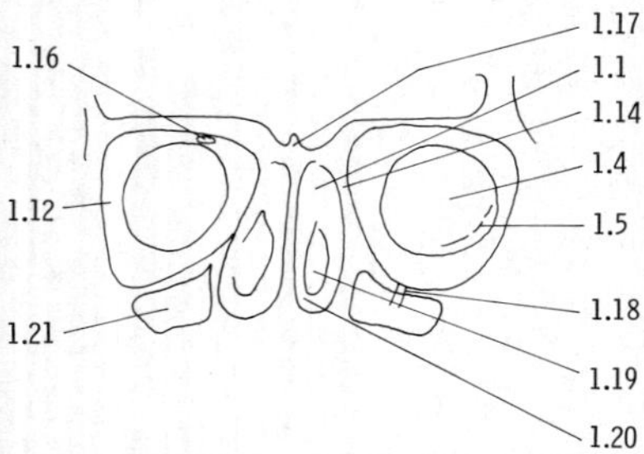

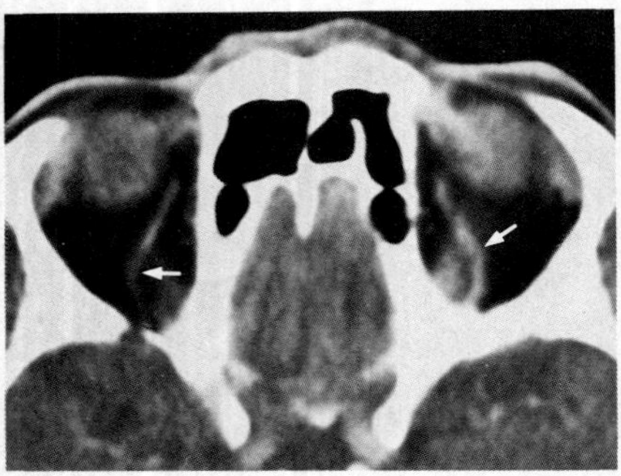

b

Abb. **31 a–b** **a** Koronarschicht durch den vorderen Teil der Orbita. **b** V. ophthalmica superior (→)

extremen Augenpositionen deformiert erscheinen. Liegt er nicht in der Schichtebene, so sind die gemessenen Dichtewerte sehr unzuverlässig. Für Dichtemessungen des N. opticus sollte dieser mit 1–2 mm dicken Schichten untersucht werden.

Augenmuskeln. Aufgrund ihrer geringen Größe können die extraokulären Augenmuskeln häufig auch bei qualitativ einwandfreien Unter-

suchungen nicht alle dargestellt werden. Bei Horizontalschichten erscheint der M. rectus inferior als runde Struktur im unteren hinteren Anteil der Orbita und kann hier einen raumfordernden Prozeß vortäuschen. Der M. rectus lateralis kann häufig nur teilweise erkannt werden, während der M. rectus medialis nur selten dargestellt und schlecht vom M. obliquus superior zu unterscheiden ist.
Auch der M. rectus superior und der M. levator palpebrae sind in Horizontalschnitten oft nicht voneinander zu unterscheiden und können sogar mit dem N. opticus verwechselt werden. Zur Unterscheidung mag hilfreich sein, daß die Muskeln im Gegensatz zum Nerv nach vorne hin breiter werden und nicht direkt an den Bulbus heranführen. Eine genauere Klärung kann durch koronare Schichten herbeigeführt werden. Der Ansatz der Mm. recti kann selten einmal sehr stark ausgebildet sein und eine Läsion vortäuschen.

V. ophthalmica. Die V. ophthalmica superior liegt normalerweise diagonal in den kranialen Anteilen der Augenhöhle. Da sie den N. opticus kreuzt, entsteht an der Kreuzungsstelle ein „hyperdenser Punkt", der nicht mit einem Tumor des N. opticus oder einer Gefäßmißbildung verwechselt werden sollte (s. Abb. **31b**).

Tränendrüse. Diese ist als kleine Zone von Weichteildichte am seitlichen Rand des Bulbus zu finden (s. Abb. **112**).

Canalis opticus. Er liegt oberhalb und medial der Fissura orbitalis superior. Er ist von dieser durch den Processus clinoideus anterior getrennt. Die Fissura orbitalis superior ist weiter als der Canalis opticus und sollte mit diesem nicht verwechselt werden.

Anatomie des Gehörs und des Gleichgewichtsorgans

Zur Erkennung der anatomischen Strukturen im Bereich des Mittel- und Innenohres helfen der Porus acusticus externus, die Paukenhöhle und der Porus acusticus internus (Abb. **32a–d**). Der ca. 3–3,5 cm lange **Porus acusticus externus** wird in seinen medialen Zweitdritteln kaudal von der Pars tympanica des Schläfenbeins und nach kranial von einer Knochenlamelle gegen die mittlere Schädelgrube wie auch gegen die Paukenhöhle begrenzt. In der knöchernen Begrenzung sind Lufträume eingeschlossen, die im Recessus epitympanicus münden. Das Trommelfell mit einem Durchmesser von 9–11 mm verläuft schräg von oben hinten nach unten vorne und ist in seiner Mitte mit dem Malleus verwachsen. Diese Stelle wird als Umbo bezeichnet.
Die sich nach medial vom Trommelfell anschließende **Paukenhöhle** wird *lateral* begrenzt vom Trommelfell, *medial* vom Fenestra ovalis vestibuli, auf dem die Fußplatte des Steigbügels ruht, und durch das Fenestra rotunda cochlea. Die Paukenhöhle wird eingeteilt in den *kranial* gelegenen Recessus epitympanicus (Kuppelraum), die *Pars media*

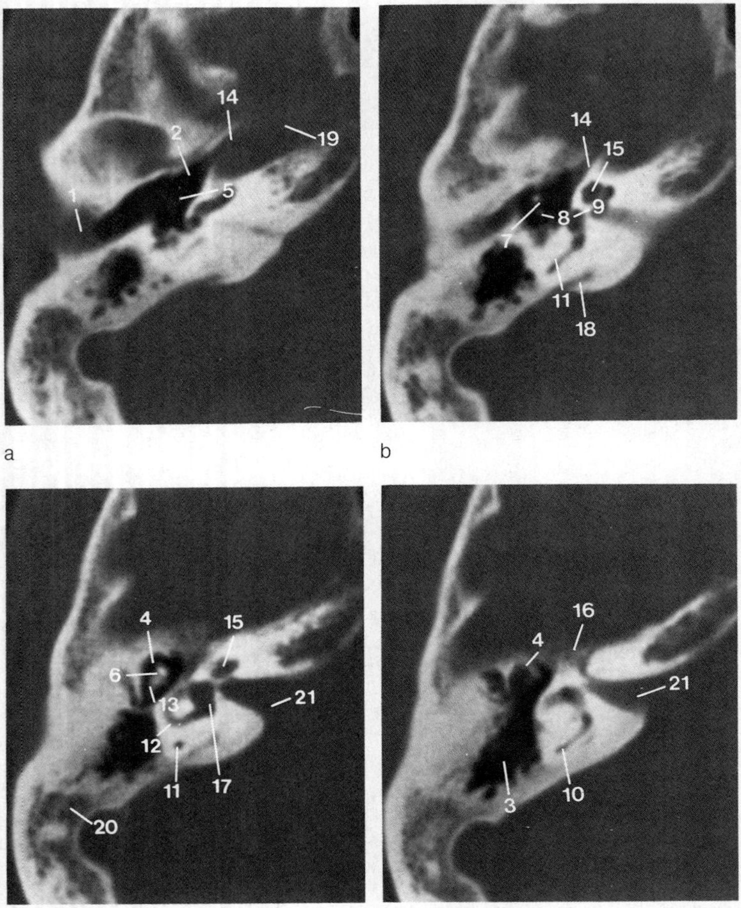

Abb. **32 a–d** Anatomie des Felsenbeins und des Gehörs. 1 Meatus acusticus externus, 2 Cavum tympani, 3 Antrum, 4 Recessus epitympanicum, 5 Manubrium mallei, 6 Caput mallei, 7 Articulatio incomalleolare, 8 Processus incudis, 9 Fenestra ovalis, 10 Canalis semicircularis superior, 11 Canalis semicircularis posterior, 12 Canalis semicircularis lateralis, 13 Inkus, 14 Tuba Eustachii, 15 Kochlea, 16 Ganglion geniculi, 17 Vestibulum, 18 Aquaeductus vestibuli, 19 Canalis caroticus, 20 Cellulae mastoideae, 21 Meatus acusticus internus.

und den *kaudal* gelegenen Recessus hypotympanicus. Durch das Tegmen tympani wird die Paukenhöhle nach kranial hin gegen die mittlere Schädelgrube abgegrenzt, eine feine Knochenlamelle begrenzt sie nach kaudal hin gegen die A. carotis interna. An der *frontalen* Begrenzung liegt die Einmündungsstelle der Tuba Eustachii, *okzipital* das Antrum tympanicum, das zu den Cellulae mastoideae führt.
Der *Malleus* (Hammer) artikuliert mit dem Corpus incudis, daß Manubrium mallei ist mit der Membrana tympanica verwachsen. Der *Inkus* stützt sich am Antrum mastoideum ab und artikuliert mit dem Stapes. Dieser wiederum ist an seiner Basis in das Fenestra ovalis eingelassen und durch das Lig. anulare befestigt. Das Crus breve incudis, das Crus longum (verbunden mit dem Stapes) wie auch der Ansatzpunkt des Malleus am Trommelfell (Umbo) liegen in einer Ebene. Durch die Paukenhöhle zieht die *Chorda tympani* in einem Bogen zwischen dem Amboß und dem Hammer zur Fissura petrotympanica.
Die Eustachische Röhre zieht von der Vorderwand der Paukenhöhle in schräger Richtung nach vorne und medial unten, um in die laterale Wand der Pars nasalis des Pharynx einzumünden.
Der knöcherne Anteil des **Labyrinthes** besteht aus Kochlea, Vestibulum und den Canales semicirculares. Der mediale Anteil der Paukenhöhle grenzt an das Innenohr, bestehend aus dem Corti-Organ und dem **Canalis semicircularis** lateralis, posterior und superior. Diese stehen in einem Winkel von 90 Grad zueinander. Der obere Bogengang bildet mit einer Geraden, gezogen durch das Foramen occipitale magnum, einen Winkel von 45 Grad. Sein oberer Anteil wölbt sich als Eminentia arcuata der Felsenbeinpyramide vor.
Die **Kochlea**, die das Corti-Organ enthält, besteht aus 2¾ Windungen, von denen die untersten zwei die mediale Wand der Paukenhöhle vorwölben, deren Teil Promontorium genannt wird. Durch aneinanderliegende Schichten in der Augen-Ohr-Linie können diese drei Windungen, die sich nach kranial hin verkleinern, erkannt werden.
An das knöcherne Labyrinth schließt sich nach medial hin der **innere Gehörgang** an mit dem Porus acusticus internus. Dieser zieht in horizontaler Richtung vom Meatus acusticus internus nach lateral und endet blind als Fundus meatus acusticus internus. Er liegt in der gleichen koronaren Ebene wie das Vestibulum. Im vorderen oberen Anteil des Kanals liegt der N. facialis, in seinem hinteren oberen Quadranten und hinteren unteren Quadranten der N. vestibularis des N. statoacusticus und in seinem vorderen unteren Anteil der N. cochlearis des N. statoacusticus.
Durch das Os temporale zieht in unterschiedlicher Richtung der **N. facialis**. Nach Verlassen des inneren Gehörganges wendet sich der Canalis Falloppii nach vorne und nach Abgang des labyrinthären Anteils scharf nach hinten, lateral und leicht nach unten. Er liegt dann in der Nähe der oberen medialen Wand der Paukenhöhle. Dieses Knie

wird erstes Fazialisknie genannt und liegt lateral des oberen Anteils der Kochlea. Im hinteren Anteil des Canalis semicircularis lateralis ändert der N. facialis abermals seine Richtung um 90 Grad und zieht jetzt scharf nach unten. Hier verläuft er fast vertikal und verläßt die Schädelbasis durch das Foramen stylomastoideum.
An das Antrum tympanicum schließen sich die *Cellulae mastoideae* an. Diese dehnen sich nach vorn bis zum Processus zygomaticus, nach hinten bis zum Sinus sigmoideus aus. Der Aditus ad antrum verbindet das Antrum tympanicum mit dem epitympanen Raum. Das Antrum selbst grenzt nach kranial an den Schläfenlappen, nach okzipital an den Sinus sigmoideus.

Anatomie der Schädelbasis und Darstellung der basisnahen Gefäße

Strukturen der Schädelbasis sind in den Abbildungen **33–35** dargestellt.

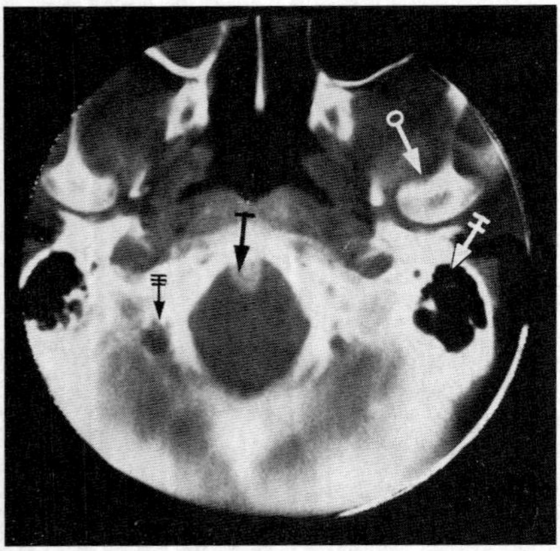

Abb. **33** Caput mandibulae (o→), Cellulae mastoideae (II→), Dens axis (I→), Canalis condylaris (III→).

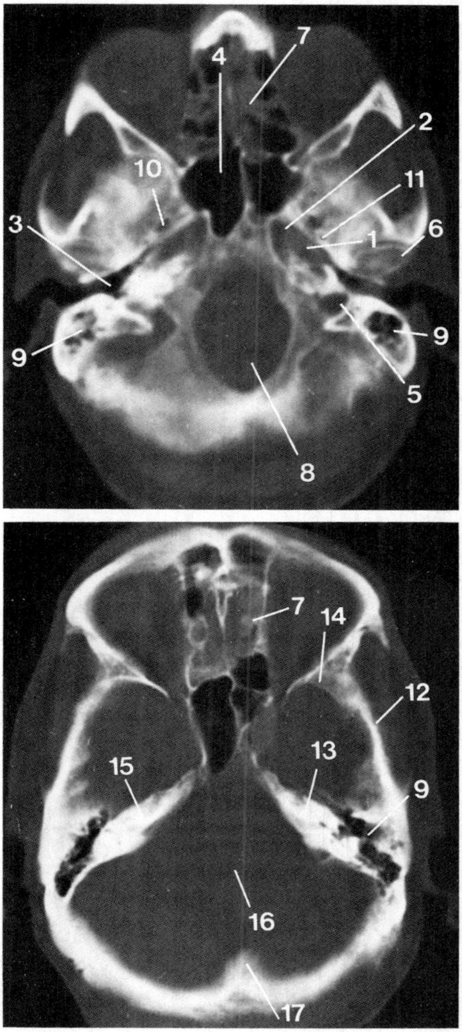

a

b

Abb. **34 a–b** Schädelbasis. 1 Foramen lacerum, 2 Canalis caroticus, 3 Cavum tympani, 4 Sinus sphenoidalis, 5 Foramen jugulare, 6 Processus condylaris caput mandibulae, 7 Sinus ethmoidalis, 8 Foramen magnum, 9 Cellulae mastoideae, 10 Foramen ovale, 11 Foramen spinosum, 12 Os temporale, 13 Os pyramidale, 14 Os sphenoidale, 15 Porus acusticus internus, 16 4. Ventrikel, 17 Protuberantia occipitalis interna.

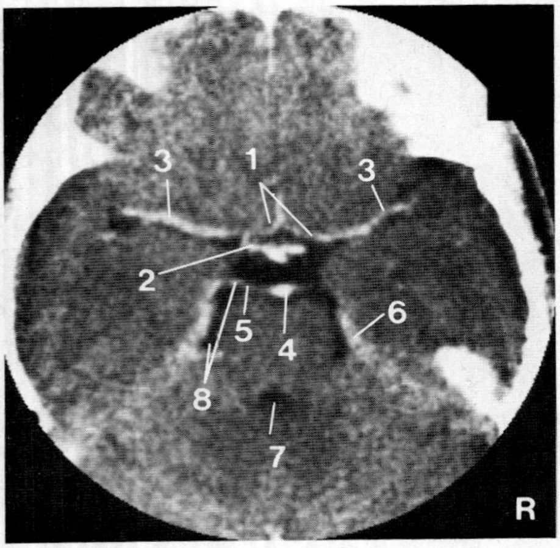

Abb. **35** Circulus arteriosus Willisii. 1 A. cerebri anterior, 2 A. carotis interna, 3 A. cerebri media, 4 A. basilaris, 5 A. cerebri posterior, 6 Tentoriumrand, 7 4. Ventrikel, 8 präpontine Zisterne, Cisterna ambiens.

Literatur

Baldy, R. E., G. S. Brindley, I. Ewusi Mensah et al.: A fully-automated computer-assisted method of CT brain scan analysis for the measurement of cerebrospinal fluid spaces and brain absorption density. Neuroradiology 28 (1986) 109

Becker, H., H. Grau, H. Hacker et al.: The base of the skull. A comparison of computed and conventional tomography. J. comput. assist. Tomogr. 2 (1978) 113

Bihmani, S., C. Virapongse, M. Sarwar: High-resolution computed tomographic appearance of normal cochlear aqueduct. Amer. J. Neuroradiol. 5 (1984) 715

Braun, I. F., J. C. Hoffmann jr: Computed tomography of the buccomasseteric region, I. Anatomy. Amer. J. Neuroradiol. 5 (1984) 605

Braun, J. P., A. Tournade, J. Adynowski: A comparative anatomical CT study of the vascular and nervous structures of the cerebellopontine angle. Neuroradiology 26 (1984) 3

Brismar, J., G. Brismar, K. R. Davis: Superior opthalmic vein at CT. Acta radiol. diagn. 17 (1977) 273

Brooks, R. A., G. DiChiro, M. R. Keller: Explanation of cerebral white-gray contrast in computed tomography. J. Comput. assist. Tomogr. 4 (1980) 489

Brown, S. B., K. Murphy Irwin, D. R. Enzmann: CT characteristics of the normal pituitary gland. Neuroradiology 24 (1982/83) 259

Chakeres, D. W., A. Kapila: Radiology of the ambient cistern. Part I: normal. Neuroradiology 27 (1985) 383

Chakeres, D. W., D. J. Weider: Computed tomography of the ossicles. Neuroradiology 27 (1985) 99

Chui, M., W. Tucker, A. Hudson et al.: High resolution CT of Meckel's cave. Neuroradiology 27 (1985) 403

Cornell, S. H., J. H. Christie, Ch. L. Chui et al.: Computerized axial tomography of the cerebral ventricles and subarachnoid spaces. Amer. J. Roentgenol. 124 (1975) 186

Daniels, D. L., V. M. Haughton, A. L. Williams et al: Computed tomography of the optic chiasm. Radiology 137 (1980) 123

Daniels, D. L., P. Pech, M. C. Kay et al.: Orbital apex: correlative anatomic and CT study. Amer. J. Roentgenol. 145 (1985) 1141

Daniels, D. L., A. L. Williams, V. M.

Haughton: Computed tomography of the medulla. Radiology 145 (1982) 63
Daniels, D. L., A. L. Wiliams, V. M. Haughton: Jugular foramen: anatomic and computed tomographic study. Amer. J. Roentgenol. 142 (1984) 153
Forbes, G., D. G. Gehring, C. A. Gormann et al.: Volume measurements of normal orbital structures by computed tomographic analysis. Amer. J. Neuroradiol. 6 (1985) 419
Gawler, J., J. W. D. Bull, G. H. du Boulay et al.: Computerized axial tomography: the normal EMI-scan. J. Neurol. Neurosurg. and Psych. 37 (1975) 935
Gawler J., G. H. Du Boulay, J. W. D. Bull et al.: Computerized Tomography (The EMI Sanner): A Comparison with Pneumoencephalography and Ventriculography. J. Neurol. Neurosurg. Psychiat. 3 (1976) 203
Gomori, J. M., I. Steiner, E. Melamed et al: The assessment of changes in brain volume using combined linear measurements. A CT-scan study. Neuroradiology 26 (1984) 21
Hahn, F. J., W. K. Chu, J. Y. Cheung: CT Measurements of cranial growth: alternative measurement method. Amer. J. Neuroradiol. 6 (1985) 537
Hahn, R. J. Y., K. Rim: Frontal ventricular dimensions on normal computed tomography. Amer. J. Roentgenol. 126 (1976) 593
Helmke, K., P. Winkler: Die Häufigkeit von Pinealisverkalkungen in den ersten 18 Lebensjahren. Fortschr. Röntgenstr. 144 (1986) 221
Kendall, B., N. Cavanagh: Intracranial calcification in paediatric computed tomography. Neuroradiology 28 (1986) 324
Kline, L. B., J. D. Acker, M. J. D. Post et al: The cavernous sinus: a computed tomographic study. Amer. J. Neuroradiol. 2 (1981) 299
Laffey, P. A., R. G. Peyster, R. Nathan et al.: Computed tomography and aging: results in an normal elderly population. Neuroradiology 26 (1984) 273
LaMasters, D. L., T. J. Watanabe, E. F. Chambers et al.: Multiplanar metrizamide-enhanced CT imaging of the foramen magnum. Amer. J. Neuroradiol. 3 (1982) 485
Mancuso, A., L. Bohmann, W. Hanafee et al.: Computed tomography of the nasopharynx: normal and variants of normal. Radiology 137 (1980) 113
Maravilla, K. R., M. S. Pastel, J. B. Kirkpatrick: White matter of the cerebellum demonstrated by computed tomography: normal anatomy and physical principles. J. Comput. assist. Tomogr. 2 (1978) 156
Matsul, T., K. Kawamoto, L. A. Labarre et al.: Anatomical and pathological study of the brain by CT scanner, Part II: Anatomical study of normal brain at various angles. Multiple angle examination. Comput. Tomogr. 2 (1978) 16
Mawad, M. E., A. J. Silver, S. K. Hilal et al: Computed tomography of the brain stem with intrathecal metrizamide, Part I: The normal brain stem. Amer. J. Neuroradiol. 4 (1983) 29
Muren, C., G. Ruhn, H. Wilbrand: Anatomic variations of the human semicircular canals. Acta radiol. diagn. 27 (1986) 157
Peyster, R. G., L. P. Adler, R. R. Viscarello et al.: CT of the normal pituitary gland. Neuroradiology 28 (1986) 161
Reisner, Th., K. Zeiler, G. Strobl: Quantitative Erfassung der Seitenventrikelbreite im CT. Vergleichswerte einer Normalpopulation. Fortschr. Neurol. Psychiat. 48 (1980) 168
Renn, W. H., A. L. Rhoton: Microsurgical anatomy of the sellar region. J. Neurosurg. 43 (1975) 288
Rhotan, A. L., F. S. Harris, W. H. Renn: Microsurgical anatomy of the sellar region and cavernous sinus. Clin. Neurosurg. 24 (1977)
Ropolo, H. M. N., R. E. Latchaw, J. D. Meyer et al.: Normal pituitary gland, Part I: Macroscopic anatomy-CT correlation. Amer. J. Neuroradiol. 4 (1983a) 927
Ropolo, H. M. N., R. E. Latchaw, J. D. Meyer et al.: Normal pituitary gland, Part II: Microscopic anatomy-CT correlation. Amer. J. Neuroradiol. 4 (1983b) 937
Russell, E. J., L. Czervionke, M. Huckmann et al.: CT of the inferomedial orbit

and the lacrimal drainage apparatus: normal and pathologic anatomy. Amer. J. Neuroradiol. 6 (1985) 759

Smoker, W. R. K., M. J. Price, W. D. Keyes et al.: High-resolution computed tomography of the basilar artery, Part I: Normal size and position. Amer. J. Neuroradiol. 7 (1986) 55

Som, P. M.: CT of the paranasal sinuses. Neuroradiology 27 (1985) 189

Stevens, J. M., B. E. Kendall: Aspects of the anatomy of the cerebellum on computed tomography. Neuroradiology 27 (1985) 390

Synek, V., J. R. Reuben, J. Gawler et al.: Comparison of measurements of the cerebral ventricles obtained by CT scanning and pneumoencephalography. Neuroradiology 17 (1979) 149

Takase, M., A. Tokunaga, K. Otani et al.: Atlas of the human brain for computed tomography based on the glabella-inion line. Neuroradiology 14 (1977) 73

Turski, P. A., T. H. Newton, B. H. Horton: Sellar contour: anatomic-polytomographic correlation. Amer. J. Neuroradiol. 2 (1981) 331

Valavanis, A., S. Kubik, M. Oguz: Exploration of the facial nerve canal by high-resolution computed tomography: anatomy and pathology. Neuroradiology 24 (1982/83) 139

Virapongse, C., M. Sarwar, S. Bhimani et al.: Computed tomography of temporal bone pneumatization, Part I: Normal pattern and morphology. Amer. J. Neuroradiol. 6 (1985) 551

Virapongse, C., M. Sarwar, S. Bhimani et al.: Computed tomography of temporal bone pneumatization, Part II: Petrosquamosal suture and septum. Amer. J. Neuroradiol. 6 (1985) 561

Weisberg, L. A.: Computerized tomographic analysis of the anatomy and pathological conditions of the posterior third ventricular region. Comput. Radiol. 9 (1985) 11

Wiggli, U., M. Elke, H. R. Müller et al.: Analysis of osseous structures of the skull base. In Lanksch, W., E. Kazner: Cranial Computerized Tomography. Springer, Berlin 1976

Wolpert, S. M., M. E. Molitch, J. A. Goldman et al.: Size, shape and appearance of the normal female pituitary gland. Amer. J. Roentgenol. 143 (1984) 377

Yamamoto, Y., A. Shoji, K. Sadamoto: Computed angiotomography of the brain: normal variations of cerebral vessels. Comput. Radiol. 10 (1986) 71

Zonneveld, F. W.: The value of nonreconstructive multiplaner CT for the evaluation of the petrous bone. Neuroradiology 25 (1983) 1

Anleitung zur Interpretation

Das *Erkennen normaler anatomischer Strukturen* im Computertomogramm ist die Voraussetzung für eine sichere Interpretation. Daneben ist das *Wahrnehmen von Dichteänderungen* von entscheidender Bedeutung. Bei der Bezeichnung der Dichteänderungen wird die Dichte des normalen Gehirns als Bezugswert angenommen. Somit werden die Dichtewerte von Läsionen als isodens, hyperdens und hypodens zum Hirngewebe bezeichnet. Die Bezeichnung „hohe" oder „niedrige" Dichtewerte sind ebenfalls in Relation zur Dichte der normalen Hirnsubstanz zu verstehen.

Es besteht generell eine Korrelation zwischen den physikalischen Eigenschaften und den Dichtewerten. Niedrige Dichtewerte finden sich häufig bei Flüssigkeiten, hohe Dichtewerte dagegen bei Verkalkungen. Daneben gibt es jedoch Läsionen, die diesen Angaben nicht entsprechen; so finden sich solide Läsionen verminderter Dichte bei Lipomen und Cholesteatomen (s. Abb. **40**, **99**), Areale erhöhter Dichte, die flüssige oder gallertartige Substanzen enthalten, z. B. bei Kolloidzysten des 3. Ventrikels oder Zysten von Kraniopharyngeomen (s. Abb. **45**).

Die gemessenen Dichtewerte können nur als Näherungswerte angesehen werden. Sie sind von physikalischen Voraussetzungen der Untersuchungsgeräte wie von unterschiedlichen biologischen Daten abhängig. Die physikalische Beeinträchtigung besteht z. B. im Partial volume effect, in unterschiedlich gebrauchten Faltungsfiltern und in der Meßgenauigkeit des Systems. Die biologischen Daten werden beeinflußt durch die Zusammensetzung verschiedener Gewebestrukturen und den Hydratationszustand des Patienten. Aufgrund dieser Einschränkungen glauben wir auch nicht, daß Histogramme (s. Abb. **12**), die Dichtewerte eines vorher bezeichneten Areals darstellen, wirkliche Interpretationshilfen sein können. In dieser Darstellung werden vom System bedingte Fehler verarbeitet; das Erkennen der Fehler ist im Histogramm noch schwieriger als auf dem Bild. Morphologische Charakteristika und klinische Daten tragen unserer Meinung nach mehr zur richtigen Beurteilung bei.

Vor der eigentlichen Interpretation ist nach Artefakten zu suchen, die durch Fremdkörper, Maschinenfehler oder Bewegungen des Patienten verursacht werden. Gegebenenfalls müssen zusätzliche Schichtaufnahmen mit Positionsänderung des Kopfes durchgeführt werden. Die Not-

wendigkeit zusätzlicher Schichten erscheint angezeigt, wenn Artefakte pathologische Prozesse verschleiern können.
Sämtliche Schichten sollen vor der Interpretation angeschaut werden, wobei für die Routinebetrachtung ein Fenster von 100 HE und ein Level von 36 HE empfehlenswert sind. Für Orbitaprozesse erscheinen ein Level von −10 bis −15 HE und eine Fensterbreite von 200 HE und für Knochen- und Weichteilstrukturen ein Level von 400 HE und ein Fenster von 800 bis 1000 HE angezeigt (s. Abb. **5**).
Zur besseren Darstellung von Knochenstrukturen ist eine invertierte Bildaufnahme zu empfehlen (s. Abb. **68**, **132**).
Wegweisend für die Diagnose einer Läsion sind einzelne Parameter. Dabei ist der dargestellte *Dichtewert*, die *Begrenzung* und die *Anreicherung nach Kontrastmittel* von besonderer Bedeutung neben der *Lokalisation*, dem *raumfordernden Effekt* und der *Multiplizität* der Läsion. Anhand dieser einzelnen Parameter soll im folgenden die Differentialdiagnose behandelt werden.

Dichtewerte

Als hohe oder hyperdense Dichtewerte werden höhere Hounsfield-Einheiten als die der normalen Hirnsubstanz (36 HE weiße Substanz, 44 HE graue Substanz) bezeichnet. Diese wiederum können unterteilt werden in Dichtewerte über 100 HE und in solche zwischen 36 und 100 HE. Wie schon mehrfach erwähnt, kann bei der Beurteilung von Dichtewerten kleiner Läsionen der Partial volume effect die effektive Dichte der Läsion verfälschen.
Eine Zusammenstellung von häufig vorkommenden Dichtewerten bei einzelnen Läsionen findet sich in Tab. **1**.

Dichtewerte über 100 HE repräsentieren verkalktes Gewebe, Metall, jodhaltige Substanzen oder Barium. Sehr feine Verkalkungen weisen manchmal Dichtewerte unter 100 HE auf.
Physiologische Verkalkungen finden sich im Plexus chorioideus, in der Glandula pinealis und in der Dura (s. Abb. **20**, **25**), selten in den Basalganglien, im Nucleus dentatus und in den Wänden der Arterien.
Pathologische Verkalkungen können gemäß ihrer Lokalisation und Form unterschieden werden.
Intraventrikulär gelegene Verkalkungen treten bei Meningeomen, beim Plexuspapillom (s. Abb. **47**) und gelegentlich bei arteriovenösen Mißbildungen (s. Abb. **75**) auf.
Umschriebene *intrazerebral* gelegene Verkalkungen finden sich bei Tumoren der Gliomreihe, bei Ependymomen (s. Abb. **46**) und Pinealomen (s. Abb. **39**). Ohne raumfordenden Effekt sieht man sie auch bei arteriovenösen Mißbildungen und seltener in Granulomen oder alten Blutungen.
Extrazerebral gelegene Verkalkungen weisen häufig Meningeome

(s. Abb. **50**), seltener Lipome (s. Abb. **99**) und gelegentlich Epidermoide auf. Im Bereich des suprasellären Raumes finden sie sich bei Kraniopharyngeomen (s. Abb. **54**), an der Schädelbasis bei Aneurysmen, Chordomen (s. Abb. **126**) und Hamartomen (s. Abb. **106**). Membranen chronisch subduraler Hämatome können ebenfalls verkalken.
Lineare Verkalkungen sind oft in den Wänden von Aneurysmen oder arteriovenösen Mißbildungen wie auch bei zystischen Tumoren und bei Zystizerkuszysten zu finden. Bei den letzteren können sie auch knötchenförmig sein. Verkalkungen längs der Hirnfurchen sind pathognomonisch für das Sturge-Weber-Syndrom (s. Abb. **107**).
Multiple Verkalkungen periventrikulär finden sich typischerweise bei kongenitaler Toxoplasmose, bei Zytomegalie wie auch bei der tuberösen Hirnsklerose (s. Abb. **109**).
Symmetrische Verkalkungen im Bereich der Stammganglien und des Nucleus dentatus können beim Morbus Fahr, bei der Hypoparathyreoidose, beim Pseudohypoparathyreoidismus, bei Erkrankung der Mitochondrien und auch ohne bekannte Ursache gefunden werden.

Dichtewerte zwischen 36 und 100 HE werden hervorgerufen durch akute Hämatome (s. Abb. **63**, **64**), welche typischerweise homogen erscheinen und von einem schmalen Saum verminderter Dichte umgeben sind. Erhöhte Absorptionswerte finden sich bei fast allen Meningeomen, bei Metastasen (50%) (s. Abb. **44**) – wobei die Melanommetastasen besonders typisch sind –, bei Gliomen (20%) und selten auch bei Pinealomen und Sarkomen. Kolloidzysten des 3. Ventrikels (s. Abb. **45**) mit ihrer typischen Lokalisation, große Aneurysmen (s. Abb. **73**, **74**) und Angiome können ebenfalls erhöhte Dichtewerte aufweisen. Wenn letztere thrombosiertes Blut enthalten, finden sich Dichtewerte von 86 HE bei einem Hämoglobingehalt des Blutes von 16g%.

Dichtewerte zwischen 26 und 44 HE. Isodense intrazerebrale Läsionen finden sich gelegentlich bei infiltrierenden Gliomen, Metastasen, frischen ischämischen Infarkten und bei Hämatomen im Stadium der Resorption (s. Abb. **70**).
Extrazerebral gelegene Läsionen mit isodensen Absorptionswerten findet man bei Akustikusneurinomen (s. Abb. **60**), bei Hypophysenadenomen (s. Abb. **51**), bei Meningeomen (s. Abb. **48**) und bei subakuten subduralen Hämatomen (s. Abb. **70**, **71**). Diese Läsionen können einzig aufgrund ihrer Massenverdrängung oder aber ihrer Kontrastmittelanreicherung erkannt werden.

Dichtewerte unter 26 HE. Zonen verminderter Dichte werden am besten unterteilt in Dichtewerte zwischen 10 und 26 HE und Dichtewerte von 0 bis 10 HE sowie Dichtewerte unter 0 HE.
Läsionen zwischen 10 und 26 HE schließen Tumoren ein (Metastasen 30%, meist alle Gliome [s. Abb. **36**], nichtverkalkte Kraniopharyn-

Tabelle **1** Bedeutung der Dichtewerte

Dichte	Normal	Pathologisch				
		intraventrikulär	*intrazerebral*	*extrazerebral*	*multipel* *ventrikelnahe*	 *symmetrisch*
Hyperdens >100 HE	Verkalkungen – des Plexus chorioideus – der Glandula pinealis – in der Dura – in den Basalganglien	– Meningeome – Plexuspapillome – arteriovenöse Mißbildungen	– Gliome – Ependymome – Pinealome – arteriovenöse Mißbildungen – Granulome – alte Blutung	– Meningeome – Dermoide – Epidermoide – Kraniopharyngeome – Aneurysmen – Chordome – Membran eines chronischen subduralen Hämatoms	– kongenitale Toxoplasmose – Zytomegalie – tuberöse Hirnsklerose	– Morbus Fahr – Hypoparathyreoidismus
36–100 HE				– akute Hämatome – Gliome (20 %) – Metastasen – Pinealome – Sarkome	– Kolloidzyste – große Aneurysmen – arteriovenöse Mißbildungen – Meningeome – akute subdurale und epidurale Hämatome	
Isodens 26–44 HE	– Hirngewebe – graue und weiße Substanz		– infiltrativ wachsendes Gliom – Metastasen – frische Infarkte – in Resorption begriffene Hämatome	– Akustikusneurinome – Hypophysenadenome – Meningeome – subakute subdurale Hämatome		

Hypodens 26–10 HE		– Gliome – Metastasen – Kraniopharyn-geome – Infarkte – in Resorption begriffene Hämatome – Ödem – infektiöse Läsion – Leukodystrophie	– in Resorption begriffene Hämatome – epidurale Abszesse
10–0 HE	– Liquor	– zystische Tumoranteile (Gliome, Häm-angioblastome) – parasitäre Zysten – alte Infarkte – porenzephali-sche Zysten	– arachnoidale Zysten – porenzephali-sche Zysten – Hygrome – fokale Atrophie
< 0 HE		– Lipome – Dermoide – Epidermoide	– Dermoide – Epidermoide
Gemischte Dichtewerte		– Blutung in Tumoren – Zysten innerhalb von Tumoren – Gliome – Oligodendro-gliome	

geome, Hämangioblastome [s. Abb. **111**] und einen kleinen Teil der Akustikusneurinome). Ferner weisen die meisten ischämischen Infarkte (s. Abb. **83**), in Resorption begriffene Hämatome (s. Abb. **133**), Ödeme, einschließlich der periventrikulären hypodensen Areale (s. Abb. **138**), infektiöse Läsionen und Leukodystrophien (s. Abb. **88**), solche Dichtewerte auf. Läsionen mit *Absorptionswerten ähnlich denen von Liquor (0–10 HE)* finden sich bei arachnoidalen (s. Abb. **98**) und porenzephalischen (s. Abb. **101**) Zysten, beim Dandy-Walker-Syndrom (s. Abb. **103**), bei zystischen Anteilen von Tumoren und bei parasitären Zysten (Echinokokkus- und Zystizerkuszysten) (s. Abb. **95**). Auch findet man sie bei fokal atrophischen Veränderungen (s. Abb. **139**).

Dichtewerte, die geringer sind als diejenigen von Liquor, sind typischerweise bei Läsionen zu finden, die Fett (−50 HE) enthalten (Lipome [s. Abb. **99**], Dermoide [s. Abb. **105**] und Cholesteatome [s. Abb. **40**]); Absorptionswerte unter −500 HE entsprechen Luft (s. Abb. **136**), die möglicherweise über eine Fistel, durch eine Schädelfraktur oder aber auch bei einer Lumbalpunktion eingetreten ist.

Gemischte Dichtewerte. Bei einigen Läsionen finden sich gleichzeitig hohe und niedrige Dichtewerte. Viele der zuvor besprochenen Läsionen können dies aufweisen. Als Ursachen sind das gleichzeitige Auftreten verschiedenartiger Läsionen (Blutungen in Tumoren), zystische Veränderungen innerhalb von Tumoren und Blutungen in Infarkten (s. Abb. **79**) anzunehmen. Auch Metastasen mit unterschiedlichen Absorptionswerten können gleichzeitig bei einem Patienten gefunden werden.

Lokalisation

Die Lokalisation einer im Computertomogramm nachweisbaren Läsion kann annähernd genau angegeben werden. Schwierigkeiten treten auf, wenn der primärpathologische Prozeß nicht vom umgebenden Ödem unterschieden werden kann (s. Abb. **36**) und dieser sich nach intravenöser Kontrastmittelgabe nicht anreichert oder wenn sich eine Läsion vom Temporallappen ausdehnt und die Sylvische Fissur verlagert (Fehllokalisation Parietallappen). Letztlich kann die Zuordnung einer Läsion zum Frontal- oder Parietallappen schwierig sein, wenn Flexion oder Extension des Kopfes ungenügend berücksichtigt werden. Eine genaue Lokalisation bei den axialen Schichten kann angegeben werden, wenn jede Schichtführung zum Ventrikelsystem in Beziehung gesetzt oder aber eine koronare Schichtebene gelegt wird.

Ist dies nicht möglich, kann mit einer einfachen Schnur von Plastikkügelchen geholfen werden. Diese werden in der Koronarebene um den Kopf des Patienten gelegt, und ihr Abstand wird von der Nasenwurzel gemessen. Die Plastikkügelchen können auf den Bildern mit einem weiten Fenster sichtbar gemacht werden und ermöglichen ohne Darstellung einer koronaren Schicht eine genaue Lokalisation der Läsion.

Ausdehnung einer Läsion. Die Beziehung zur Oberfläche und die Ausdehnung in die Stammganglien wie auch die Infiltration des Corpus callosum kann im Computertomogramm meist gut dargestellt werden (s. Abb. **38**). Durch benachbarte Schichten kann das Ausmaß einer Läsion nach kranial oder kaudal auch ohne koronare Schichtebene bestimmt werden. Die koronare Schichtebene gibt jedoch größere Genauigkeit bei der Abgrenzung von Hypophysentumoren (s. Abb. **51**) und von Tumoren, die sowohl supra- als auch infratentoriell gelegen sind.
Koronare Schichten sind unbedingt nötig zur genauen Bestimmung der Ausdehnung konvexitätsnaher oder sehr basal gelegener Prozesse (s. Abb. **50**).

Multiple Läsionen. Klassisches Beispiel für multiple Läsionen sind *Metastasen* (s. Abb. **43, 44**). Sie können erhöhte oder erniedrigte Dichtewerte aufweisen. Beide Formen können gleichzeitig gefunden werden. Ein hoher Prozentsatz der Metastasen reichert sich nach Kontrastmittel an.
Gliome können ebenfalls multifokal auftreten oder multizentrisch gelegen sein. Sie können im ersten Fall von Metastasen nicht unterschieden werden. *Hämangioblastome* (s. Abb. **111**), besonders beim Morbus Hippel-Lindau, finden sich ebenfalls oft multipel und liegen typischerweise infratentoriell. Multiple *Neurofibrome* und *Meningeome* kommen beim Morbus Recklinghausen vor. Auch zerebrale *Infarkte* können beim Morbus embolicus multipel auftreten.
Multiple Läsionen werden häufig bei entzündlichen Prozessen gefunden, wie z.B. in Form von *Tuberkulomen*, den im Weltdurchschnitt häufigsten intrazerebralen raumfordernden Prozessen entzündlicher Ätiologie. Sie rufen aufgrund einer Beteiligung der Meningen einen Okklusivhydrozephalus hervor. Sie sind gewöhnlich isodens, weisen ein perifokales Ödem auf und haben nicht selten in den Läsionen Verkalkungen. Besonders letzteres unterscheidet sie von Metastasen. Kontrastmittelanreicherung ist die Regel.
Andere granulomatöse Prozesse (*Histoplasmose, Nokardieninfektion* und auch die *erworbene Toxoplasmose*) können ähnliche Läsionen hervorrufen. Auch *Abszesse* können multipel auftreten und sind entweder bedingt durch hochpathogene Organismen oder durch eine schlechte Abwehrlage des Patienten bei immunsupressiver Therapie. Bei Patienten mit zyanotischen Herzfehlern, die Hinweise auf eine intrazerebrale Infektion aufweisen, sind zwei und mehr Abszesse sogar die Regel.
Parasitäre Zysten bei der Zystizerkose (s. Abb. **94, 95**) sowie bei Infektionen mit Paragonomiasis treten multipel auf und zeigen teilweise Verkalkungen.

Multiple, verkalkte periventrikuläre Läsionen findet man bei jungen Patienten mit einer kongenitalen *Zytomegalie*, *kongenitalen Toxoplasmose* und selten auch bei anderen intrauterin erlittenen Infektionen. Diese können gut von den subependymalen Verkalkungen bei der tuberösen Hirnsklerose unterschieden werden, da letztere selten vor dem zweiten Lebensjahr gefunden werden und primär nicht mit einem Hydrozephalus einhergehen. Areale *versprengter grauer Substanz* (Ektopie) (s. Abb. **96**), die in das Ventrikelsystem hineinreichen, sind ebenfalls oft multipel. Sie verkalken nicht und finden sich oft bei einer Agenesie des Corpus callosum oder beim Aicardi-Marfan-Syndrom.

Begrenzung von Läsionen. Als grobe Regel gilt, daß *gutartige, langsam wachsende* Läsionen meist *scharf begrenzte Ränder* aufweisen (s. Abb. **49**, **51**). Sind die Dichtewerte vom normalen Hirngewebe unterschiedlich, so können die Läsionen im Nativscan genau lokalisiert werden (s. Abb. **40**, **47**). Bei fehlender Blut-Hirn-Schranke oder pathologischen intrakraniellen Läsionen kann die Grenze durch Kontrastmittelgabe zusätzlich deutlich gemacht werden.
Zonen verminderter Dichte mit ausgestanzten Rändern und fehlender Kontrastmittelanreicherung lassen Zysten vermuten (s. Abb. **97**, **98**). Selten einmal sind zystische Areale auch isodens (z.B. bei Kraniopharyngeomen) und vom restlichen Tumor nicht zu unterscheiden; auch finden sich Zysten ohne scharf begrenzte Ränder.
Große Aneurysmen sind scharf begrenzt (s. Abb. **73**, **74**) und müssen in Erwägung gezogen werden, wenn Läsionen Absorptionswerte aufweisen, die zirkulierendem Blut entsprechen.
Unregelmäßig oder unscharf begrenzte Ränder lassen einen *infiltrierend wachsenden Tumor* (s. Abb. **37**, **38**) vermuten, obwohl viele maligne Gliome und die meisten Metastasen nach Kontrastmittelgabe eindeutig abzugrenzen sind (s. Abb. **38**, **43**). Die Ränder akuter Infarkte sind gewöhnlich schlecht abzugrenzen; die meisten ischämischen Infarkte weisen erst in der zweiten oder dritten Woche eine scharfe Begrenzung auf (s. Abb. **76**), alte Infarkte (s. Abb. **78**, **83**) zeigen eine scharfe Grenze zum gesunden Hirngewebe.

Raumfordernder Effekt

Das Ausmaß der Raumforderung von Läsionen hängt von der *Größe der Läsion* oder dem *umgebenden Ödem* ab und kann sich unterschiedlich darstellen. Bei kleinen Läsionen kommt es zu einer Kompression einzig der umgebenden Strukturen, bei größeren zu einer Verlagerung und Verformung der Mittellinienstrukturen. Der raumfordernde Effekt kann sich z.B. in einer Verlagerung der Glandula pinealis (s. Abb. **37**), in der Verformung normaler Mittellinienstrukturen (Septum pellucidum, s. Abb. **44**), in der Kompression ipsilateraler Seitenventri-

kel (s. Abb. **42**) und im Verlust einer normalen Symmetrie der Hirnfurchen manifestieren (s. Abb. **70**).
Die *größte Verlagerung der Mittellinienstrukturen* deutet auf die Lokalisation der Läsion hin (s. Abb. **37**). Dies ist von praktischem Nutzen bei isodensen Läsionen, die sich nicht nach Kontrastmittel anreichern, wie z.B. isodense subdurale Hämatome, die meist eine massive Verlagerung, aber nur eine geringe Verformung der Ventrikel aufweisen.
Der *Verlagerung einer einzigen Struktur*, wie z.B. des Septum pellucidum oder der Glandula pinealis (s. Abb. **20**), kommt nur wenig Bedeutung zu. Bei einem solchen Befund sollten sämtliche Strukturen genau betrachtet werden, um nicht andere Zeichen einer Raumforderung zu übersehen.
Über der Konvexität gelegene Läsionen führen häufig einzig zu einer Depression des Ventrikeldachs ohne wesentliche Verdrängung des Septum pellucidum. *Raumforderungen in kranial-kaudaler* Richtung sind am besten durch *koronare Schichten* zu erkennen.
Diskrete *Größenunterschiede der Seitenventrikel*, besonders der Vorderhörner (s. Abb. **22**), des Trigonums oder der Okzipitalhörner, und eine deutliche Asymmetrie des Plexus chorioideus sind häufig Normvarianten. Nur im Zusammenhang mit der Klinik oder anderen Zeichen einer Raumforderung können sie als pathologisch bezeichnet werden. Eine Asymmetrie im Bereich der basalen Zisternen kann durch eine schlechte Kopfeinstellung bedingt sein. Diese Fehlstellung wird durch das Betrachten der Schädelbasis erkannt. Die *Falx cerebri* liegt gewöhnlich in der Mittellinie und weicht nur sehr selten von dieser ab. Ebenso verhält sich der Sinus sagittalis superior. Umschriebene Verdrängungen der Falx findet man bei langsam wachsenden Prozessen, insbesondere bei Meningeomen (s. Abb. **49**).
Schwierigkeiten können bei der *Unterscheidung* von *Kompression oder Dilatation*, besonders im Bereich der Vorderhörner des Ventrikelsystems, auftreten. Die Weite der homolateralen Hirnfurchen und der Hirnfissur helfen dann bei der Wertung, da einseitiges Fehlen von Hirnfurchen ein subtiles Zeichen einer Raumforderung sein kann. Umschriebene Ausweitung der Hirnfurchen auf einer Seite zusammen mit einer homolateralen Erweiterung des Ventrikelsystems weist auf eine Atrophie oder einen alten Substanzdefekt hin.
Die Lage und die Form des 4. Ventrikels hängen sehr vom Grad der Kopfflexion ab, er liegt jedoch immer hinter einer Linie zwischen dem Porus acusticus externus rechts und links. Es kann vorkommen, daß der 4. Ventrikel wegen eines engen Ventrikelsystems oder einer Hyperextention des Kopfes nicht sicher dargestellt werden kann. Bei Verdacht auf eine Läsion in der hinteren Schädelgrube sollten dann zusätzliche Schichten in unterschiedlichen Flexionsstellungen des Kopfes durchgeführt und Kontrastmittel gegeben werden, auch wenn der übrige Scan unauffällig erscheint.

Größe des Ventrikelsystems

Zur groben Orientierung kann der *Evans-Index* bestimmt werden, der bei Normalpersonen nicht größer als 30% sein sollte (S. 125). Ein Hydrocephalus internus kann Ausdruck eines atrophischen Prozesses, eines kommunizierenden Hydrozephalus oder einer Obstruktion im Bereich des Aquädukts der basalen Zisternen sein. Die Analyse der Erweiterung einzelner Anteile des Ventrikelsystems läßt Rückschlüsse auf den Ort der Obstruktion zu (s. Abb. **97**, **138**). Findet sich neben einer Erweiterung des Ventrikelsystems eine generalisierte Erweiterung des Subarachnoidalraumes, deutet dies auf eine zerebrale Atrophie hin. Neben der Erweiterung kann auch ein sehr *enges Ventrikelsystem* zu sehen sein, das manchmal sogar schwierig darzustellen ist. Dies kann einer Normvariante entsprechen, ist möglicherweise Ausdruck eines generalisierten Ödems (s. Abb. **134**), findet sich nicht selten nach gehäuften Grand-mal-Anfällen und kann auch bei chronischen Kopfschmerzen beobachtet werden. Genaue Aussagen über eine pathologische Enge des Ventrikelsystems können jedoch oft erst nach Verlaufskontrollen gemacht werden.
Ein enges Ventrikelsystem mit Stauungspapillen und Zeichen eines erhöhten intrakraniellen Druckes ohne fokale neurologische Ausfälle ist typisch für das Krankheitsbild des sog. Pseudotumor cerebri. Nach Anlegen eines Shunts kann ein ähnliches Bild, bei dem es sich um eine vermehrte Wassereinlagerung im Hirngewebe handelt, Ausdruck eines Ventrikelkollapses sein (s. Abb. **39c**). Auch sollte besonders bei älteren Personen immer an isodense, bilaterale subdurale Hämatome gedacht werden, bei denen dann einzig ein sehr enges Ventrikelsystem gesehen werden kann.

Hirnfurchen

Die normalen Hirnfurchen sind bis zu 3 mm breit; aufgrund von Dehydratation und Hyperventilation kann die Breite variieren, was besonders bei kleinen Kindern zu beobachten ist. Bei über 60jährigen Patienten sieht man erweiterte Hirnfurchen oft. Sie korrelieren nicht mit einem dementiellen Syndrom und entsprechen wahrscheinlich dem normalen Alterungsvorgang. Die Weite der Fossa Sylvii (Fossa lateralis cerebri) entspricht oft der Weite der Hirnfurchen. Besteht eine Asymmetrie und ist eine schlechte Kopflagerung ausgeschlossen, so kann eine einseitige, weite Sylvische Fissur auf eine abgelaufene Ischämie hindeuten.
Genaue Angaben über normale Weite der Hirnfurchen in bestimmten Altersgruppen können nicht gemacht werden. Man kann höchstens feststellen, daß bei weiten Hirnfurchen eine Tendenz zu einem dementiellen Syndrom besteht, wobei zur Beurteilung einer Demenz jedoch

das klinische Bild und die psychometrischen Untersuchungen immer führend sein sollen.

Ödem

Beim Hirnödem ist der Wassergehalt der Hirnsubstanz vermehrt, was zu einer Verminderung der Röntgenabsorption und einer Vergrößerung des Hirnvolumens führt. Das Ödem kann fokal oder generalisiert sein. Das fokale Ödem kann sich wiederum innerhalb einer Läsion befinden oder aber in der Hirnsubstanz liegen, die die Läsion umgibt. Letzteres wird dann perifokales Ödem genannt.

Das *perifokale Ödem* dehnt sich in der weißen Substanz aus, spart die graue Substanz meistens aus und stellt sich als fingerförmige, leicht verminderte Dichte dar (s. Abb. **43**, **48**). Dadurch erscheinen die Dichtewerte der normalen grauen Substanz relativ höher. Man muß vorsichtig sein, diese Täuschung nicht als pathologische Läsion zu deklarieren.

Ein perifokales Ödem findet sich fast immer bei malignen Gliomen und bei Metastasen, in 75 % bei langsam wachsenden Gliomen und in 30 % bei Meningeomen und Akustikusneurinomen. Um zerebrale Abszesse (s. Abb. **90**) ist es immer vorhanden. Die Ränder einer hypodensen Läsion können nur dann vom umgebenden Ödem unterschieden werden, wenn sich die Läsion selbst mit Kontrastmittel anreichert (s. Abb. **37**, **43**). Allgemein kann gesagt werden, daß *gutartige Prozesse eine ringförmige, bösartige Prozesse eine weit ausgebreitete, fingerförmige Ödemzone* aufweisen. Diese ist bei Metastasen besonders ausgedehnt (s. Abb. **43**), bei niedriggradigen Gliomen umschriebener als bei höhergradigen. Es fehlt gewöhnlich bei intraventrikulären Tumoren, bei Pinealomen, bei Hypophysenadenomen (s. Abb. **51**), bei Kraniopharyngeomen und extraaxialen Tumoren (s. Abb. **50**, **54**).

Periventrikulär gelegene Zonen verminderter Dichte (s. Abb. **138**) sind beim Hydrozephalus zu sehen und besonders ausgeprägt bei plötzlichen Verschlüssen der ableitenden Liquorwege. Sie fehlen beim Hydrocephalus e vacuo. Die Ventrikelbegrenzungen sind dabei schlecht zu bestimmen. Schlecht abgrenzbare Ventrikelwände finden sich auch bei Entzündungen des Ependyms. Sie können durch ein Entzündungsödem oder durch petechiale Blutung ins Ependym hervorgerufen werden. Ähnliche Erscheinungsbilder sieht man auch bei Ventrikelblutungen, wobei die unscharfen Ränder möglicherweise auch durch petechiale Blutungen ins Ependym erklärt werden können.

Ein *Ödem innerhalb einer Läsion* findet sich bei Infarkten oder bei ischämischen Zonen (s. Abb. **80**). Die weiße und die graue Substanz sind dabei gleichmäßig betroffen, was zur Unterscheidung von anderen pathologischen Prozessen dienen kann. Kontrastmittelanreicherung aufgrund einer Störung der Blut-Hirn-Schranke kann zudem Infarkte von anderen pathologischen Prozessen unterscheiden (s. Abb. **76**). Dabei ist manchmal eine homogene, oft eine ringförmige Anreicherung bis an die Grenze der Zone verminderter Dichte zu sehen. Bei Enzephalitiden (s. Abb. **91**) und bei Kontusionen (s. Abb. **134**) findet sich ebenfalls in der Regel ein Ödem innerhalb der Läsion.

Die meisten spontanen intrazerebralen Hämatome (s. Abb. **63**) sind von einem scharf begrenzten Saum verminderter Dichte umgeben. Im akuten Zustand ist dieser schmal und bedingt durch eine ischämische Nekrose. Mit Resorption des Hämatoms wird diese Zone breiter, dehnt sich aber nicht über das anfängliche Ausmaß hinaus aus (s. Abb. **65**). Ein spontanes intrazerebrales Hämatom hat typischerweise kein perifokales Ödem.

Beim *generalisierten Ödem* ist die Änderung der Absorptionswerte durch Wassereinlagerung häufig nicht so stark ausgeprägt, als daß ein Absinken der Dichtewerte unterhalb denen von weißer Substanz gefunden werden kann. Das generalisierte Ödem zeigt sich demnach nicht direkt durch verminderte Dichtewerte, sondern indirekt in Form einer diffusen Schwellung mit einer Verkleinerung des Ventrikelsystems und einer Verengung des Subarachnoidalraumes (s. Abb. **134**). Da die normale Variationsbreite der Ventrikel jedoch groß ist, kann ein generalisiertes Ödem meist nur im klinischen Zusammenhang vermutet oder retrospektiv bei Kontrollen erkannt werden, wenn im Verlauf sich die Ventrikel erweitern, die allgemeinen Absorptionswerte ansteigen und die Liquorräume sich wieder darstellen. Generalisiertes Ödem kann beim sog. Pseudotumor cerebri, bei einer zerebralen Venenthrombose, bei maligner Hypertonie und bei einer schweren Polyzythämie auftreten wie auch in der Folge eines Kopftraumas, einer akuten Enzephalitis und selten auch bei einer akuten Demyelinisation oder einer anoxischen Episode.

Kontrastmittel und Kontrastmittelanreicherung

Durch die Anreicherung von Substanzen mit hohen Atomzahlen im Gewebe kann eine Änderung der Absorptionswerte erreicht werden. Bei allen Kontrastmitteln ist die Anreicherung im Gewebe abhängig von der Konzentration im Blut. Die Substanzen können oral, intravenös, intraarteriell und intrathekal verabreicht werden.

Zwei Atome, die sich für solch einen Zweck eignen, sind *Jod* (Ordnungszahl 53) und *Xenon* (Ordnungszahl 54). Obwohl sie im periodischen System nebeneinander liegen, haben sie unterschiedliche physikalische und chemische Eigenschaften.

Jod wird in ein größeres organisches Molekül eingebaut, um die Toxizität zu reduzieren. Für die intravenöse Gabe sind es die nichtionischen Kontrastmittel (Iohexol, Iopamidol), die am wenigsten neurotoxische und allgemeine Nebenwirkungen hervorrufen. Sie sind jedoch bedeutend teurer als die ionischen Kontrastmittel wie Jodthalomat (Conray) oder Diatrizoat (Urografin), die immer noch weitverbreitet angewandt werden. Für die intrathekale Gabe von Kontrastmitteln würden wir das Iohexol (Omnipaque) empfehlen, dessen Ester eine besonders geringe Neurotoxizität aufweist.

Xenon ist ein Gas, das in Konzentrationen von mehr als 50% der Atemluft als Vollnarkotikum verwendet werden kann. Durch Inhalation in nichtanästhesierenden Konzentrationen kann damit die Hirndurchblutung bestimmt werden. Das Gas ist teuer, aber sicher; für die Anwendung müssen die normalen Anästhesievorsichtsmaßnahmen bedacht werden. Bei allen Kontrastmitteln ist die Anreicherung im Gewebe proportional zur Konzentration im Blut.

Grundsätzlich können bei der *intravenösen Gabe* von jodhaltigen Kontrastmitteln zwei Komponenten von Anreicherungsformen unterschieden werden. Eine *intravasale* und eine *extravasale* Komponente. Die intravasale Komponente (s. Abb. **74**, **75**) erklärt sich dadurch, daß das jodhaltige Kontrastmittel die normale Blut-Hirn-Schranke nicht passieren kann und somit im Gefäßsystem bleibt. Es kommt abhängig von der Jodkonzentration zu einem Anstieg der Dichtewerte des gesamten Gehirns und der Gefäße selbst. Eine Konzentration von 100 mg% Jod (7,9 mmol/l) im Blut bewirkt einen Dichteanstieg im Computertomogramm von ca. 26 HE.

Die extravasale Komponente kommt bei pathologischen Prozessen vor (s. Abb. **38**, **55**), bei denen die Blut-Hirn-Schranke gestört ist, oder an Strukturen, die keine Blut-Hirn-Schranke aufweisen (Dura, Muskeln, Orbita).

Im Gegensatz zum Jod findet man beim *Xenon* eine freie Diffusion im Gewebe. Es passiert die normale Blut-Hirn-Schranke und reichert sich im Gewebe proportional zum Fettgehalt und zur Konzentration im Blut an.

Indikation zur Kontrastmittelgabe. Ein Nativscan sollte immer vor dem mit KM angereicherten Scan durchgeführt werden. Nur so lassen sich sicher falsche Interpretationen von Anreicherungsmustern vermeiden. In vielen Fällen wird schon zusammen mit der Klinik aufgrund des pathologischen Nativscans eine Diagnose gestellt werden können. Kontrastmittelgabe erscheint in solchen Fällen nur dann indiziert, wenn genauere Informationen, z.B. über die Ausdehnung von Tumoren (s. Abb. **38**) oder über zystische Komponenten (s. Abb. **37**, **54**), verlangt werden.

Nicht allzu selten ist die Kontrastmittelanreicherung notwendig, um bessere Aussagen über den zugrundeliegenden pathologischen Prozeß machen zu können. Es muß jedoch klar gesagt werden, daß auch nach Kontrastmittelgabe mit dem Computertomogramm keine histologischen Diagnosen gestellt werden können.

Ist der Nativscan normal, erscheint die Kontrastmittelgabe indiziert bei Verdacht auf isodense Läsionen ohne raumfordernden Effekt (Tuberkulom, Granulom, Lymphom, leukämische Infiltrate) und bei Verdacht auf eine granulomatöse Meningitis, die als Symptom Hirnnervenausfälle oder einen Hydrozephalus aufweist.
Ohne vorher einen Nativscan durchgeführt zu haben, kann primär Kontrastmittel gegeben werden bei Verdacht auf Metastasen und bei Verlaufskontrollen entzündlicher Läsionen wie Abszeßkapseln oder Granulomen.
Bei der Darstellung isodenser Läsionen, die keinen oder geringen raumfordernden Effekt haben, ist die Kontrastmittelgabe selten hilfreich. Sie erscheint uns bei Fällen indiziert, die auf supratentorielle Läsionen verdächtig sind, bei fokalen neurologischen Ausfällen, bei Symptomen, die auf einen Prozeß in der hinteren Schädelgrube hinweisen, bei verdächtigen Abszessen und bei möglichen arteriovenösen Mißbildungen.
Kontrastmittelgabe ist unserer Meinung nach nicht indiziert bei genuinen Epilepsien und bei Migräne ohne neurologische Ausfälle.
Bei Gefäßläsionen (a.v. Mißbildungen, Aneurysmen) ist ein Angiogramm trotz Kontrastmittelgabe nicht zu umgehen.

Xenon. Da dieses Kontrastmittel sehr teuer ist und in höherer Dosierung ein Anästhetikum darstellt, wird es routinemäßig nicht gebraucht, und die Anwendung ist vorwiegend noch im experimentellen Stadium. Der größte Wert dieser Untersuchung scheint in der Möglichkeit zu liegen, in exakt umschriebenen Arealen die Hirndurchblutung zu messen.

Iohexol ist ein dreijodierter Ester (Molekulargewicht 801) mit geringer Neurotoxizität, so daß es für intrathekale Untersuchungen (Liquorzirkulation, Zisternogramm, Dynamik arachnoidaler Zysten) gebraucht werden kann. Dieses Kontrastmittel folgt den Liquorabflußwegen und wird normalerweise in den Pacchioni-Granulationen resorbiert. Es kann als Marker für den Liquorfluß verwendet werden bei verdächtigem „normal pressure hydrocephalus" oder bei einer Rhinorrhö.
Der Hirnstamm, das Rückenmark und extrazerebrale raumfordernde Prozesse in den basalen Zisternen können indirekt durch dieses Kontrastmittel dargestellt werden (Zisternographie) (s. Abb. **94**, **104**). In arachnoidalen Zysten kann die Liquorzirkulation auf diese Weise ebenfalls gezeigt werden. Das Kontrastmittel diffundiert bei vom Subarachnoidalraum getrennten Zysten nur langsam in diese hinein. Diese Zysten stellen sich erst nach Stunden hyperdens dar, Zysten mit freier Kommunikation sind sofort hyperdens. Zur Untersuchung der Liquordynamik beim Normal pressure hydrocephalus (NPH) injiziert man eine isotone Lösung von ca. 3,3–6,7 g Iohexol intrathekal und

bringt das Kontrastmittel durch Kopftieflage des Patienten nach zervikal. Beim NPH verbleibt das Kontrastmittel für mehr als 24 Stunden in den Seitenventrikeln (s. Abb. **84**). Bei einigen Patienten treten nach etwa 12–24 Stunden als leichte Komplikationen Kopfschmerzen, Brechreiz und Erbrechen auf; schwere toxische Nebenwirkungen, epileptische Anfälle oder psychische Alterationen sind jedoch beim Iohexol bis heute nicht bekannt.

Spezieller Teil

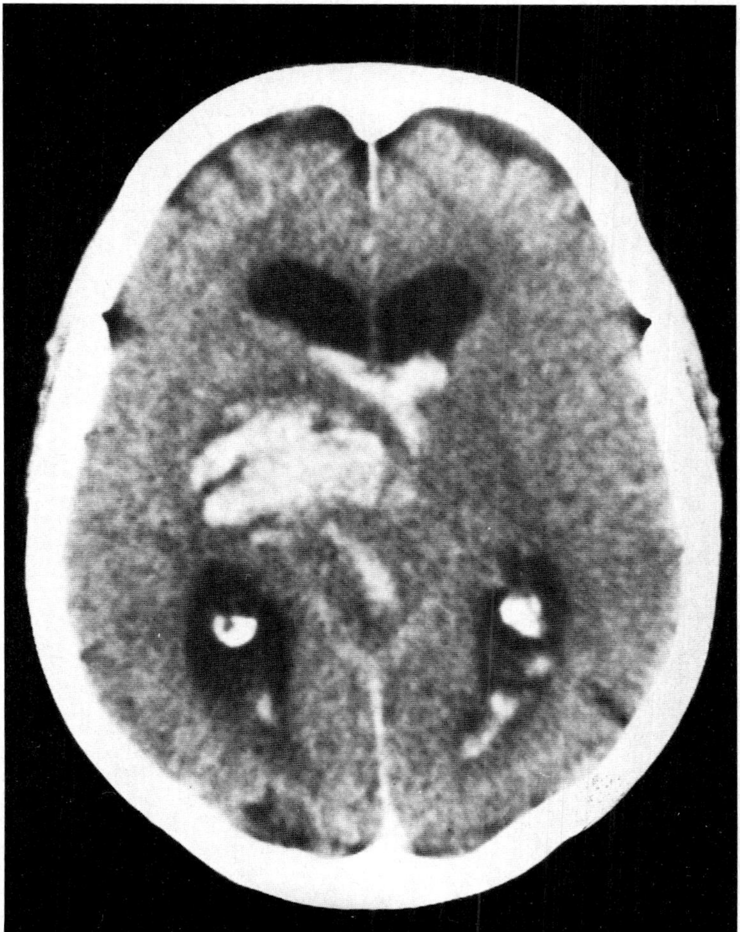

Intrakranielle Tumoren

Da im Bereich des Schädels und des Gehirns Tumoren oft an bestimmte Strukturen gebunden sind, sollen sie nicht gemäß ihrer Histologie, sondern gemäß ihrer Lokalisation abgehandelt werden. Als Hauptunterteilung soll die Unterscheidung in supra- und infratentoriell gelten. Der supratentorielle Bereich kann wiederum unterteilt werden in intraaxial (intrazerebral), intraventrikulär, extraaxial (extrazerebral) und parasellär, der infratentorielle Bereich in intraaxial und extraaxial.
Zur Diagnose eines Tumors erscheint die Beurteilung seiner Dichte, des umgebenden Ödems, der Lokalisation und seiner Anreicherung nach Kontrastmittelgabe wichtig. Zur diagnostischen Absicherung und zur Darstellung der Gefäßversorgung und Gefäßlage ist die Angiographie weiterhin notwendig. Bei sellären und suprasellären Tumoren wie auch bei Tumoren der hinteren Schädelgrube sind zur Bestimmung der genauen Ausdehnung und der genauen Beziehung zu angrenzenden Strukturen selten koronare Schichten und die Zisternographie mit Kontrastmittel angezeigt.
Wie in der Nuklearmedizin und der zerebralen Angiographie gibt es auch im Computertomogramm Kriterien, die auf den Malignitätsgrad eines Tumors hindeuten. Dazu gehört die Ausdehnung des perifokalen Ödems, die Begrenzung und z. T. auch die Form der Kontrastmittelanreicherung. Es muß jedoch darauf hingewiesen werden, daß diese Kriterien generellen Anhaltspunkten entsprechen und im Einzelfall nicht zutreffen müssen.

Supratentorielle Tumoren

Intraaxial-supratentorielle Tumoren

Intraaxial gelegene Neoplasmen schließen folgende Primärtumoren ein: Gliome, Oligodendrogliome, Pinealome, Cholesteatome, kavernöse Hämangiome und Lipome. An sekundären Tumoren sind Metastasen zu nennen. Die Bezeichnung Gliome wird als Überbegriff aller primär bösartigen Hirntumoren gebraucht mit Ausnahme der Oligodendrogliome, deren computertomographisches Erscheinungsbild deutlich von den übrigen bösartigen Gliomen getrennt werden kann.

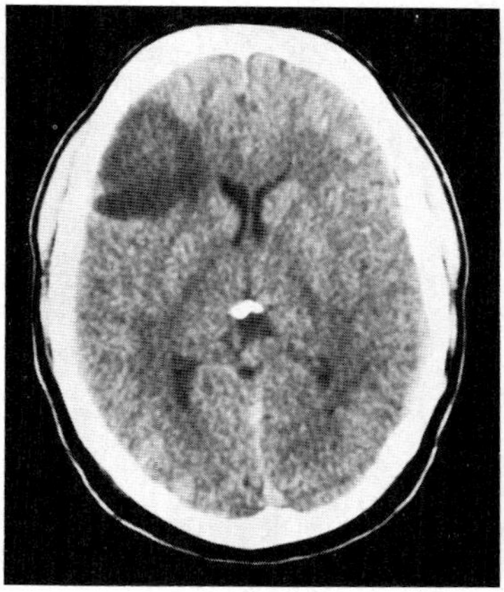

a

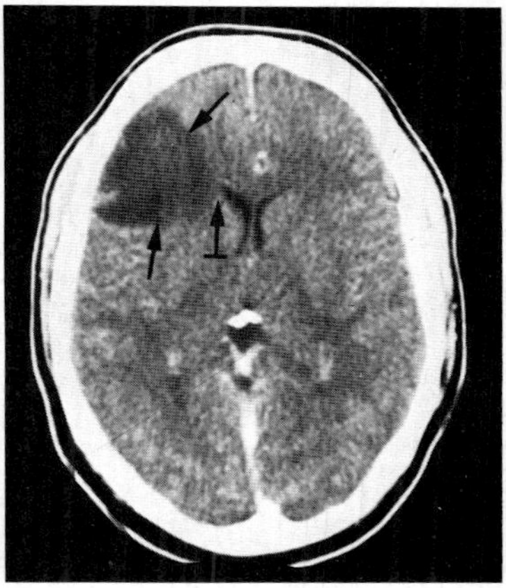

b

Abb. **36 a–b** Astrozytom Grad I. **a** Ohne Kontrastmittel. **b** Mit Kontrastmittel. Scharf begrenzte Zone verminderter Dichte links frontotemporal (→), diskrete Kompression des linken Vorderhorns (ı→). Keine Verlagerung der Mittellinienstrukturen. Keine Anreicherung nach Kontrastmittelgabe.

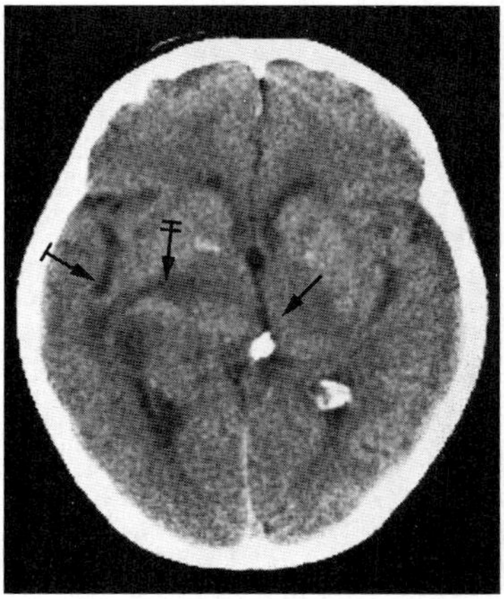

a

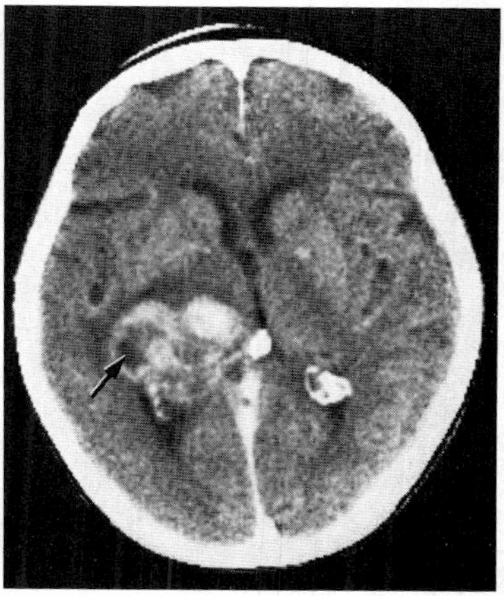

b

Abb. **37 a–b** Gliom Grad III. **a** Ohne Kontrastmittel. Nahezu isodenser Tumor im hinteren Anteil des linken Thalamus bis zur Capsula interna reichend. Verlagerung des 3. Ventrikels und der Glandula pinealis nach rechts (→). Verdrängung des hinteren Anteils der Sylvischen Fissur nach lateral (ı→). Perifokales Ödem (ıı→). **b** Mit Kontrastmittel. Inhomogene Anreicherung des zuvor isodensen Tumors mit Verdacht auf nekrotische oder zystische Anteile (→).

Gliome (Kernohan Grad I und II), häufig Astrozystome genannt (Abb. **36**, **37**), haben keine bevorzugte Lokalisation. Im *Nativscan* sind sie an den gegenüber normalem Hirngewebe verminderten Absorptionswerten zu erkennen und zeigen eine Verdrängung normaler anatomischer Strukturen. Isodense Tumoren ohne raumfordernden Effekt sind selten, können aber vereinzelt während Verlaufskontrollen durch Dichteänderungen nachgewiesen werden. Die Absorptionswerte sind vermindert in $\frac{4}{5}$ der Fälle, erhöht in ca. $\frac{1}{5}$ oder zeigen gemischte Absorptionswerte gegenüber normalem Hirngewebe. Sehr selten weisen diese Tumoren auch Verkalkungen auf. Eindeutige zystische Veränderungen sind ebenso ungewöhnlich. Verminderte Dichte um den Tumor herum (perifokales Ödem) findet sich in ungefähr $\frac{4}{5}$ der Fälle. Hypodenses Tumorareal und Ödem können häufig jedoch nicht klar abgegrenzt werden. Das Ödem liegt größtenteils in der weißen Substanz und spart die graue Substanz aus. Diese Tatsache kann bei der Differentialdiagnose zum zerebrovaskulären Insult hilfreich sein, bei welchem verminderte Dichtewerte in der weißen und grauen Substanz gefunden werden. Zudem ist beim zerebrovaskulären Infarkt die Zone der verminderten Dichte oft auf das Ausbreitungsgebiet einer Hirnarterie beschränkt.

Massenverdrängungen und Kompression des ipsilateralen Seitenventrikels (häufig mit Erweiterung des kontralateralen), Verlegung des Subarachnoidalraums und Verlagerung der Mittellinienstrukturen finden sich in der Regel. Rein infiltrativ wachsende Tumoren ohne Raumforderung sind selten. Tumoren im Centrum semiovale oder im Gebiet des Corpus callosum können sich intraventrikulär ausdehnen und werden mit Hilfe der Horizontalschnitte nur schlecht erfaßt. Koronarschichten oder koronare Rekonstruktionen können hier die genaue Ausdehnung aufzeigen. Intravenös gegebenes *Kontrastmittel* zeigt besonders bei Gliomen Grad II in $\frac{4}{5}$ der Fälle eine Anreicherung. Keine Kontrastmittelanreicherung findet man typischerweise bei Gliomen Grad I. Die Kontrastmittelanreicherung ist unregelmäßig, in ca. $\frac{1}{4}$ der Fälle jedoch homogen. Zum Nachweis eines Tumors ist die Anreicherung mit Kontrastmittel selten notwendig. Es kann aber hilfreich sein bei der Unterscheidung zwischen Tumorgewebe und Ödem und bei der Differentialdiagnose gegenüber einem Infarkt, worauf später noch eingegangen wird.

Die computertomographischen Veränderungen bei *Gliomen mit höherem Malignitätsgrad (Kernohan Grad III und IV und Glioblastoma multiforme)* sind ähnlich, jedoch meist ausgeprägter. Neben den verminderten Dichtewerten finden sich selten auch gemischte Absorptionswerte. Verkalkungen lassen sich nur in weniger als 10% nachweisen. Raumforderung und Ödem sind in den meisten Fällen stärker ausgeprägt als bei den gutartigeren Formen. Die irreguläre, peripher gelegene Anreicherung mit *Kontrastmittel* findet sich regelmäßig. Homogene Anreicherung ist sehr selten. Ringförmige Anreicherung des Kontrastmittels im Tumor um eine hypodense Zone läßt eine zystische Formation oder eine zentrale Nekrose vermuten. Selten einmal ist der zentralgelegene Anteil vermindert vaskularisiert und stellt sich nach Kontrastmittel erst nach ca. 1–2 Stunden dar. Eine zystische Formation ist anzunehmen, wenn die Dichtewerte denen von Liquor entsprechen und dieser Anteil scharf begrenzt ist. In einigen Fällen kann nekrotisches Gewebe am Boden einer Zyste gefunden werden, Kontrastmittel kann auch einmal langsam in eine Zyste hineindiffundieren. Hinweise auf die Ausbreitung eines Tumors über die Mittellinie, z.B. durch das Corpus callosum oder in die Stammganglien, sind für den Operateur von größtem Interesse und sollten bei der Befundung sorgfältig beachtet werden. Die Kontrastmittelanreicherung bei Gliomen deutet mehr auf eine Störung der Blut-Hirn-Schranke hin als auf eine Hypervaskularisation. Es kann jedoch weder aus der Anreicherung mit Kontrastmittel noch aus angiographischen Kriterien mit Sicherheit auf eine Hypervaskularisation geschlossen werden, denn trotz Anreicherung im Computertomogramm und Hypervaskularisation im Angiogramm können bei einer Operation gefäßarme Tumoren gefunden werden.

Mikrogliom. Das Mikrogliom, ein Tumor, der oft bei Patienten auftritt, die unter langdauernder immunsuppressiver Therapie stehen, und der auch Retikulumzellsarkom genannt wird, zeigt ein infiltratives Wachstum. Sein Erscheinungsbild entspricht mehr den gutartigen Gliomen (Grad II und III), er zeigt jedoch meist eine massive Anreicherung nach Kontrastmittel. Multiple Mikrogliome sind beschrieben. Die Abgrenzung gegenüber primär malignen Lymphomen erscheint vom computertomographischen Erscheinungsbild schwierig. Charakteristisch ist ihr rasches Ansprechen auf Radiotherapie und Cortisontherapie.

Oligodendrogliome sind klinisch bedeutend seltener. Typischerweise wachsen sie langsam, liegen temporal und parietal und weisen Verkalkungen auf. Bei Grad I und II ist eine verminderte Dichte zu sehen mit deutlichen Verkalkungen in ⅔ der Fälle.
Diese sind meist amorph, seltener schalenförmig. Die Mehrzahl zeigt einen raumfordernden Effekt, Anreicherung mit Kontrastmittel fehlt. Die *bösartigen Oligodendrogliome* (Kernohan III und IV) (Abb. **38**) sind ebenfalls von verminderter Dichte, doch haben sie seltener Verkalkungen (50%). Ein umgebendes Ödem ist nahezu immer zu finden wie auch eine irreguläre Anreicherung nach Kontrastmittelgabe.

Tumoren der Pinealisregion. Diese Tumoren weisen histologisch ein unterschiedliches Bild auf. Aufgrund der häufig fehlenden Biopsie ist der Anteil der jeweiligen Histologie nur ungenau anzugeben. Germinome finden sich hier am häufigsten, gefolgt von Teratomen.

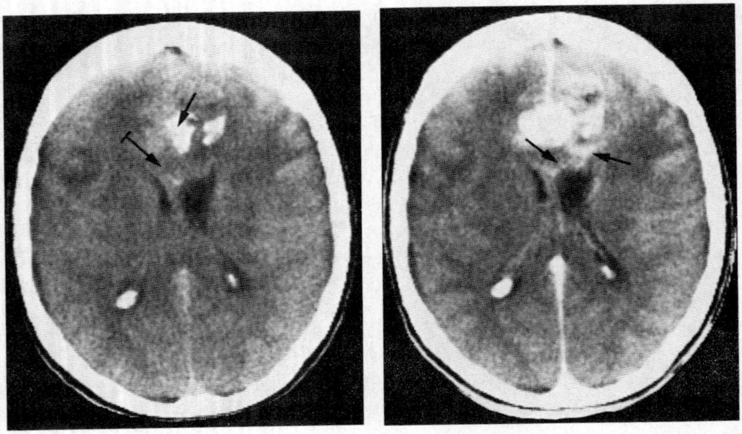

a b

Abb. **38 a–b** Oligodendrogliom. **a** Ohne Kontrastmittel. Isodenser Tumor im Bereich des Corpus callosum und parasagittal im Bereich beider Frontallappen mit Verkalkungszonen (→). Verdrängung der Vorderhörner nach hinten (↦). Geringes perifokales Ödem links und rechts frontal. **b** Nach Kontrastmittel findet sich intensive Anreicherung, die ein Wachsen des Tumors in den Balken und ins Ependym aufzeigt (→).

Die Tumoren liegen im hinteren Anteil des 3. Ventrikels und wölben sich meist in den erweiterten Ventrikel und in die Cisterna ambiens vor. Manchmal liegt der Tumor seitlich der Glandula pinealis, die selbst separat identifiziert werden kann. Ein Tumorwachstum entlang des 3. Ventrikels ist nicht selten (Abb. **39**). In mehr als der Hälfte der Fälle erscheint der Tumor scharf begrenzt und rundlich. Die Dichte ist gewöhnlich höher als die des umgebenden Hirngewebes; nur ca. 10% zeigen verminderte Absorptionswerte. Verkalkungen finden sich oft, umgebendes Ödem fehlt meistens. Nahezu immer wird eine *intensive Anreicherung* mit *Kontrastmittel* beobachtet, die die genaue Ausdehnung des Tumors aufzeigt. Sekundär kommt es in nahezu 90% zu einer Stenose des Aquaeductus cerebri, die ein Hydrozephalus des 3. Ventrikels und der Seitenventrikel hervorruft.

Differentialdiagnostisch kommen bei hyperdensen Läsionen dieser Region ein nach kranial wachsender Tumor der hinteren Schädelgrube, z. B. Medulloblastom (s. Abb. **58**), ein Tentoriummeningeom, ein Aneurysma der V. cerebri magna (s. Abb. **74**) in Betracht, bei erniedrigten Absorptionswerten eine Arachnoidalzyste (s. Abb. **97**). Ektopische Pinealome am vorderen Ende des 3. Ventrikels können Kraniopharyngeome oder hypothalamische Gliome vortäuschen. Von großer Wichtigkeit ist die Unterscheidung eines Pinealistumors von

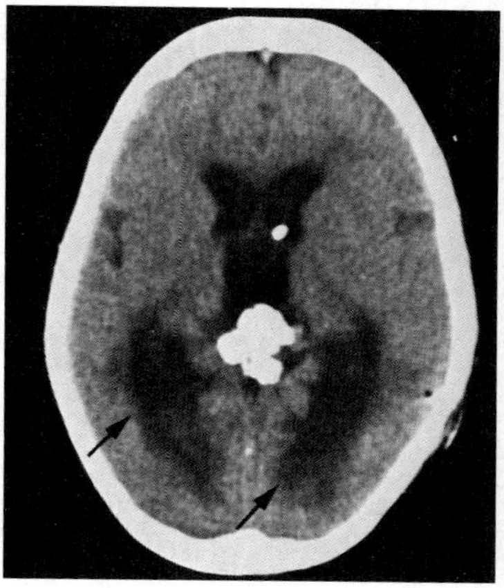

a

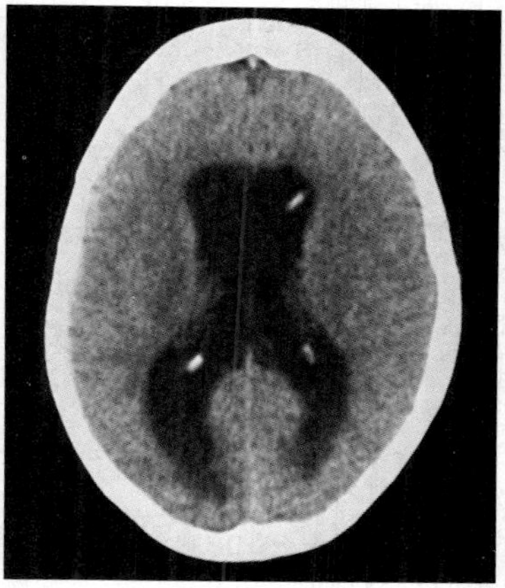

b

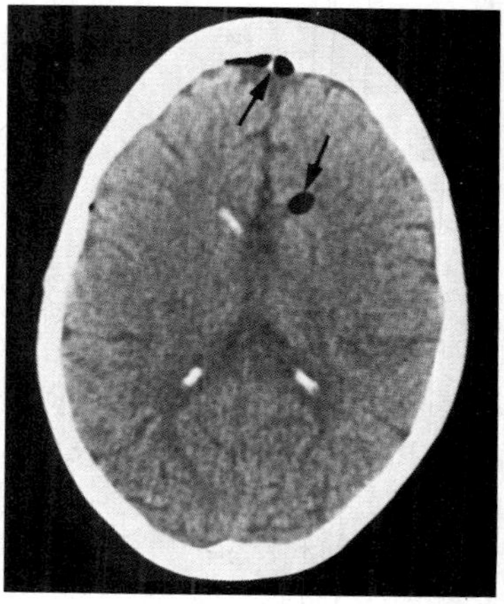

c

Abb. **39 a–c** Pinealom, Verschlußhydrozephalus, Shunterneuerung. **a** u. **b** Ohne Kontrastmittel. Großer verkalkter Tumor im Pinealisbereich (380 HE) mit massiv erweitertem 3. Ventrikel und Seitenventrikeln. Shuntspitze liegt im rechten Vorderhorn. Periventrikuläre Zonen verminderter Dichte (→). **c** Ohne Kontrastmittel nach Shunterneuerung. Ventrikelsystem nur noch angedeutet zu sehen, Luft unter der Schädelkalotte und im rechten Vorderhorn (→).

einer einfachen Aquäduktstenose, was bei einem ausgeprägten Recessus suprapinealis sehr schwierig sein kann. Dies ist wichtig, da sich unserer Meinung nach bei einer einfachen Aquäduktstenose eine weitere invasive Diagnostik erübrigt.

Cholesteatom (Epidermoid). Intrazerebral gelegene Cholesteatome (Abb. **40**, **41**) können überall im Zerebrum auftreten. Sie betragen nur 1,0% der intrakraniellen Neoplasmen. Ihr computertomographisches Erscheinungsbild ist charakterisiert durch die deutlich erniedrigten Absorptionswerte (bis −30 HE). Die Tumoren erscheinen rund mit ausgreifenden Rändern, haben in mehr als 50% in der Peripherie feine

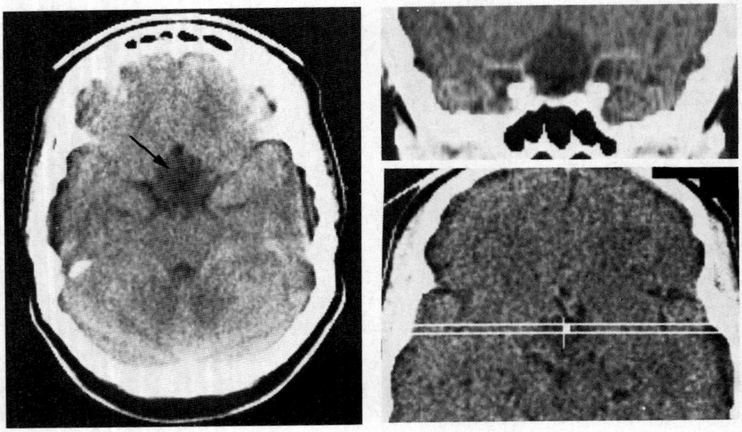

a b

Abb. **40 a–b** Supraselär gelegenes Cholesteatom.
a Ohne Kontrastmittel. Hypodenses Areal (–25 HE), scharf begrenzt, nur den vorderen Anteil der supraselären Zisterne ausfüllend (→). **b** Mit Kontrastmittel. Koronare Rekonstruktion. Kein Anreicherungsmuster nach Kontrastmittelgabe. Exaktere Darstellung des Tumorwachstums im supraselären Raum.

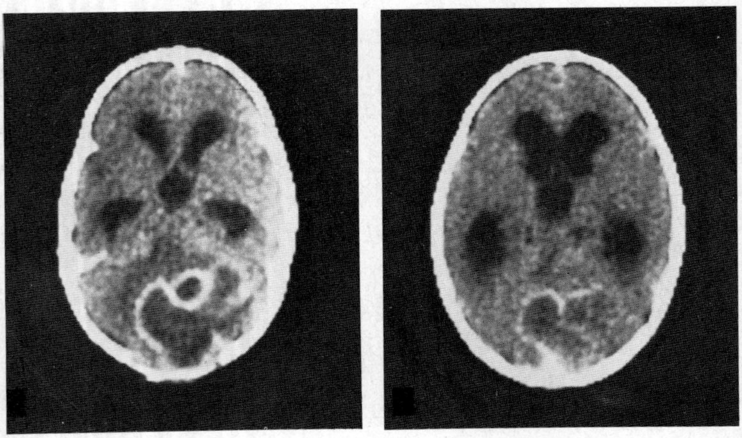

a b

Abb. **41 a–b** Infiziertes Cholesteatom. Zustand nach Operation. Nach Kontrastmittelgabe: hypodenses Areal in der hinteren Schädelgrube, in der Mittellinie mit Kompression des 4. Ventrikels und Hydrozephalus. Ringförmige Anreicherung nach Kontrastmittelgabe. Knochendefekte in der Okzipitalschuppe.

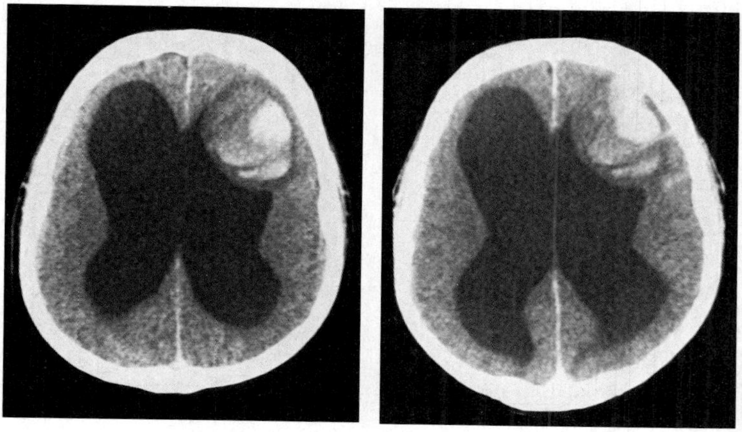

Abb. **42 a–b** Kavernöses Hämangiom (Kavernom). **a** Ohne Kontrastmittel. Ein isodenser Bereich mit hyperdensen Anteilen, die kalottennahe sind; großer Tumor rechts frontal, der das rechte Vorderhorn massiv komprimiert. Das Ventrikelsystem ist kongenital erweitert. **b** Nach Kontrastmittelgabe. Kein Anreicherungsmuster. Auch im Angiogramm konnte kein eindeutig pathologischer Befund erhoben werden. Histologisch: gefäßreicher Tumor mit vielen arteriovenösen Kurzschlüssen, vereinbar mit einem Kavernom.

lineare Verkalkungen. Ein perifokales Ödem findet sich nicht, der raumfordernde Effekt ist nur gering und lokal. Ein Einwachsen in die Seitenventrikel wurde beobachtet. Selten kann auch einmal eine Spiegelbildung zwischen Fett und Liquor gefunden werden. Anreicherung nach Kontrastmittelgabe fehlt fast immer.

Lipom. Ein ähnliches Bild wie das der Cholesteatome zeigt das Lipom des Corpus callosum (s. Abb. **99**). Hierbei handelt es sich um einen kongenitalen Tumor, der typischerweise in der Region des Genu corporis callosi liegt. Der meist rundliche Tumor zeigt Dichtewerte von −50 bis −100 HE. Neben der typischen Lokalisation finden sich nicht selten auch Tochterzysten, u. a. über der Konvexität. Die Ränder weisen schalenförmige Verkalkungen auf, der Tumor ist bemerkenswert symmetrisch. Häufig besteht ein sekundärer Hydrozephalus. Auf begleitende Mißbildungen, wie z. B. eine Agenesie des Corpus callosum (s. Abb. **96**) sollte geachtet werden.

Kavernöse Hämangiome. Intrazerebral gelegene kavernöse Hämangiome (Kavernome, Abb. **42**) sind ebenfalls sehr seltene Tumoren, die möglicherweise angeboren sind. Die Absorptionswerte sind hyperdens, angrenzend liegen häufig Areale verminderter Dichte. Die Tumoren zeigen selten eine Raumforderung und eine geringe An-

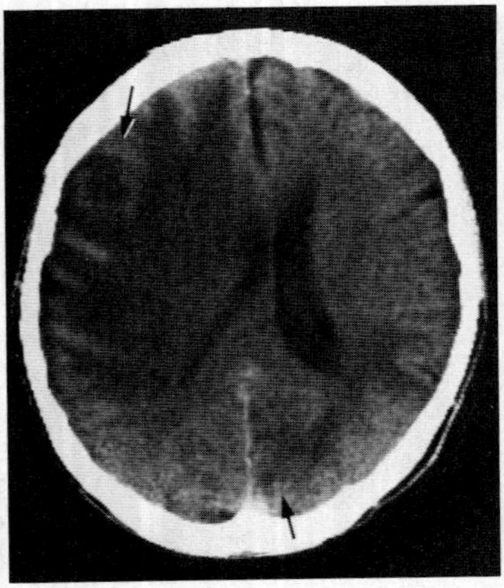

a

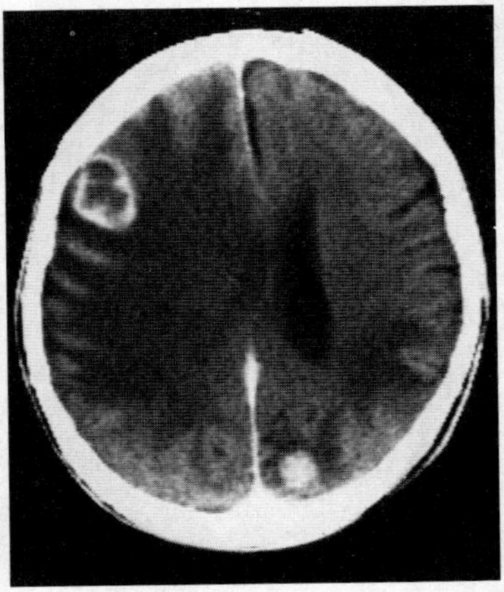

b

Abb. **43 a–b** Metastase eines Bronchuskarzinoms. **a** Ohne Kontrastmittel. Ausgedehntes Ödem links frontoparietal mit Kompression des linken Seitenventrikels und Verlagerung der Mittellinienstrukturen. Ringförmige isodense Zone links frontal und isodense Zone rechts okzipital (→) mit leichtem perifokalem Ödem. **b** Nach Kontrastmittelgabe intensive homogene Anreicherung rechts okzipital und ringförmige Anreicherung links mit zentraler Aussparung.

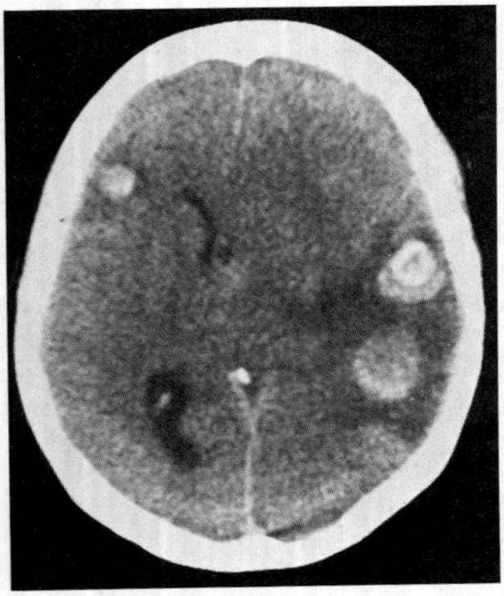

Abb. **44** Melanommetastasen. Keine Kontrastmittelgabe. Multiple hyperdense, scharf begrenzte runde Läsionen (frontal links, temporoparietal rechts) von unterschiedlichen Dichtewerten (96 HE, 62 HE). Dringender Verdacht auf Einblutung. Wenig bis fehlendes umgebendes Ödem.

reicherung nach Kontrastmittelgabe. Obwohl sie vaskulären Ursprungs sind, haben sie fast immer ein normales Angiogramm, so daß bei der Kombination von typischem CT-Befund und einem normalen Angiogramm an diese Diagnose gedacht werden muß.

Zerebrale Metastasen (Abb. **43**, **44**) sind einschließlich der Tumoren der Gliomreihe die häufigsten zerebralen Tumoren. Das computertomographische Erscheinungsbild und die Häufigkeit sind eine Frage der Selektion des Krankengutes. In einer neurologischen Klinik werden wahrscheinlich kleinere Tumoren des Zerebellums häufiger gefunden als in einer onkologischen Abteilung, in der multiple asymptomatische zerebrale Läsionen die Regel sind. Dies sollte bei den Statistiken einzelner Serien beachtet werden.

Allgemein kann gesagt werden, daß das computertomographische Erscheinungsbild der Metastasen für keinen Primärtumor spezifisch ist. Sie können hyperdens oder hypodens sein, wobei es auch möglich ist, daß beim gleichen Patienten beide Formen nebeneinander bestehen. Erhöhte Absorptionswerte mögen auf kleine Einblutungen zurückzuführen sein. Diese finden sich oft bei Metastasen von Melanomen oder Choriokarzinomen. Verkalkungen finden sich selten und sollten an einen primären Knochentumor (Osteosarkom) denken lassen.

Metastasen liegen gewöhnlich konvexitätsnah und typischerweise im Parietallappen. Das meist ausgedehnte Ödem kann manchmal kleine Tumoren verbergen (Abb. **43**). Zur Unterscheidung von Metastasen und Gliomen mag die Beobachtung hilfreich sein, daß bei gleich großen Tumoren die Raumforderung der Metastasen ausgeprägter ist als die der Gliome. Eine fehlende Verlagerung der Mittellinie kann durch eine weitere Läsion auf der kontralateralen Hemisphäre bedingt sein. Dichtes und homogenes Anreicherungsmuster nach *Kontrastmittelgabe* erscheint nahezu bei allen Metastasen. Ein Viertel der Metastasen ist zystisch. Es ist notwendig, sämtliche Schichten vor und nach Kontrastmittelgabe zu untersuchen, da kleine, homogene Areale mit starker Kontrastmittelanreicheurng nicht selten der Schlüssel zur Diagnose einer Metastase sind. Das Erscheinungsbild ist jedoch nicht so typisch, daß solitäre Metastasen von anderen Läsionen sicher unterschieden werden können. Die Gegenwart mehrerer Läsionen im Computertomogramm oder die anamnestische Angabe eines malignen Primärtumors lassen am ehesten die Diagnose von Metastasen vermuten.

Intraventrikulär-supratentorielle Tumoren

Unter dieser Überschrift sollen Kolloidzysten, Plexus-chorioideus-Papillome, Meningeome, Ependymome und Cholesteatome behandelt werden.

Kolloidzysten (Abb. **45**) des 3. Ventrikels sind wahrscheinlich angeboren, gehen von der Tela chorioidea des Plexus chorioideus aus und

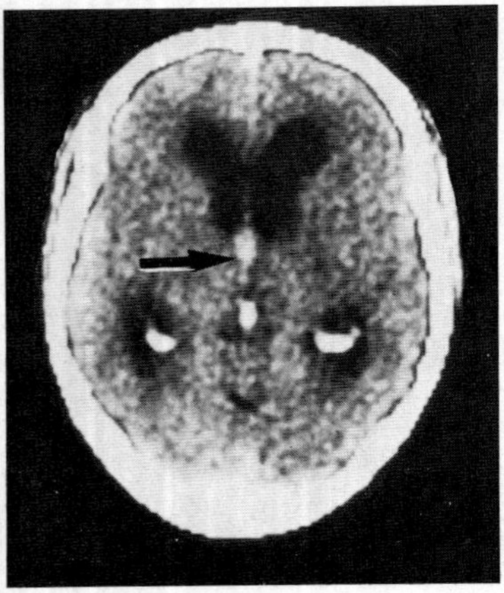

Abb. **45** Kolloidzyste des 3. Ventrikels. Ohne Kontrastmittel. Im Bereich des Foramen interventriculare in den 3. Ventrikel hineinreichendes, am Ende des Septum pellucidum gelegenes, scharf begrenztes, rundes Areal erhöhter Dichte (→), das sich auch nach Kontrastmittelgabe nicht anreichert. Kompression im Bereich des Foramen interventriculare mit Erweiterung der Seitenventrikel. Normale Größe des 3. Ventrikels.

können bis zu 20 mm Durchmesser erlangen. Die Läsion ist sphärisch und hat Absorptionswerte, die deutlich höher sind als die des umgebenden Hirngewebes, Werte von Kalk jedoch nicht erreichen. Form und Röntgenabsorption sind charakteristisch. Es fehlt sowohl ein typisches Anreicherungsmuster nach *Kontrastmittelgabe* als auch ein umgebendes Ödem. Nicht selten findet sich jedoch ein Okklusivhydrozephalus der Seitenventrikel. Auch kleine Tumoren (weniger als 1 cm) können einen massiven Hydrozephalus mit einer Verlagerung des 3. Ventrikels nach unten hervorrufen. Bei einer Dilatation der Seitenventrikel ohne Erweiterung des 3. Ventrikels sollte deshalb der Bereich des Foramen interventriculare Monroi sorgfältig untersucht werden. Eine korrekte Diagnose ist notwendig, da eine Kolloidzyste chirurgisch gut angegangen werden kann und eine gute Prognose beinhaltet.
Differentialdiagnostisch muß an ein Plexuspapillom, ein Meningeom oder auch an einen suprasellär gelegenen Tumor gedacht werden. Die fehlende Kontrastmittelanreicherung der Kolloidzyste kann bei der Differentialdiagnose helfen. Im allgemeinen ist das Erscheinungsbild so charakteristisch, daß keine weiteren neuroradiologischen Untersuchungen notwendig sind.

Ependymome (Abb. **46**) haben ihren Ursprungsort typischerweise im 4. Ventrikel, können aber auch primär supratentoriell liegen. Häufig sind Tumoren letzterer Lokalisation Abtropfmetastasen eines infratentoriellen oder sogar spinalen Primärtumors. Aufgrund der Lokalisation kann nicht unterschieden werden, ob der Tumor vom Ependym ausgeht oder vom umgebenden Hirngewebe und in das Ventrikelsystem hineinwächst. Ependymome sind läppchenförmig und haben iso-

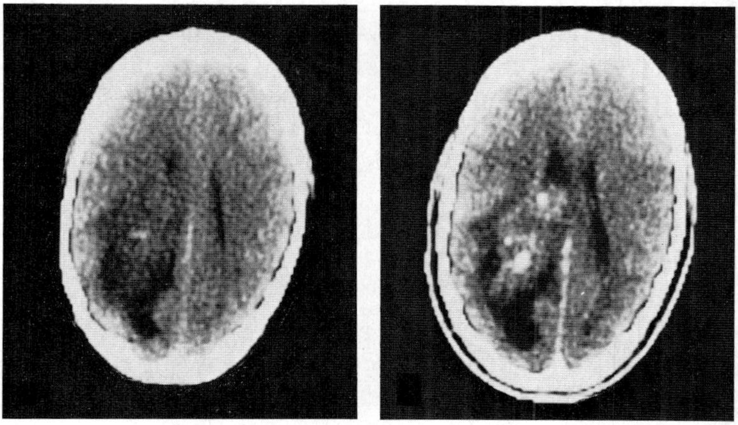

a b

Abb. **46 a–b** Ependymom. **a** Ohne Kontrastmittel. Areal mit gemischten Dichtewerten im Bereich des linken Seitenventrikels mit zentral gelegener Zone erhöhter Dichte. Kompression im Bereich des Trigonums und Erweiterung des linken Hinterhorns. **b** Nach Kontrastmittelgabe. Fleckförmige, teils intensive, teils diskrete Anreicherung. Deutlicherwerden der intraventrikulären Lage des Tumors.

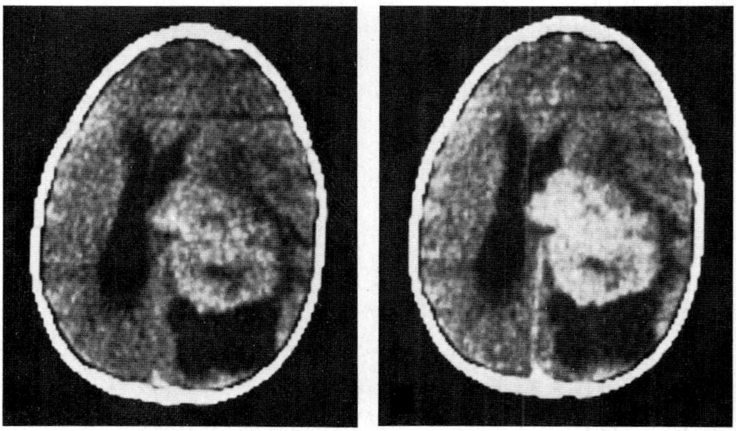

a b

Abb. **47 a–b** Plexuspapillom. **a** Ohne Kontrastmittel, Hyperdenses, irregulär scharf begrenztes Areal im Bereich des rechten Seitenventrikels mit Kompression im Trigonumbereich und hydrozephaler Erweiterung des rechten Hinterhorns. Verlagerung der Mittelstrukturen nach links. **b** Nach Kontrastmittelgabe. Intensive Anreicherung, z. T. inhomogen. Fehlende Anreicherung im Zentrum, Verdacht auf zystischen Anteil.

dense oder leicht hyperdense Absorptionswerte. Sie können z. T. Verkalkungen aufweisen. Ein dichtes, gleichmäßiges Anreicherungsmuster nach *Kontrastmittelgabe* ist typisch, ein umgebendes Ödem ist nur selten sehr stark ausgeprägt. Lage und Größe der Tumoren bestimmen das Ausmaß des Verschlußhydrozephalus.

Plexus-chorioideus-Papillom (Abb. **47**). Dieser seltene Tumor, der fast ausnahmslos Kinder befällt, ruft oft allein durch Überproduktion von Liquor einen Hydrozephalus hervor. Der Tumor kann von jedem Abschnitt des Plexus chorioideus entspringen, man findet ihn jedoch typischerweise in der Gegend des Trigonums. Er ist meistens rund oder läppchenförmig mit hyperdensen Absorptionswerten und hat kein umgebendes Ödem. Nicht selten liegt eine Erweiterung des ipsilateralen Seitenventrikels vor. Es findet sich eine dichte, homogene Kontrastmittelanreicherung.

Meningeom. Nahezu identische Bilder bieten die intraventrikulär gelegenen Meningeome, die nur ca. 1% der intrakraniellen Meningeome ausmachen. Sie liegen meist im Trigonumbereich der Seitenventrikel und sehr selten im 3. Ventrikel. Der Ansatzpunkt liegt im Bereich des Plexus chorioideus.

Cholesteatom. Die intraventrikulär gelegenen Cholesteatome zeigen dieselben Charakteristika wie die intrazerebral gelegenen und sind äußerst selten.

Extraaxial-supratentorielle Tumoren

Der bei weitem häufigste extraaxial gelegene Tumor im supratentoriellen Raum, ausgenommen der Gegend der Sella, ist das Meningeom. In großen Statistiken findet es sich jedoch nur halb so häufig wie die primär malignen Tumoren des Gehirns. Sie sind doppelt so häufig bei Frauen wie bei Männern zu finden.

Meningeome können von jeder Stelle der Meningen ausgehen, finden sich jedoch am häufigsten an der Schädelbasis und in der Nähe der venösen Abflüsse. Sie können osteoklastische oder osteoblastische Veränderungen der anliegenden Knochenstrukturen hervorrufen, was durch unterschiedliche Fenstereinstellung leicht erkannt werden kann (s. Abb. **49**).

Aufgrund ihrer Hypervaskularisation und der fehlenden Blut-Hirn-Schranke werden sie mit jodhaltigem Kontrastmittel im Computertomogramm oder mit der Angiographie leicht nachgewiesen. Die Computertomographie ermöglicht eine bessere diagnostische Genauigkeit als die Angiographie oder die Radioisotopenuntersuchung.

Annähernd zwei Drittel der supratentoriell gelegenen Meningeome liegen konvexitätsnah (frontal, parietal und entlang der Falx) (Abb. **48**, **49**). Die übrigen Meningeome liegen im Bereich des Os spheno-

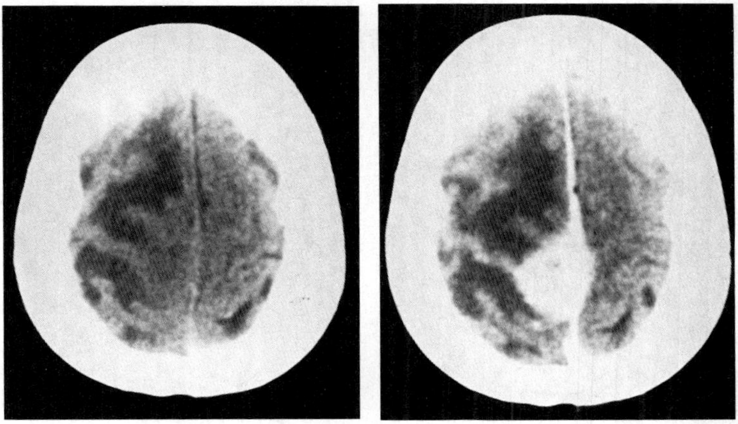

a b

Abb. **48 a–b** Falxmeningeom. **a** Ohne Kontrastmittel. Isodense Läsionen links parasagittal. Ödem im Bereich der weißen Substanz. **b** Nach Kontrastmittelgabe intensive Anreicherung eines Tumors, der an seiner medialen Seite dem Sinus sagittalis superior angelagert ist. Dieser stellt sich ebenfalls intensiv mit Kontrastmittel dar. Durchgängigkeit des Sinus sagittalis ist nicht gewährleistet.

idale, des Tuberculum sellae (Abb. **50**) und des Processus pterygoideus. Die Tumoren sind fast ausschließlich rund, scharf begrenzt und weisen oft leicht hyperdense Absorptionswerte auf. Ein umgebendes Ödem fehlt selten, ist aber auch selten sehr ausgeprägt. Insbesondere die temporobasal und die parietal gelegenen Meningeome weisen ein ausgedehntes Ödem auf. Kleine Konvexitätsmeningeome können durch Artefakte vom angrenzenden Schädelknochen überlagert sein und werden nicht übersehen. Deuten klinische Befunde in Form einer Monoparese auf eine solche Läsion hin, muß diese Region sorgfältig untersucht werden. Ca. 15% aller supratentoriell gelegenen Meningeome weisen homogene oder fleckförmige Verkalkungen auf. Überraschenderweise findet man auch in ca. 10% Hinweise auf zystische Veränderungen, so daß ein solcher Befund die Diagnose eines Meningeoms nicht ausschließt. Intravenös gegebenes *Kontrastmittel* zeigt eine Dichte, homogene Anreicherung. Die Form und die Abgrenzung des Tumors ist nach Kontrastmittelgabe gut zu erkennen, einzig bei homogen verkalkten Meningeomen scheint diese Kontrastmittelaufnahme zu fehlen. Gelegentlich sieht man eine starke Kontrastmittelanreicherung in den Anteilen eines Tumors, die knochennah liegen. Dies darf als Ausdruck einer vermehrten Vaskularisation gewertet werden. Das Ausmaß der Massenverdrängung beruht einzig auf der Größe, der Lage und dem umgebenden Ödem.

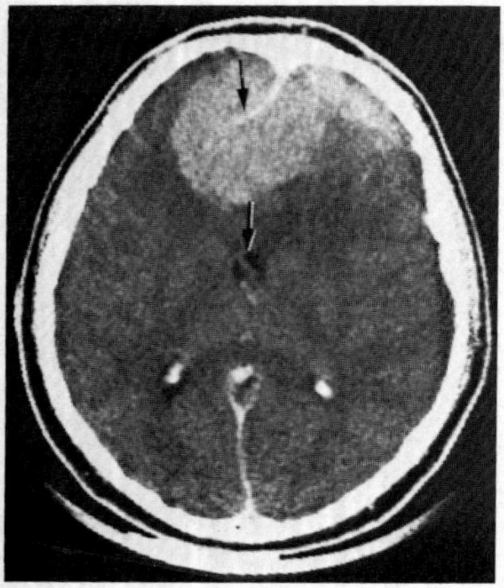

a

Abb. **49 a–d** Konvexitätsmeningeom. **a** Nach Kontrastmittelgabe hyperdenser, scharf begrenzter Tumor rechts frontal mit Verdrängung der Falx (→) nach links und Kompression der Seitenventrikel von oben (⟼). **b** Sagittale Rekonstruktion. **c** Koronare Konstruktion. **d** Knochenfenster zeigt Ansatzpunkt und Kalottendefekt rechts frontal (⟼).

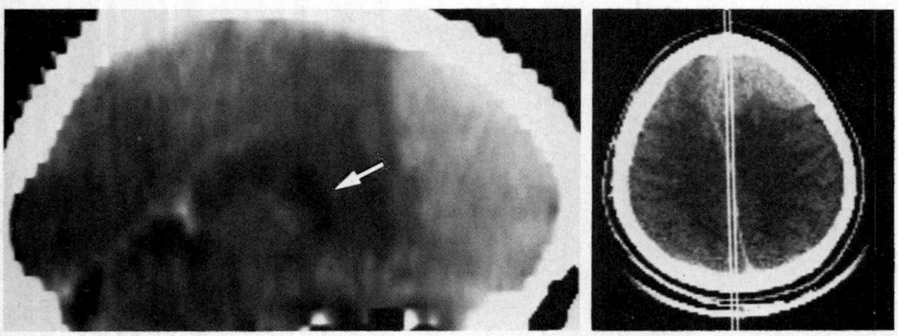

b

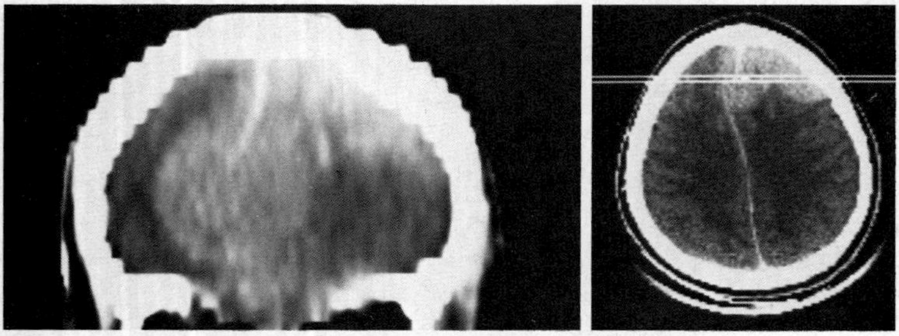

c

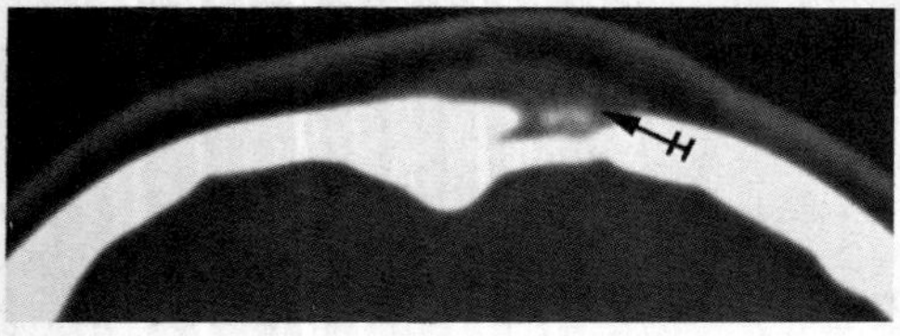

d

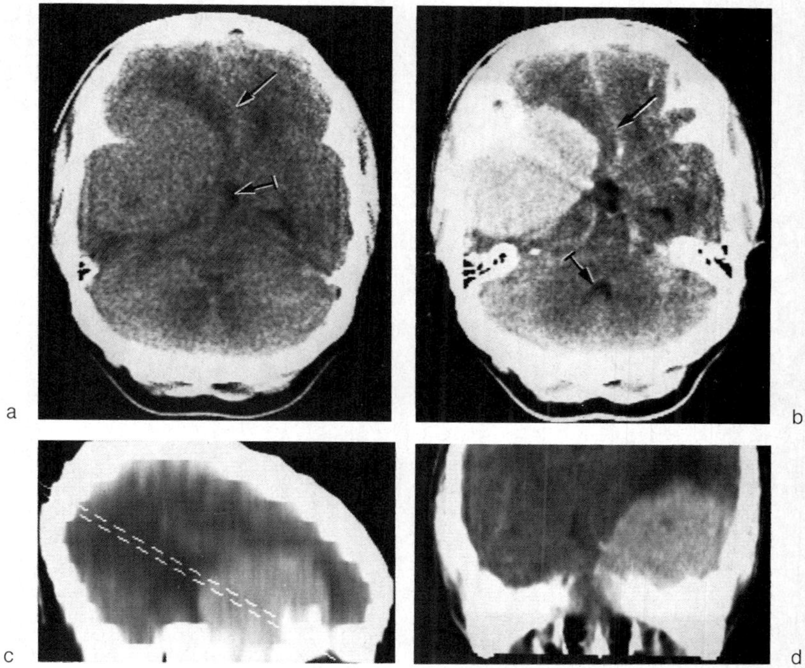

Abb. **50 a–d** Keilbeinflügel-Meningeom. **a** Ohne Kontrastmittel. Nahezu isodense große Raumforderung links am oberen Rand des Os sphenoidale. Hypodenser Randsaum (→), Ausfüllen der suprasellären Zisterne von links und Verlagerung des 3. Ventrikels (↦). **b** Nach Kontrastmittelgabe intensive homogene Anreicherung, Verlagerung der Falx cerebri (→) und des 4. Ventrikels (↦). **c** Sagittale, **d** koronare Rekonstruktion.

Ein charakteristisches Zeichen parasagittal gelegener Meningeome oder von Konvexitätsmeningeomen ist die Verdrängung der Falx cerebri (s. Abb. **49**). Nach Kontrastmittelgabe reichern sich die Falx cerebri und zugleich der Sinus sagittalis superior an. Somit kann aus dem Anreicherungsmuster nicht auf die Durchgängigkeit des Sinus sagittalis geschlossen werden.
Meningeome, die vom Tentoriumrand ausgehen, können am inneren freien Rand gelegen sein und einen Tumor des Mesenzephalons vortäuschen. Sie können auch weiter lateral liegen, an der Ober- oder Unterseite des Tentoriums. Gelegentlich finden sich sowohl supra- als

auch infratentorielle Anteile. Dies ist ohne koronare oder sagittale Schichtebene schwierig nachzuweisen, da mit horizontalen Schichten das Tentorium nur ungenau lokalisiert werden kann.

Tumoren der Sella und des parasellären Raums

In diesem Abschnitt sollen Tumoren der Hypophyse (Hypophysenadenom, Kraniopharyngeom), das paraselläre Meningeom, das im Hypothalamus gelegene Gliom und das Gliom des Chiasma opticum besprochen werden. Einige der Tumoren, die sich häufig nach parasellär ausdehnen (Chordom, Cholesteatom), werden an anderer Stelle abgehandelt.
Zur *Untersuchung der Sella* und der angrenzenden Strukturen sind 1–2 mm dicke Schichten und unterschiedliche Schichtebenen notwendig. Wenn immer möglich, sollten die Ebenen möglichst direkt untersucht werden, da bei der Rekonstruktion anatomische Details verlorengehen. Die direkte koronare Schichtung kann in Bauch- oder Rückenlage des Patienten vorgenommen werden. Ist es möglich, die Gantry zu kippen, erscheint die Rückenlage mit maximaler Reklination des Kopfes für die meisten Patienten am erträglichsten. Ist ein Scout view nicht möglich, kann die Koronarebene auf der Hälfte der Augen-Ohr-Linie eingestellt werden und passiert dann meistens die Sellaregion. Bei der axialen Schichtebene sollte vom Sinus sphenoidalis bis zum 3. Ventrikel, bei der koronaren Schichtebene vom Planum sphenoidale bis zur Basilarisspitze untersucht werden, da nur so sämtliche wichtigen Strukturen und ihre Beziehung zueinander dargestellt werden.

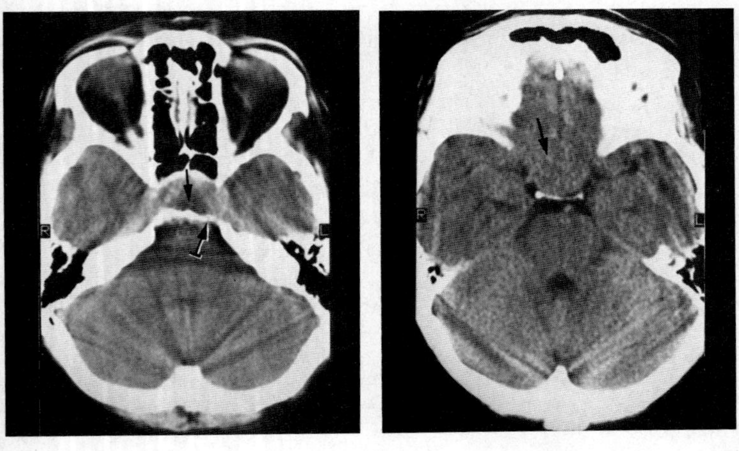

a b

Abb. **51 a–e** Chromophomes Hypophysenadenom.
a–c Ohne Kontrastmittel. Isodense Raumforderung, die die supraselläre Zisterne ausfüllt und weit bis in die Sella hineinragt (→). Arrosionen des Dorsum sellae (⟼). **d** u. **e** Mit Kontrastmittel. **d** Koronare Schichtrekonstruktion ohne sichtbare Destruktion des Sellabodens (⟼). **e** Sagittale Schichtrekonstruktion: Defekt im Sellaboden (⟼). A. cerebri anterior (→).

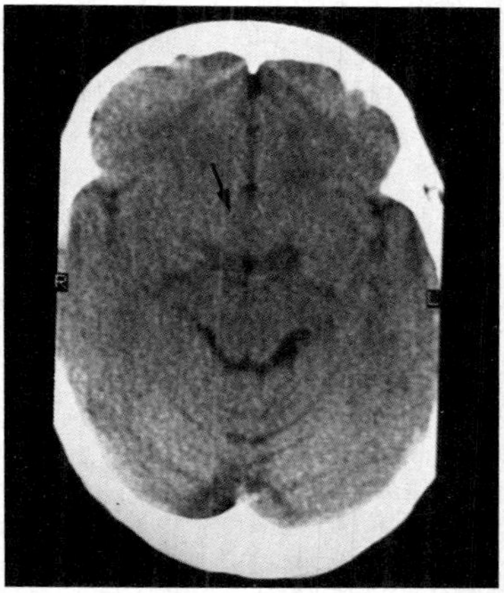

c

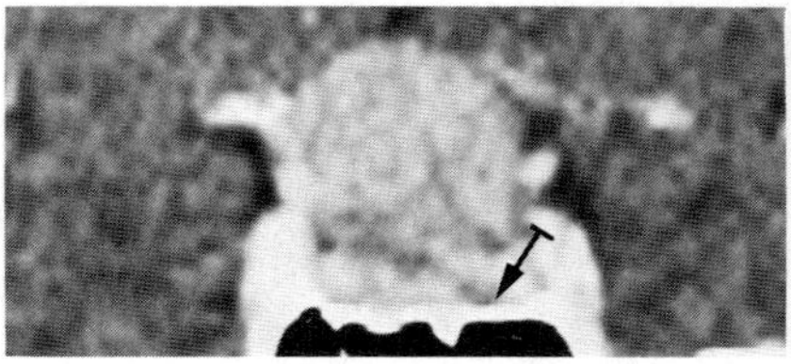

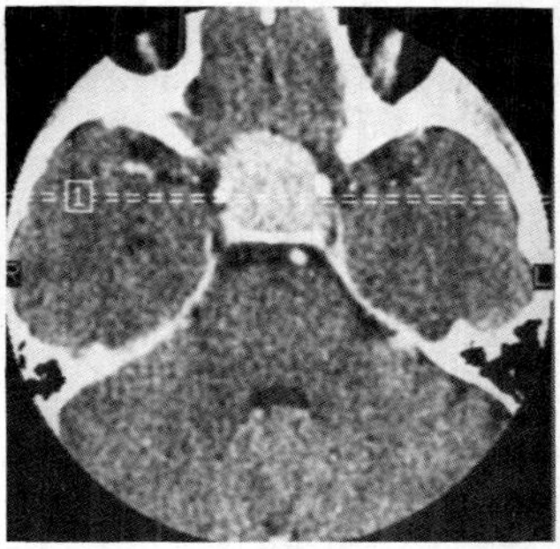

d

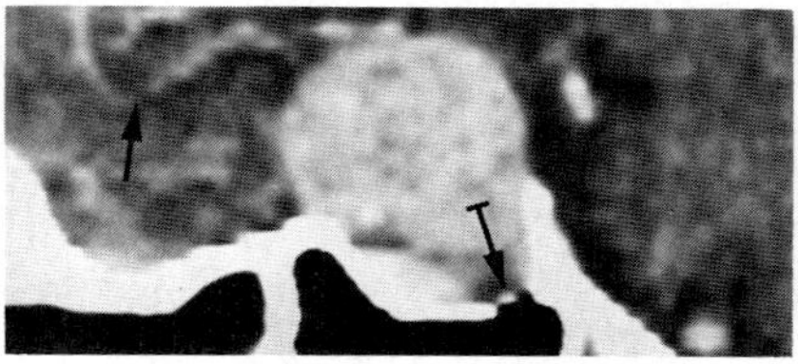

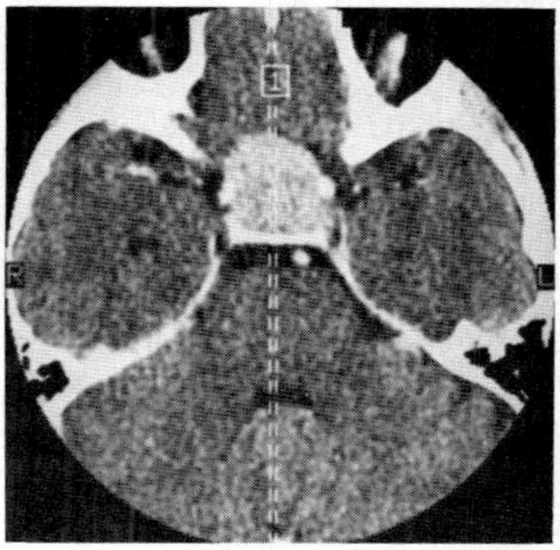

e

Eine Erstuntersuchung sollte axiale und koronare Schichten beinhalten, wobei die axiale mit und ohne Kontrastmittel, die koronare nur mit Kontrastmittel ausgeführt werden sollte. Es empfiehlt sich besonders beim Nachweis von Mikroadenomen hochdosiert Kontrastmittel zu geben (60 g Jod). Davon sollten ⅔ der Menge vor der Untersuchung verabreicht werden, das letzte Drittel als Bolus während der Untersuchung der eigentlichen Sellaregion. Bei postoperativen Kontrollen sind koronare Schichten mit Kontrastmittel ausreichend zur Beurteilung.

Sehr kleine Tumoren, der Nachweis einer „empty sella" oder aber auch die genaue Darstellung der Beziehung einzelner Strukturen zu einem suprasellär wachsenden Tumor können nur mit Hilfe der Zysternographie nach intrathekaler Kontrastmittelgabe exakt dargestellt werden.

Hypophysenadenom (Abb. **51**). Die Hälfte aller Tumoren in der Sella oder im parasellären Raum sind Hypophysenadenome. Klinische, endokrinologische und röntgenologische Befunde deuten meist schon auf einen Tumor in dieser Region hin. Die Rolle der Computertomographie besteht darin, die Adenome zu bestätigen und das Ausmaß der suprasellären Ausdehnung festzustellen.

Koronare oder sagittale Schichten sind für die Beziehung zum 3. Ventrikel und zu anderen supraselläar gelegenen Strukturen notwendig. Intrathekal gegebenes Kontrastmittel kann bei der Darstellung des Tumors helfen (Zisternographie).

Die Tumoren der Hypophyse gehen von unterschiedlichen Zelltypen aus. Das basophile Adenom ist meist klein, verursacht keine Vergrößerung der Sella und ist im Computertomogramm schlecht darzustellen. Es soll deshalb nur auf das eosinophile und auf das chromophobe Adenom eingegangen werden.

Der besondere Vorteil der Computertomographie liegt in der Möglichkeit, den Ursprungsort und die Ausdehnung genau zu bestimmen. Bei intrasellären Tumoren ist die Sella erweitert, was durch ein weites Fenster nachgewiesen werden kann. Ein Wachstum kann von dieser Lokalisation aus in jede Richtung erfolgen. Eine kaudale oder laterale Ausdehnung wird an Knochenerosionen erkannt, eine kraniale durch die Ausfüllung der Cisterna chiasmatis. Bei Verdacht eines Hypophysentumors sollte besonders Wert darauf gelegt werden, die supraselläre Zisterne, die Fossa interpeduncularis wie auch das vordere Ende des 3. Ventrikels gut darzustellen.

Hypophysenadenome haben meist isodense oder leicht hyperdense Absorptionswerte. Sie sind immer homogen. In ca. 10% weisen sie hypodense Absorptionswerte auf. Verkalkungen und zystische Anteile sind höchstens bei 5% anzutreffen. Dichte Kontrastmittelanreicherung ist die Regel. 10% zeigen keine Anreicherung. Ein perifokales Ödem findet sich selten, eine Ausdehnung bis zu den Seitenventrikeln ist nicht charakteristisch. Horizontale Schichten können eine Verlagerung des 3. Ventrikels vermuten lassen. Die Häufigkeit einer Verlagerung hängt von der Selektion des Krankengutes ab; sie ist größer bei Patienten mit neurologischen und endokrinologischen Symptomen als bei solchen mit endokrinologischen Symptomen allein.

Die Hypophysenadenome können sich auch als *Apoplexie der Hypophyse* bemerkbar machen, die durch eine Blutung oder einen Infarkt hervorgerufen wird. Die Blutung kann als hyperdenses Areal im parasellären Raum nachgewiesen werden; ein Infarkt des Tumors ist im Computertomogramm häufig schlecht vom Tumor selbst zu unterscheiden. Tritt der Infarkt ohne Symptome auf und bewirkt er eine Verkleinerung des Tumors, kann sich dieser als eine Form der „empty sella" darstellen. Ein ähnliches Bild findet man auch nach Radiotherapie.

Abb. **52 a–c** Empty sella. **a** Ohne Kontrastmittel. Ausgeweitete Sella mit hypodensem Sellainhalt (3–7 HE). Infundibulum der Hypophyse (→). **b** Koronare, **c** sagittale Schichtrekonstruktion.

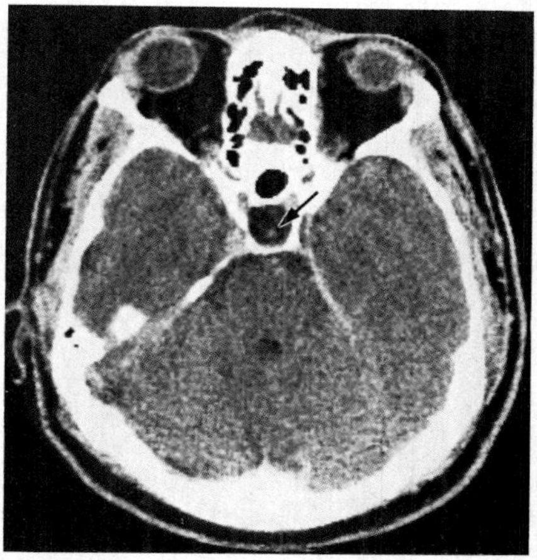

a

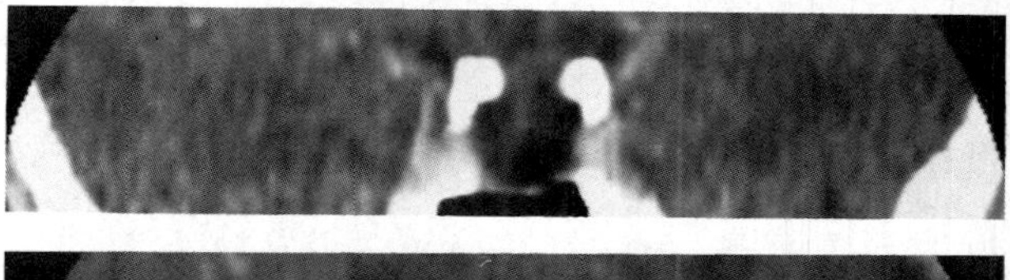

b

c

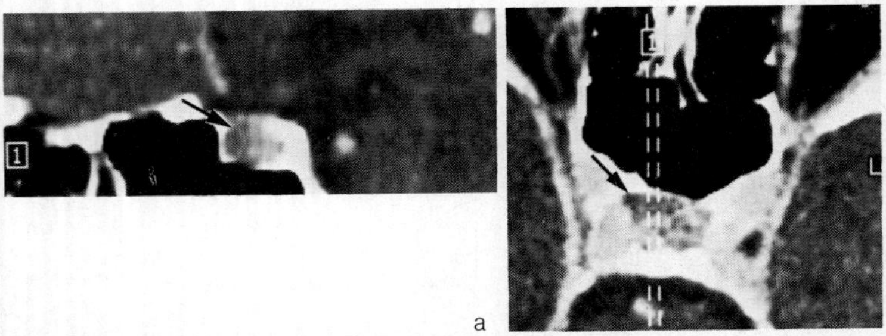

a

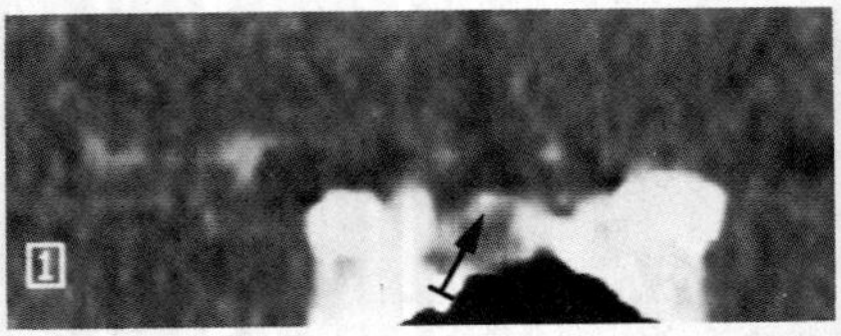

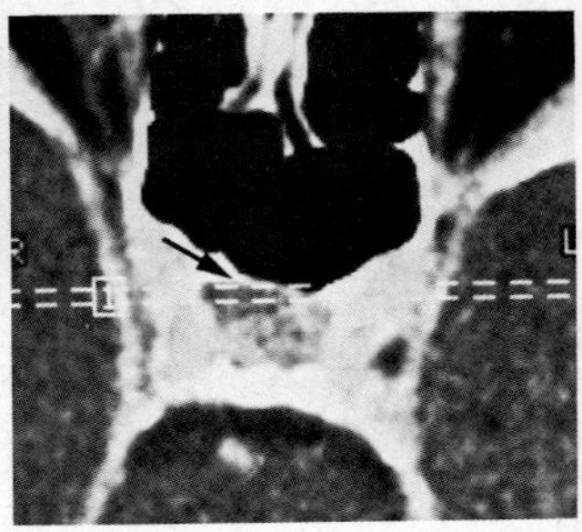

Abb. **53 a–b** Mikroadenom. Mit Kontrastmittel. Hypodense Zone im rechten vorderen Drittel der Sella (→). Erosion des Sellabodens. Supraselläre Zisterne frei. Diaphragma sellae leicht angehoben (ıı→).

b

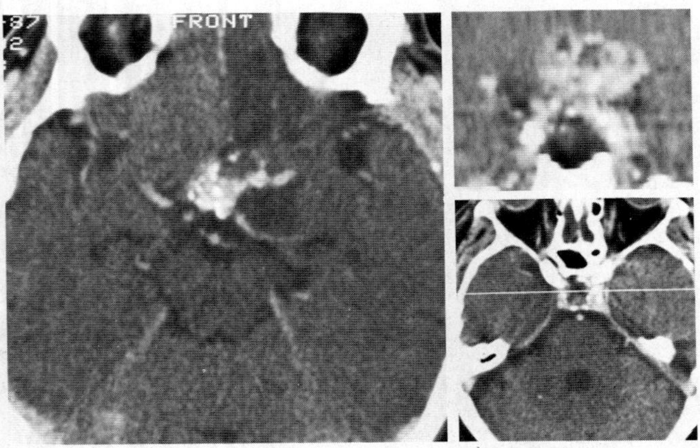

a b

Abb. **54 a–b** Kraniopharyngeom, Zustand nach partieller Resektion. **a** Axiale Schicht mit Kontrastmittel. Im Bereich der suprasellären Zisterne Zone erhöhter Dichte (110 HE). Kein Anreicherungsmuster. **b** Koronare Rekonstruktion.

Die *Diagnose der „empty sella“* (Abb. **52**) kann mit Hilfe des Computertomogramms vermutet werden. Es findet sich eine erweiterte Sella, die intrasellär Dichtewerte von Liquor aufweist und deren intrasellärer Anteil sich mit Kontrastmittel nicht anreichert. Ein ähnliches Erscheinungsbild ist natürlich auch bei vollkommen zystischen Tumoren zu finden. Beide können nur durch die Zisternographie mit intrathekaler Kontrastmittelgabe unterschieden werden.
Mikroadenome (Abb. **53**) mit einem Durchmesser von wenigen Millimetern (3–4 mm) können im Computertomogramm nur schwer mit Sicherheit nachgewiesen werden. Da sich die Mikroadenome nach Kontrastmittelgabe häufig weniger als das normale Hypophysengewebe anreichern, kann ein intrasellär gelegenes Areal, in dem sich Kontrastmittel weniger anreichert, zur Verdachtsdiagnose führen. Die Anreicherungsdichte des Sinus cavernosus kann in solchen Fällen als Referenzwert dienen, da gewöhnlich die Dichtewerte im Sinus cavernosus und in der normalen Hypophyse gleich sind. Hilfreich bei der Diagnose eines intrasellären Mikroadenoms ist auch die Verlagerung des Hypophysenstiels, eine kaudale Verlagerung des Sellabodens (dargestellt mit einem Knochenfenster) und eine Hochwölbung des Diaphragma sellae. Je mehr einzelne Faktoren gefunden werden, desto höher ist die Wahrscheinlichkeit eines Mikroadenoms. Einzelne Zeichen sind nur von untergeordneter Bedeutung, auch wenn sie allein bei Mikroadenomen vorkommen können. In allen Fällen sollten die endokrinologische sowie die neurologische Untersuchung und eine seitliche Sellaaufnahme zur abschließenden Beurteilung herangezogen werden.

Kraniopharyngeome (Abb. **54**) liegen im suprasellären Raum zwischen Keilbeinflügel und 3. Ventrikel. Im Gegensatz zu den Hypophysenadenomen erkranken vorwiegend Kinder und Jugendliche. Die Sella turcica ist nicht erweitert. Vom umgebenden Hirngewebe sind diese Tumoren durch Dichtewerte, die zwischen normalem Hirngewebe und Liquor liegen, meist deutlich zu unterscheiden. Der Tumor ist rund, Verkalkungen können fehlen, den gesamten Tumor ausmachen oder nur in der Peripherie zu sehen sein. In ca. 50% findet sich ein sehr typisches Erscheinungsbild, atypische Formen sind meistens durch zystische Areale bedingt. Die Dichtewerte dieser Zysten können irreführen. Isodenses Tumorgewebe kann z. B. aus feinen, dünnwandigen Zysten bestehen.
Kraniopharyngeome zeigen selten dichte, homogene Anreicherung nach *Kontrastmittelgabe* und unterscheiden sich deshalb von den Hypophysenadenomen und Meningeomen. Wenn sie sich anreichern, kommt es zu einer feinen, nur peripher gelegenen Dichteerhöhung, die möglicherweise den umgebenden Gefäßen zuzuordnen ist. Perifokales Ödem ist selten; der Tumor kann sich in das Ventrikelsystem

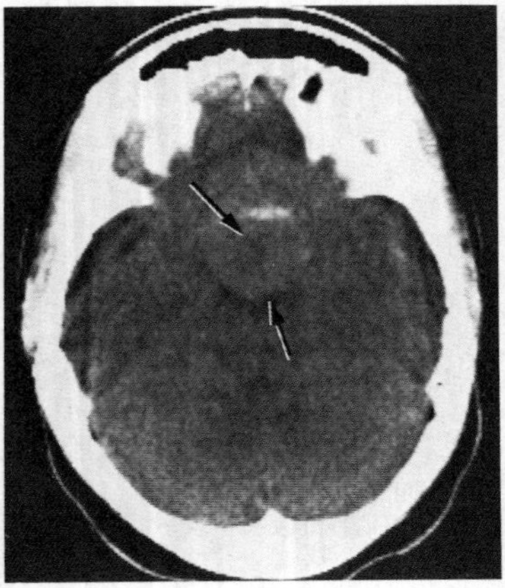

a

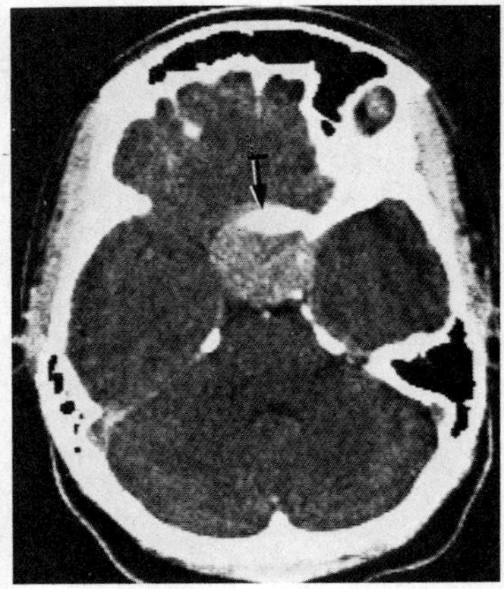

b

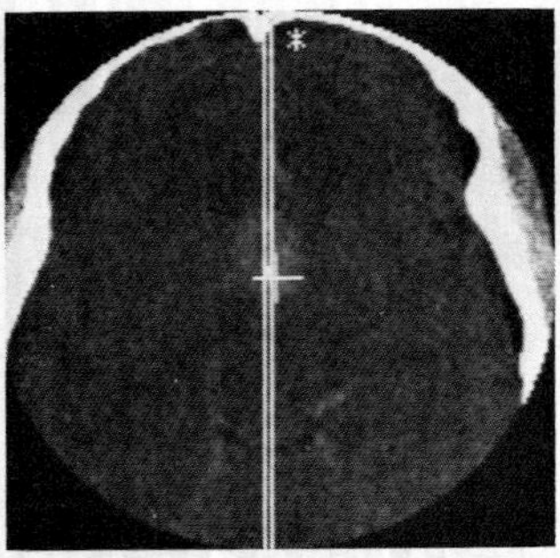

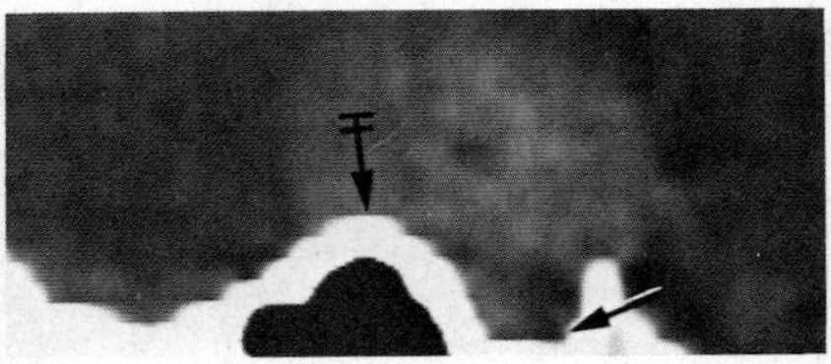

c

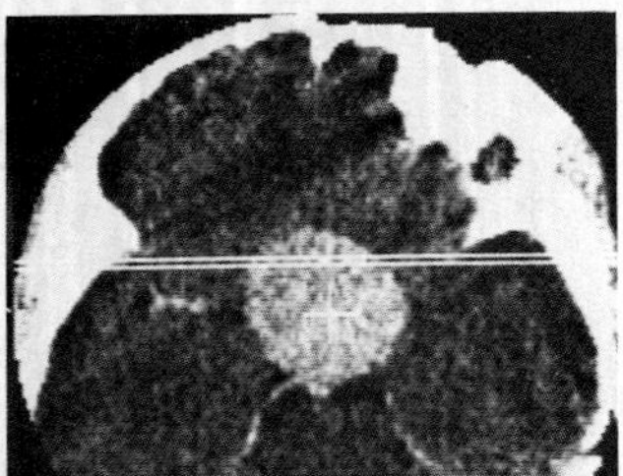

d

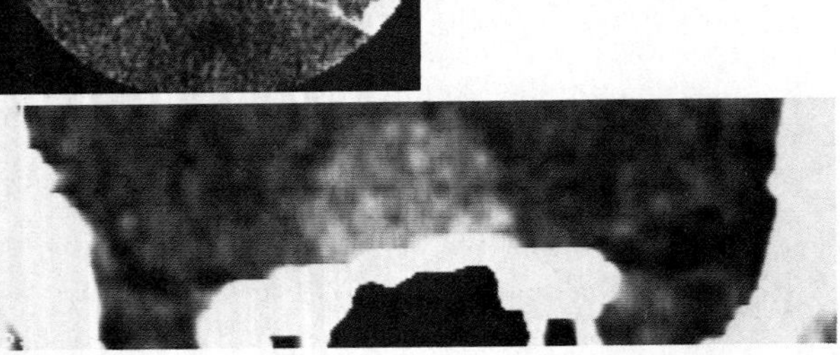

vorwölben und eine Blockade des Foramen interventriculare bewirken, weshalb ca. die Hälfte der Patienten als erstes klinisches Zeichen Hinweise für einen Hydrozephalus der Seitenventrikel aufweisen. Bei inoperablen Tumoren sollte ein Shunt in beide Seitenventrikel gelegt werden, da häufig das Foramen interventriculare auf beiden Seiten verschlossen ist.

Meningeome der parasellären Region (Abb. **55**). Die Meningeome dieser Lokalisation weisen das gleiche Erscheinungsbild auf wie die supratentoriell gelegenen Meningeome. Im para- und suprasellären Raum sind es meist kleine Tumoren, die lateral gelegen sind und bis in den Sinus cavernosus reichen und die nur selten die suprasellare Zisterne vollständig ausfüllen. Bei der zuerst genannten Lage sind sie schwierig nachzuweisen, da schon normalerweise eine Kontrastmittelanreicherung aufgrund der basal gelegenen venösen Sinus zu finden ist. Die Dichtewerte der Meningeome sind ähnlich denen der Hypophysenadenome. Verkalkungen findet man in ca. ⅓ der Läsionen. Die Anreicherung mit Kontrastmittel ist homogen dicht. Zur Differentialdiagnose gegenüber den Hypophysenadenomen sollte die Nativdiagnostik des Schädels und die computertomographische Untersuchung der Schädelbasis herangezogen werden. Hyperostose oder osteolytische Veränderungen sind typisch für Meningeome; Knochenerosionen und eine erweiterte Sella sind Hinweise auf ein Hypophysenadenom. Meningeome in dieser Region rufen selten einen Hydrozephalus hervor, sie wachsen häufig en plaque und komprimieren das Ventrikelsystem nicht.

Gliome des Hypothalamus entspringen am Boden des 3. Ventrikels. Sie können sich nach kaudal ausbreiten und die basale Zisterne ausfüllen oder nach kranial wachsen und den 3. Ventrikel komprimieren. Klinisch können sie ein Hypophysenadenom vortäuschen. Die Begrenzung im Computertomogramm ist unscharf; die Gliome bestehen aus hyperdensen und hypodensen Anteilen und sind in einzelnen Fällen zystisch. Sie reichern sich selten mit Kontrastmittel an. Ein Hydrozephalus ist selten stark ausgeprägt.

Gliome des Chiasma opticum (s. Abb. **113**) finden sich typischerweise im Kindesalter. Sie sind oft als Grundkrankheit bei einer Neurofibromatose Recklinghausen anzutreffen. Aufgrund ihres Ausgangspunktes sind sie auf bestimmte Strukturen begrenzt. Mit Hilfe des Computertomogramms und der klinischen Befunde kann eine Ausbreitung des

◀ Abb. **55 a–d** Tuberculum-sellae-Meningeom. **a** Ohne Kontrastmittel, **b** mit Kontrastmittel, **c** sagittale, **d** koronare Schichtebene. Isodense Raumforderung (→), die sich intensiv mit Kontrastmittel anreichert, ausgehend vom Planum sphenoidale (⊢→), ohne Arrosion des Sellabodens (○→). Hyperostose im Bereich des Planum sphenoidale (⊢→).

Tumors nach intrakraniell festgestellt werden. Neben einer Fülle von atypischen Erscheinungsbildern weist das typische computertomographische Bild ein erweitertes, dichtes Chiasma opticum auf, das sich nur geringgradig mit Kontrastmittel anreichert. Eine Ausdehnung nach frontal in beide Nn. optici oder nach okzipital in den Tractus opticus kann nicht selten nachgewiesen werden und sichert die Diagnose.

Infratentorielle Tumoren

Intraaxial-infratentorielle Tumoren

Diese Tumoren liegen im Hirnstamm (Mittelhirn, Brücke oder Medulla oblongata) oder im Zerebellum und können von jedem dieser Ursprungsorte die Pedunculi cerebelli infiltrieren. Die Lage des 4. Ventrikels ist für die Lokalisation eines Tumors wichtig, die Dislokation erweist sich manchmal als einziger Hinweis auf eine Läsion. Besonders bei klinischem Verdacht auf einen Tumor in der hinteren Schädelgrube sollte deshalb immer versucht werden, den Ventrikel eindeutig zu lokalisieren, auch wenn es mehrere Schichten unterschiedlicher Winkeleinstellung erfordert.

Hirnstammgliom. Der häufigste Hirnstammtumor, das Hirnstammgliom (Abb. **56**), kommt vorwiegend bei Kindern vor, kann aber auch

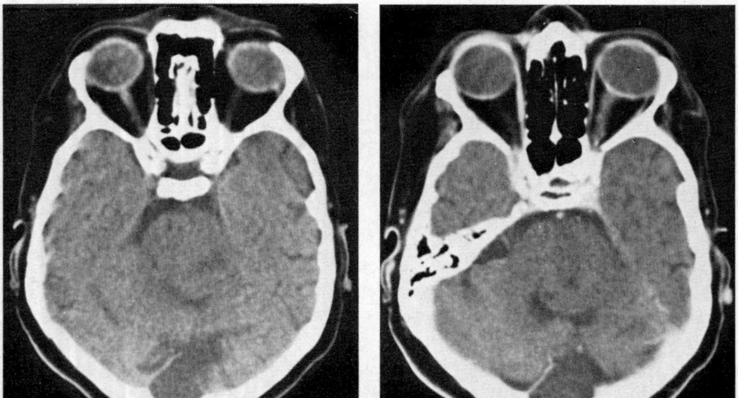

a b

Abb. **56 a–b** Hirnstammgliom. **a** Ohne Kontrastmittel, **b** mit Kontrastmittel. Isodense Raumforderung im Bereich der Brücke mit deutlichem Wachstum nach okzipital. Keine Anreicherung nach Kontrastmittelgabe. Rückverlagerung des 4. Ventrikels. Große Cisterna magna.

bei älteren Personen gefunden werden. Es breitet sich meist symmetrisch aus, hat hypodense Dichtewerte und kann die Pedunculi cerebelli infiltrieren. Verkalkungen werden nicht gesehen, zystische Anteile sind selten. Anreicherung mit intravenösem Kontrastmittel ist ungewöhnlich. Der Hirnstamm ist vergrößert, der 4. Ventrikel nach okzipital verlagert, das Ventrikeldach abgeflacht, und sowohl die Cisterna pontis als auch die Zisterne des Kleinhirnbrückenwinkels sind ausgefüllt. Die A. basilaris kann im Hirnstamm eingebettet sein. Ein Hydrozephalus besteht im Gegensatz zu Tumoren des Zerebellums selten.

Isolierte Metastasen im Hirnstamm sind äußerst selten und sehr schwierig zu diagnostizieren.

Bei den zerebellären Tumoren sollen das Astrozytom, das Medulloblastom, das Hämangioblastom, das Ependymom und das Dermoid besprochen werden. An sekundären Tumoren wären die Metastasen zu beschreiben.

Zerebelläre Astrozytome (Abb. **57**) finden sich gehäuft im Kindesalter und beim männlichen Geschlecht. Ihr Erscheinungsbild ist charakterisiert durch hypodense Dichtewerte im Bereich einer zerebellären Hemisphäre und durch die Verlagerung bzw. Kompression des 4. Ventrikels. Ungefähr ¼ dieser Tumoren zeigt hyperdense oder gemischte Dichtewerte. Kontrastmittelanreicherung findet sich in ca. ⅓ und ist meist homogen, selten fleckförmig oder ringförmig. Durch die Verlagerung oder den Verschluß des 4. Ventrikels besteht oft ein mäßiggradiger Hydrozephalus.

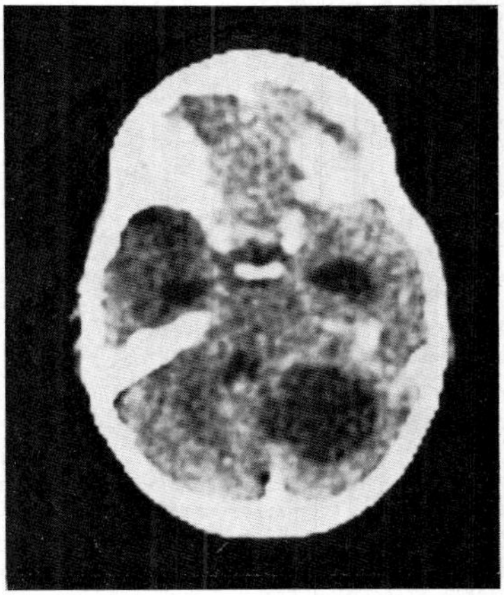

Abb. **57** Astrozytom der rechten Kleinhirnhemisphäre. Nach Kontrastmittelgabe: Läsion mit deutlich verminderter Dichte im Bereich des rechten Zerebellums (10 HE). Der 4. Ventrikel ist nach links verlagert, es besteht ein Hydrozephalus, beide Temporalhörner sind deutlich sichtbar. Keine Anreicherung nach Kontrastmittelgabe.

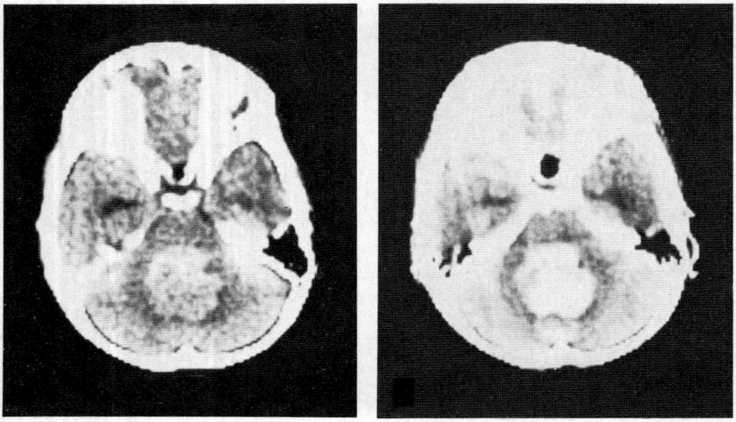

a b

Abb. **58 a–b** Medulloblastom. **a** Ohne Kontrastmittel. In der Mittellinie im Bereich der hinteren Schädelgrube, irregulär, scharf begrenztes Areal leicht erhöhter Dichte mit schmalem hypodensem Randsaum. **b** Nach Kontrastmittelgabe intensive Anfärbung. Der 4. Ventrikel ist nicht sichtbar.

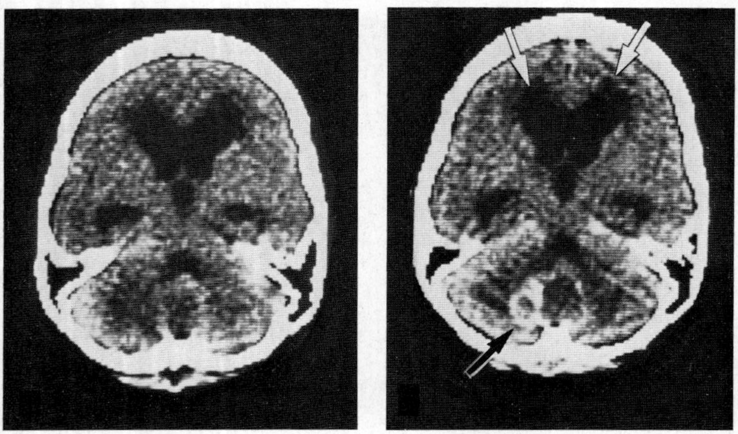

a b

Abb. **59 a–b** Hämangioblastom. **a** Ohne Kontrastmittel. Verminderte Dichte im linken Zerebellum, unscharf begrenzt. Deutlicher Hydrozephalus. Der 4. Ventrikel erscheint etwas nach vorne verlagert. **b** Nach Kontrastmittelgabe ringförmige Anreicherung im vorher hypodensen Areal mit einer Knötchenbildung im Bereich der linken Kleinhirnhemisphäre (→). Um beide Vorderhörner Zonen verminderter Dichte (→).

Medulloblastome (Abb. **58**) finden sich ebenfalls häufiger bei Kindern und beim männlichen Geschlecht. Im Gegensatz zu den Astrozytomen liegen sie in der Mittellinie und weisen häufiger hyperdense Dichtewerte auf. Sie sind scharf begrenzt und umgeben von einem hypodensen Ring (perifokales Ödem). Die Tumoren sind oft ohne Kontrastmittel zu erkennen, zeigen nach Kontrastmittelgabe jedoch eine homogene, selten eine fleckförmige Anreicherung auf. Ein Hydrozephalus entwickelt sich selten. Abtropfmetastasen in die Liquorräume, manchmal auch in den Bereich des 3. Ventrikels oder der Seitenventrikel können gefunden werden. Da diese isodens sind und sich nur nach Kontrastmittel darstellen, sollte bei Verdacht stets eine Untersuchung mit Kontrastmittelgabe durchgeführt werden.

Hämangioblastome (Abb. **59**, **111**) treten in jedem Alter auf, sind bei Männern und Frauen gleichmäßig verteilt und charakteristischerweise multipel. Intrakraniell gelegene Läsionen liegen fast immer infratentoriell und im Zerebellum und imponieren als scharf begrenzte, runde Läsionen. Neben stark hypodensen Dichtewerten finden sich Tumoren mit nur leicht hypodensen Zonen. Man kann Kontrastmittelanreicherung des gesamten Tumors sehen, oft aber reichern sich nur kleine Knötchen in der Peripherie an. Unabhängig von der Lage besteht bei diesen Tumoren im umgebenden Hirngewebe eine erhebliche Schwellung, was zystische Areale vortäuschen kann. Auch findet sich häufig ein ausgeprägter Hydrozephalus. Eine Angiographie sollte zum Ausschluß und Nachweis multipler Hämangiome durchgeführt werden, da kleine Tumorknötchen unterhalb von 1 cm Durchmesser im Computertomogramm dem Nachweis entgehen können.

Ependymom. Dies ist ein seltener Tumor. Man findet ihn vorwiegend beim männlichen Geschlecht und bei Kindern. Er liegt typischerweise in der Mittellinie, dehnt sich aber im Gegensatz zum Medulloblastom oft in eine oder in beide Kleinhirnhemisphären aus. Der Tumor ist rund, manchmal an umschriebenen Stellen ausladend, er ist leicht hyperdens und liegt nicht selten im 4. Ventrikel. Befindet er sich an der Basis des Ventrikels, kann dieser oberhalb des Tumors als zystische Komponente imponieren. Basale Schichten sind deshalb zur eindeutigen Diagnose notwendig. Feine Verkalkungen kommen selten vor. Kontrastmittelgabe zeigt in den meisten Fällen eine inhomogene Anreicherung. Ähnlich wie beim Medulloblastom kommt es auch beim Ependymom zu Abtropfmetastasen.

Cholesteatom. Intraaxial-infratentoriell gelegene Cholesteatome haben gleiche Erscheinungsbilder wie die supratentoriell gelegenen. Diese Tumoren machen oft erst klinische Symptome, wenn sie sich infizieren. Man sollte deshalb an diese Art von Tumoren denken, wenn in der Mittellinie gelegene, atypische Kleinhirnabszesse (s. Abb. **41**) nachgewiesen werden.

Plexuspapillom. Dieses kann auch im 4. Ventrikel auftreten. Es ist rund, zeigt hyperdense Dichtewerte und ein starkes Anreicherungsmuster nach Kontrastmittelgabe.

Metastasen. Die häufigsten zerebellären Tumoren bei Erwachsenen sind die Metastasen. Sie sind häufig erstes Zeichen eines bis dahin unbekannten Primärtumors. Hyperdense wie auch hypodense Dichtewerte finden sich gleich häufig. Homogene Anreicherung nach Kontrastmittel ist die Regel, obwohl ca. 10% der Metastasen keine Anreicherung zeigen. Ein Hydrozephalus fehlt oft.

Extraaxial-infratentorielle Tumoren

In diesem Abschnitt sollen besonders die Tumoren im Bereich des Kleinhirnbrückenwinkels (Akustikusneurinome, Meningeome, Cholesteatome, Neurinome des N. trigeminus und des N. glossopharyngeus sowie Metastasen) besprochen werden.

Akustikusneurinom (Abb. **60**). Es ist bei weitem der häufigste Tumor im Kleinhirnbrückenwinkel. Kleinkinder erkranken sehr selten, es sei denn, sie litten an einer Neurofibromatose. Bei kleinen Tumoren im Porus acusticus internus ist ein hohes Auflösungsvermögen des Computertomographen vonnöten, um sie nachzuweisen. Knochenartefakte behindern nicht selten die Diagnose. Bei einem Durchmesser von 0,8–1 cm und bei einer extrakranalikulären Lage können mehr als 90% dieser Tumoren nachgewiesen werden. Da sie oft hypodens sind, können sie ohne Kontrastmittel vom umgebenden Ödem schlecht unterschieden werden. Isodense können überhaupt nur durch Kontrastmittelgabe erkannt werden. Indirekte Tumorzeichen sind deshalb wegweisend. Der 4. Ventrikel ist meist verlagert und komprimiert, die ipsilaterale Zisterne des Kleinhirnbrückenwinkels weit und der Porus acusticus internus auf der betroffenen Seite ausgeweitet. Bei der Beurteilung einer Asymmetrie sollte Vorsicht herrschen, da leichte Grade von Erweiterungen durch Lagerung oder Skelettasymmetrie vorgetäuscht werden können. Typischerweise ist das Akustikusneurinom isodens, selten hypodens und vereinzelt hyperdens und kann auch zystische Komponenten aufweisen.
Die meisten Tumoren reichern sich homogen nach *Kontrastmittelgabe* an, wobei die Anreicherung den Ursprungsort des Tumors verdeutlicht. Ca. 10% der Neurinome erwecken den Anschein einer primär intraaxialen Lage. Ein Hydrozephalus ist nicht selten.

Meningeome des Kleinhirnbrückenwinkels ähneln den Akustikusneurinomen und können von diesen oft nicht unterschieden werden. Als Anhaltspunkt zur Differenzierung kann der Hinweis dienen, daß im Gegensatz zum Akustikusneurinom die Hälfte der Meningeome vor Kontrastmittel leicht hyperdens ist und es bedeutend häufiger Verkal-

Abb. **60 a–b** Akustikusneurinom. **a** Mit Kontrastmittel. Hyperdenser Tumor im rechten Kleinhirnbrückenwinkel, ausgehend vom Porus acusticus internus (→) mit Erweiterung der ipsilateralen pontozerebellären Zisterne (↦). Verlagerung des 4. Ventrikels nach hinten. **b** Massive Ausweitung des Porus acusticus internus (→).

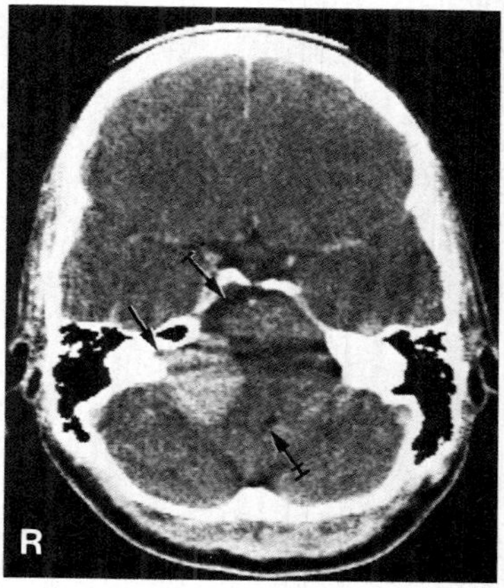

a

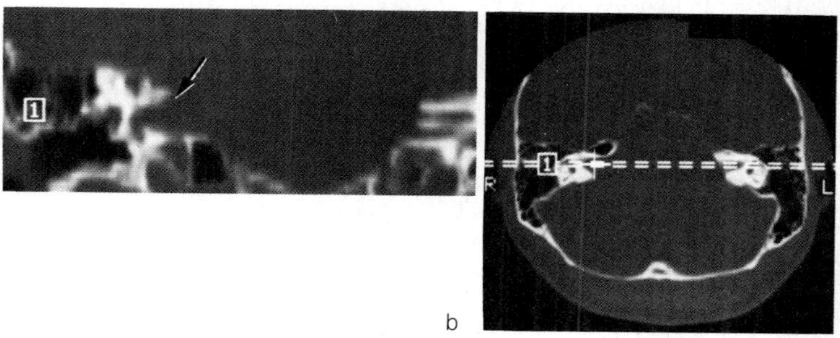

b

c Luftzisternographie mit Darstellung eines intrakanalikulären Akustikusneurinoms, das diskret über den Porus acusticus internus hinaus in den Kleinhirnbrückenwinkel ragt. Klare Darstellung des N. statoacusticus und des N. facialis.

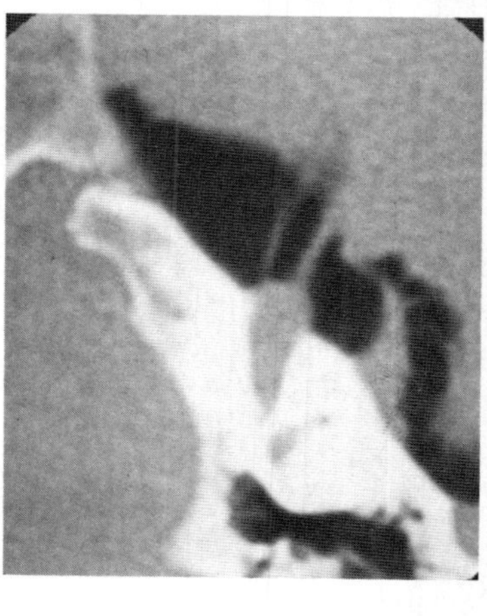

c

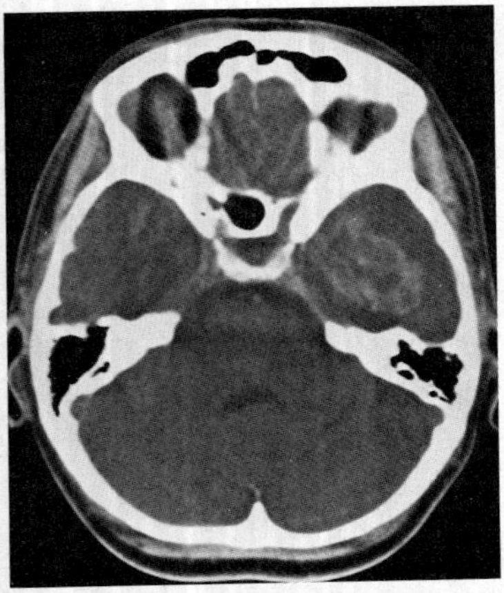

a

Abb. **61 a–b** Trigeminusneurinom. **a** Mit Kontrastmittel. Hyperdense, unregelmäßig begrenzte Raumforderung in der mittleren Schädelgrube, durch die Schädelbasis hindurchwachsend, mit diskretem raumforderndem Effekt, ohne umgebendes Ödem. **b** Koronare Schichtrekonstruktion, die das Durchwachsen des Tumors durch die Schädelbasis zeigt (→).

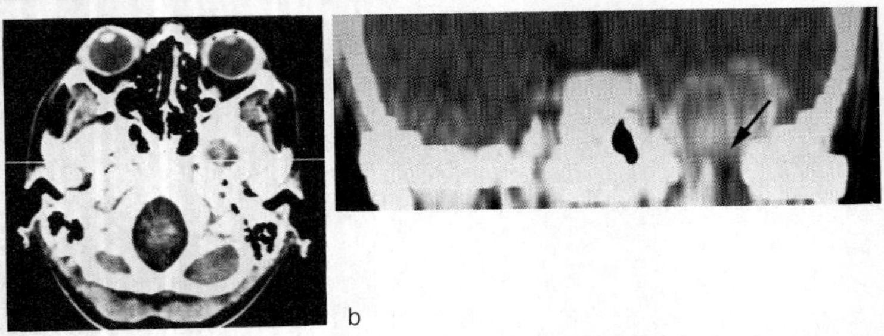

b

kungen enthält. Der verbleibende Anteil der Meningeome ist isodens; hypodense Meningeome sind äußerst selten. Irreguläre Ränder und die vom Porus acusticus internus entfernte Lage der Meningeome sind weitere Anhaltspunkte, um beide Tumoren zu unterscheiden. Gelegentlich kann man bei Meningeomen auch eine Hyperostose des Os petrosum nachweisen, was bei Akustikusneurinomen nicht gesehen wird.

Cholesteatome und Dermoide (s. Abb. **105**) finden sich ebenfalls im Kleinhirnbrückenwinkel und breiten sich im Subarachnoidalraum entlang der Schädelbasis aus. Die unregelmäßige Begrenzung und die hypodensen Dichtewerte, die unterhalb von denen des Liquors liegen, lassen sie im Computertomogramm gut nachweisen. Im Gegensatz zu den intrazerebral gelegenen Tumoren der Art fehlen Verkalkungen. Sie reichern sich nach Kontrastmittelgabe wie die intrazerebral gelegenen nicht an.

Neurinome anderer Hirnnerven finden sich sehr selten. Es handelt sich dabei meist um Neurinome des 5. (s. Abb. **61**) und 9. Hirnnervs. Das

Erscheinungsbild ist ähnlich dem der Akustikusneurinome. Zusätzlich können Erosionen des Os petrosum und der Schädelbasis, besonders im Bereich des Foramen jugulare, gesehen werden.
Chordome (s. Abb. **126**) entstehen aus Zellen des Neuralraums. Intrazerebrale Tumoren werden deshalb oft im Bereich des Klivus oder der Schädelbasis gefunden. An charakteristischen Zeichen sind diffuse, feinkörnige Verkalkungen und osteolytische Veränderungen zu finden. Das langsame Wachstum des Tumors führt dazu, daß beim Auftreten neurologischer Symptome bereits ausgedehnte Veränderungen der Schädelbasis bestehen. Ein Hydrozephalus kann sekundär hervorgerufen werden. Anreicherungen nach Kontrastmittelgabe sind sehr ungleichmäßig.

Literatur

Ahmadi, J., C. A. Miller, H. D. Segall et al.: CT patters in histopathologically complex cavernous hemangiomas. Amer. J. Neuroradiol. 6 (1985a) 389

Ahmadi, J., C. M. North, H. D. Segall: Cavernous sinus invasion by pituitary adenomas. Amer. J. Neuroradiol. 6 (1985b) 893

Altman, N., C. R. Fitz, S. Chuang et al.: Radiologic characteristic of primitive neuroectodermal tumors in children. Amer. J. Neuroradiol. 6 (1985) 11

Amand, A. K., D. G. Potts: Calcified brain metastases: demonstration by computed tomography. Amer. J. Neuroradiol. 3 (1982) 527

Armstrong, E. A., D. C. F. Harwood-Nash, H. Hoffmann et al.: Benign suprasellar cysts: the CT approach. Amer. J. Neuroradiol. 4 (1983) 163

Banna, M., H. L. Baker jr., O. W. Houser: Pituitary and parapituitary tumors on computed tomography: a review article based on 230 cases. Brit. J. Radiol. 53 (1980) 1123

Bassi, P., C. Zini, F. Cusmano et al.: High resolution 02 computed meatocisternography in the differential diagnosis of internal auditory canal pathology. Neuroradiology 27 (1985) 26

Bonafe, A., D. Sobel, C. Manelfe: Relative value of computed tomography and hypocycloidal tomography in the diagnosis of pituitary microadenoma. A radiosurgical correlative study. Neuroradiology 22 (1981) 133

Bonneville, J.-F., F. Cattin, C. Portha et al.: Computed tomographic demonstration of the posterior pituitary. Amer. J. Roentgenol. 146 (1986) 263

Bradac, G. B., R. Ferszt, A. Bender et al.: Peritumoral edema in meningiomas. A radiological and histological study. Neuroradiology 28 (1986) 304

Burrow, G. N., G. Wortzlman, N. B. Rewcastle et al.: Microadenomas of the pituitary and abnormal sellar tomograms in an unselected autopsy series. New Engl. J. Med. 304 (1981) 156

Bursztyn, E. M., M. H. Lavyne, M. Aisen: Empty sella syndrome with intrasellar herniation of the optic chiasm. Amer. J. Neuroradiol. 4 (1983) 167

Catz, A., I. Reider-Grosswasser: Acoustic neurinoma and posterior fossa meningioma. Clinical and CT radiologic findings. Neuroradiology 28 (1986) 47

Cellerier, P., J. Chiras, F. Gray et al.: Computed tomography in primary lymphoma of the brain. Neuroradiology 26 (1984) 485

Chakeres, D. W., A. Kapila, D. La Masters: Radiology of the ambient cistern, Part II: Pathology. Neuroradiology 28 (1986) 4

Chambers, E. F., P. A. Turski, D. La Masters et al.: Regions of low density in the contrast-enhanced pituitary gland: normal and pathological processes. Radiology 144 (1982) 109

Chernow, B., D. R. Buck, C. B. Early et al.: Rapid shrinkage of a prolactinsecreting pituitary tumor with bromocriptine: CT documentation. Amer. J. Neuroradiol. 3 (1982) 443

Cornell, S. H., H. S. Hibri, A. H. Menezes et al.: The complementary nature of CT and angiography in the diagnosis of cerebellar haemangioblastoma. Neuroradiology 17 (1979) 201

David, N. J., F. P. Gargano, J. S. Glaser: Pituitary apoplexy in clinical perspective. Neuroophthalmology 8 (1975) 140

Davis, P. C., J. C. Hoffman jr., G. T. Tindall et al.: Prolactin-secreting pituitary microadenomas: inaccuracy of high-resolution CT imaging. Amer. J. Neuroradiol. 5 (1984) 721

Davis, P. C., J. C. Hoffman jr., G. T. Tindall et al.: CT-surgical correlation in pituitary adenomas: evaluation in 113 patients. Amer. J. Neuroradiol. 6 (1985) 711

Dietemann, J. L., J. F. Bonnevile, F. Buchheit et al.: CT findings in symptomatic Rathke's cleft cysts of the pituitary gland. Report of three cases. Neuroradiology 24 (1982/83) 263

Dietemann, J. L., C. Portha, F. Cattin et al.: CT follow-up of microprolactinomas during bromocriptine-induced pregnancy. Neuroradiology 25 (1983) 133

Dorne, H. L., A. M. O'Gorman, D. Melanson: Computed tomography of intracranial gangliogliomas. Amer. J. Neuroradiol. 7 (1986) 281

Fitz, C. R., G. Wortzman, D. C. Harwood-Nash et al.: Computed tomography in craniopharyngiomas. Radiology 127 (1978) 687

Fujimoto, M., E. Yoshino, E. Veguchi: Fluid blood density level demonstrated by computerized tomography in pituitary apoplexy. Report of two cases. J. Neurosurg. 55 (1981) 143

Ganti, S. R., S. K. Hilal, B. M. Stein: CT of pineal region tumors. Amer. J. Neuroradiol. 7 (1986) 97

Gardeur, D., T. P. Naidich, J. Metzger: CT analysis of intrasellar pituitary adenomas with emphasis on patterns of contrast enhancement. Neuroradiology 20 (1981) 241

Gawler, J., J. W. D. Bull, G. H. Du Boulay et al.: Computerized assisted tomography (EMI-scanner), its place in investigation of suspected intracranial tumors. Lancet 1974/II, 419

Ghoshhajra, K.: High-resolution metrizamide CT cisternography in sellar and supraselläre abnormalities. J. Neurosurg. 54 (1981) 232

Ginaldi, S., S. Wallace, P. Shalen et al.: Cranial computed tomography of malignant melanoma. Amer. J. Roentgenol. 136 (1981) 145

Hacker, H., W. Steudel, H. Becker: Control studies in brain and early detection of tumors using CT. In Lanksch, W., E. Kazner: Cranial Computerized Tomography. Springer, Berlin 1976 (p. 133)

Hatam, A., A. Möller, H. Olivecrona: Changes of internal auditory meatus. Neuroradiology 16 (1978) 454

Haughton, V. M., A. E. Rosenbaum, A. L. Williams et al.: Recognizing the empty sella by CT: the infundibulum sign. Amer. J. Neuroradiol. 1 (1980) 527

Hemminghytt, S., R. K. Kalkhoff, D. L. Daniels et al.: Computed tomographic study of hormone-secreting microadenomas. Radiology 146 (1983) 65

Hinshaw jr., D. B., S. Ashwal, J. R. Thompson et al.: Neuroradiology of primitive neuroectodermal tumors. Neuroradiology 25 (1983) 87

Hinshaw jr., D. B., A. N. Hasso, J. R. Thompson et al.: High resolution computed tomography of the post partum pituitary gland. Neuroradiology 26 (1984) 299

Holtas, S., U. Nyman, S. Cronqvist: Computed tomography of malignant lymphoma of the brain. Neuroradiology 26 (1984) 33

Huckman, M. S., R. G. Ramsey, G. I. Shenk: CT scanning in patients with suspected cerebral metastases. J. Comput. assist. Tomogr. 2 (1978) 511

Hyman, R. A., M. F. Loring, A. L. Liebeskind et al.: Computed tomographic evaluation of therapeutically induced changes in primary and secondary brain tumors. Neuroradiology 14 (1978) 213

Irnberger, Th.: Die hochauflösende koronare Computertomographie bei endokrin aktiven Mikroadenomen der Hypophyse unter besonderer Berücksichtigung ihrer Kontrastmitteldynamik. Fortschr. Röntgenstr. 143 (1985) 315

Jack jr., C. R., D. F. Reese, B. W. Scheithauer: Radiographic findings in 32 cases of primary CNS lymphoma. Amer. J. Neuroradiol. 6 (1985) 899

Kaplan, H. C., H. L. Baker jr., O. W. Houser et al.: CT of the sella turcica after transsphenoidal resection of pituitary adenomas. Amer. J. Neuroradiol. 6 (1985) 723

Kendall, B. E., J. Jakubowski, P. Pullicino et al.: Difficulties in diagnosis of supratentorial gliomas by CAT scan. J. Neurol. Neurosurg. Psychiat. 42 (1979) 485

Kendall, B., I. Reider-Grosswasser, A. Valentine: Diagnosis of masses presenting within the ventricules on computed tomography. Neuroradiology 25 (1983) 11

Kingsley, D. P. E., D. C. F. Harwood-Nash: Radiological features of the neuroectodermal tumors of childhood. Neuroradiology 26 (1984a) 47

Kingsley, D. P. E., D. C. Harwood-Nash: Parameters of infiltration in posterior fossa tumors of childhood using a high resolution CT scanner. Neuroradiology 26 (1984b) 347

Kingsley, D. P. E., B. E. Kendall: Cranial computed tomography in leukaemia. Neuroradiology 16 (1978) 543

Lanzieri, C. F., U. Sabato, M. Sacher: Third ventricular lymphoma: CT findings. J. Comp. assist. Tomogr. 8 (1984) 645

Lee, G. M., D. Rutz: Colloid cysts of the third ventricle. Arch. Neurol. 39 (1982) 640

Lee, Y.-Y., J. M. Brunner, P. Van Tassel, H. I. Libshitz: Primary central nervous system lymphoma. Amer. J. Neuroradiol. 7 (1986) 599

Lee, Y.-Y., J. P. Glass, A. Geoffray et al.: Cranial computed tomographic abnormalities in leptomeningeal metastasis. Amer. J. Neuroradiol. 5 (1984) 559

Levin, V. A., W. F. Hoffmann, D. C. Heilbron et al.: Prognostic significance of the pretreatment CT scan on time to progression for patients with malignant gliomas. J. Neurosurg. 52 (1980) 642

Lewander, R.: Contrast enhancement with time in gliomas. Acta radiol. diagn. 20 (1979) 689

Lindholm, J., B. Bjerre, J. Riishede et al.: Pituitary function in patients with evidence of spontaneous disappearance of a pituitary adenoma. Clin. Endocr. 18 (1983) 599

Lovrencic, M., M. Kalousek, R. Klaric et al.: Computertomographie des Inhaltes der Sella turcica in transversaler und frontaler Ebene. Fortschr. Röntgenstr. 141 (1984) 417

Maravilla, K. R., D. R. Kirks, A. M. Maravilla: CT diagnosis of tracranial cystic abnormalities in children. Comput. Tomogr. 2 (1978) 221

Mawad, M. E., A. J. Silver, S. K. Hilal: Computed tomography of the brain stem with intrathecal metrizamide, Part II: Lesions in and around the brain stem. Amer. J. Neuroradiol. 4 (1983) 13

Max, M. B., M. D. G. Deck, D. A. Rottenberg: Pituitary metastasis: incidence in cancer patients and clinical differentiation from pituitary adenoma. Neurology 31 (1981) 998

Mironov, A.: Gegenwärtiger Stand der neuroradiologischen Diagnostik von Kleinhirnbrückenwinkel-Tumoren. Radiologe 24 (1984) 493

Möller, A., A. Hatam, H. Olivecrona: Diagnosis of acoustic neuroma with computed tomography. Neuroradiology 17 (1978) 25

Möller, A., A. Hatam, H. Olivecrona: The differential diagnosis of pontine angle meningioma and acoustic neuroma with CT. Neuroradiology 17 (1979) 31

Moore, T., S. R. Ganti, M. E. Mawad et al.: CT and angiography of primary extradural juxtasellar tumors. Amer. J. Neuroradiol. 6 (1985) 521

Morrison, G., D. F. Sobel, W. M. Kelley: Intraventricular mass lesions. Radiology 153 (1984) 435

Muhr, C., K. Bergstrom, L. Grimelius et al.: A parallel study of the roentgen anatomy of the sella turcica and the histopathology of the pituitary gland in 205 autopsy specimens. Neuroradiology 21 (1981) 55

Müller, W., K. Kretzschmar, K.-H. Schikketanz: CT-analyses of cerebral tumors under steroid therapy. Neuroradiology 26 (1984) 293

Naidich, T. P., J. P. Lin, N. E. Leeds et al.: Primary tumors and other masses of the cerebellum and fourth ventricle: differential diagnosis by computed tomography. Neuroradiology 14 (1977) 153

Naidich, T. P., T. Tadinori, P. Pech et al.: Direct coronal computed tomography for presurgical evaluation of posterior fossa tumors. J. Comput. assist. Tomogr. 9 (1985) 1065

Nakagawa, Y., K. Matsumoto, K. Fukami et al.: Exploration of the pituitary stalk and gland by high-resolution computed tomography. Comparative study of normal subjects and cases with microadenoma. Neuroradiology 26 (1984) 473

New, P. F. J., J. R. Hesselink, C. P. O'Caroll et al.: Malignant meningiomas: CT and histologic criteria, including a new CT sign. Amer. J. Neuroradiol. 3 (1982) 267

Nidecker, A., T. Wehrle, M. Elke: Effizienz der Radiodiagnostik von Akustikusneurinomen. Fortschr. Röntgenstr. 142 (1985) 56

North, C., H. D. Segall, P. Stanley et al.: Early CT detection of intracranial seeding from medulloblastoma. Amer. J. Neuroradiol. 6 (1985) 11

Okamoto, S., H. Handa, J. Ymashita et al.: Computed tomography in intra- and suprasellar epithelial cysts (symptomatic Rathke cleft cysts). Amer. J. Neuroradiol. 6 (1985) 515

Picard, L., C. Bernard, M. Almeras et al.: Mémoires originaux: aspects tomodensitométrique des kystes épidermoides intracrâniens. J. Radiol. 64 (1983) 529

Pinto, R. S., I. I. Kricheff, R. T. Bergeron et al.: Small acoustic neuromas: detectin by high resolution gas CT cisternography. Amer. J. Neuroradiol. 3 (1982) 283

Richmond, I. L., T. H. Newton, C. B. Wilson: Prolactin-secreting pituitary adenomas: correlation of radiographic and surgical findings. Amer. J. Neuroradiol. 1 (1980) 13

Rillet, B., G. Mohr, R. Robert et al.: Calcification in pituitary adenomas. Surg. Neurol. 15 (1981) 249

Rozario, R., S. B. Hammerschlag, K. D. Post et al.: Diagnosis of empty sella with CT scan. Neuroradiology 13 (1977) 85

Ruscalleda, J., S. Lopez-Pousa, E. Guardia et al.: Clinical symptomatology and computerized tomography in brain metastasis. Comput. Tomogr. 2 (1978) 69

Savoiardo, M., A. Passerini: CT, angiography, and RN scans in intracranial cavernous hemangiomas. Neuroradiology 16 (1978) 256

Savoiardo, M., S. M. Strada, A. Passerini: Intracranial cavernous hemangiomas: neuroradiologic review of 36 operated cases. Amer. J. Neuroradiol. 4 (1983) 945

Scotti, G., G. Scialfa, S. Pieralli et al.: Macroprolactinomas: CT evaluation of tumor size after medical treatment. Neuroradiology 23 (1982) 123

Seidel, F. G., R. Towbin, R. A. Kaufman: Normal pituitary stalk size in children: CT study. Amer. J. Neuroradiol. 6 (1985) 733

Servo, A., J. Jääsekläinen, J. Wahlström, M. Haltia: Diagnosis of intracranial haemangiopericytomas with angiography and CT scanning. Neuroradiology 27 (1985) 38

Shaffer, K. A.: Comparison of computed tomography and complex motion tomography in the evaluation of cholesteatoma. Amer. J. Neuroradiol. 143 (1984) 397

Sheldon, P., A. Molyneux: Metrizamide cisternography and computed tomography for the investigation of pituitary lesions. Neuroradiology 17 (1979) 83

Silver, A. J., S. R. Ganti, S. K. Hilal: Computed tomography of tumors involving the stria of the lateral ventricles. Radiology 145 (1982) 71

Smaltino, F., F. P. Bernini, I. Muras: Computed tomography for diagnosis of empty sella associated with enhancing pituitary microadenomas. J. Comput. assist. Tomogr. 4 (1980) 592

Solti-Bohman, L. G., D. L. Magaram, W. W.M. Lo et al.: Gas-CT cisternography for detection of small acoustic nerve tumors. Radiology 150 (1984) 403

Spaziante, R., E. de Divitiis, L. Stella et al.: Benign intrasellar cysts. Surg. Neurol. 15 (1981) 274

Steinhoff, H. W., E. Lanksch, E. Kazner: Computed tomography in the diagnosis and differential diagnosis of glioblastomas. Neuroradiology 14 (1977) 193

Stevens, J. M., B. E. Kendall, S. Love: Radiological features of subependymoma with emphasis on computed tomography. Neuroradiology 26 (1984) 223

Stevens, J. M., J. S. Ruiz, B. E. Kendall: Observation on peritumoural oedema in meningioma, Part I: Distribution spread and resolution of vasogenic oedema seen on computed tomography. Neuroradiology 25 (1983) 71

Stevens, J. M., J. S. Ruiz, B. E. Kendall: Observation on peritumoural oedema in meningioma, Part. II: Mechanisms of oedema production. Neuroradiology 25 (1983) 125

Tanaka, R., N. Takeda, K. Okada et al.: Computerized tomography of coagulation necrosis of the brain and brain tumors. Surg. Neurol. 11 (1979) 9

Tenner, M. S., I. Weitzner jr.: Pitfalls in the diagnosis of erosive changes in expanding lesions of the pituitary fossa. Radiology 137 (1980) 393

Turcotte, J. F., M. Copty, F. Bédard et al.: Lateral ventricle choroid plexus papilloma and communicating hydrocephalus. Surg. Neurol. 13 (1980) 143

Veiga-Pires, J. A., R. S. Dossetor, O. van Nieuwenhuizen: CT scanning for papilloma of choroid plexus. Neuroradiology 17 (1978) 13

Weisberg, L. A.: Computed tomography in the diagnosis of intracranial meningioma. Comput. Tomogr. 3 (1979) 115

Weisberg, L. A.: Clinical-computed tomographic correlations in colloid cysts of the third ventricle. Comput. Radiol. 8 (1984) 157

Weisberg, L. A.: Posterior fossa plasmacytoma: computed tomographic findings. Comput. Radiol. 10 (1986a) 141

Weisberg, L. A.: Hemorrhagic primary intracranial neoplasms: clinical-computed tomographic correlations. Comput. Radiol. 10 (1986b) 131

Wendling, L., L. Cromwell, R. Latchaw: CT of intracerebral leucemic masses. Amer. J. Roentgenol. 132 (1979) 217

Wortzman, G., N. B. Rewcastle: Tomographic abnormalities simulating pituitary microadenomas. Amer. J. Neuroradiol. 3 (1982) 505

Zimmermann, R. A., T. L. Bilaniuk, J. H. Wood et al.: Computed tomography of pineal, parapineal, and histologically related tumors. Radiology 137 (1980) 669

Zerebrovaskuläre Erkrankungen

Der akute Ausfall von Hirnfunktionen wird meist hervorgerufen durch eine zerebrale Ischämie oder durch einen zerebralen Infarkt. Dabei können eine Embolie, eine intrazerebrale Blutung, ein subdurales Hämatom oder aber auch ein intrakraniell gelegener Tumor die Ursache sein. Aufgrund der deutlich erhöhten Dichtewerte einer akuten Blutung im Computertomogramm ist die Abgrenzung zu einem akuten ischämischen Infarkt möglich, der initial meist isodense oder hypodense Dichtewerte aufweist. Die Unterscheidung dieser Pathologien ist für die gezielte Therapie Voraussetzung.
Die eindeutige Diagnostik eines ischämischen Areals kann demgegenüber im frühen Computertomogramm Schwierigkeiten bereiten. Das Hirngewebe weist in den ersten Tagen nach dem ischämischen Ereignis meistens keine Änderungen der Dichtewerte auf, es reichert sich selten mit Kontrastmittel an und ist somit gegenüber dem normalen Gewebe schlecht abzugrenzen. Das klinische Erscheinungsbild und die Anamnese sind deshalb für die Frühdiagnostik eines ischämischen Geschehens von entscheidender Wichtigkeit.

Intrazerebrale Blutungen

Die Absorptionswerte von Blutplasma (24 HE) sind weitgehend konstant. Die Absorptionswerte von Hämoglobin betragen ungefähr 2 HE/g% (0,2 HE pro 1 g Hb/l), diejenigen von nichtkoaguliertem Blut dementsprechend ca. 54–56 HE (Abb. **62**). Sie variieren beim Vorliegen einer schweren Anämie oder Polyzythämie. Absorptionswerte von zirkulierendem Blut können mit Hilfe des Computertomogramms in den normalen Hirngefäßen kaum gemessen werden, da ihre Größe zwar an das Auflösungsvermögen der modernen Scanner heranreicht, Dichteverfälschungen aufgrund des Teilvolumeneffektes jedoch selten ausgeschlossen werden können. In großen Aneurysmen oder ektatischen Gefäßen sind die Absorptionswerte jedoch einigermaßen sicher zu bestimmen (s. Abb. **73**, **74**). Bei der Koagulation des Blutes ändern sich die Absorptionswerte nicht. Sobald das koagulierte Blut sich jedoch kontrahiert und Flüssigkeit aus dem Koagel austritt, kommt es zu einem Anstieg der Absorptionswerte. Das Ausmaß der Kontraktion eines Koagels scheint unterschiedlich, so daß die Absorptionswerte in akuten Hämatomen variieren können und bis ca. 86 HE

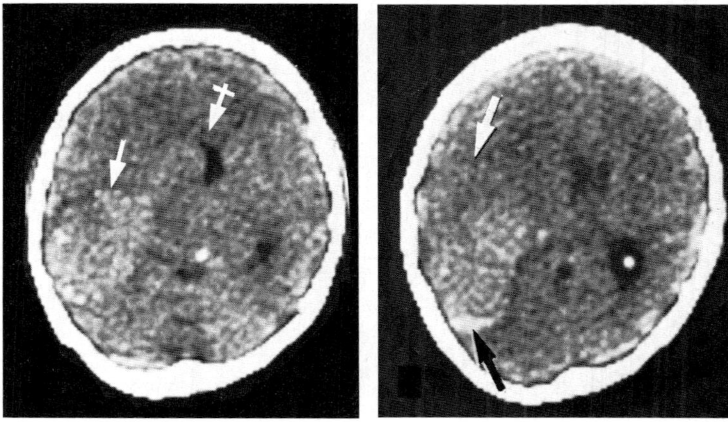

a b

Abb. **62 a–b** Isodenses intrazerebrales Hämatom nach Trauma bei Antikoagulation (6 Stunden alt). **a** Fleckförmige Zonen leicht erhöhter Dichte im Bereich des linken Temporallappens (→). Verlagerung der Pinealis nach rechts. Kompression und Verlagerung des Ventrikelsystems zur rechten Seite (+→). **b** Im hinteren Anteil des isodensen Areals (→) hyperdense Zone (■▶), die einer Sedimentierung des Blutes entsprechen dürfte.

betragen. Antikoagulantienblutungen weisen Areale von unterschiedlichen Dichtewerten auf (unterschiedlicher Koagulationsgrad) (Abb. **64**).

Akute Hämatome. Die akuten Hämatome (Abb. **63**, **64**) erscheinen typischerweise als scharf begrenzte hyperdense Areale, die umgeben sind von einem schmalen hypodensen Randsaum. Dieser Ring entspricht wahrscheinlich einer nekrotischen Zone, die durch das größere Volumen des Hämatoms vor der Kontraktion entstanden ist. Er ist ca. 1–2 mm breit. Selten findet man eine bedeutend größere hypodense Randzone mit schlecht abgrenzbaren Außenrändern. Sie kann einem perifokalen Ödem entsprechen, das hervorgerufen wurde durch Gefäßspasmen, oder einem ischämischen Areal, in das es sekundär eingeblutet hat. Eine Anreicherung mit Kontrastmittel spricht für die Diagnose eines hämorrhagischen Infarktes.

Resorption der Hämatome. Mit dem Abbau des Hämoglobins und der langsamen Resorption des Blutkoagels ändern sich die Absorptionswerte. Bei großen Koagula finden sich erste Hinweise einer Resorption nur in der Peripherie; die umgebende Zone verminderter Dichte nimmt nach innen hin zu. Abhängig von der Größe der Hämatome

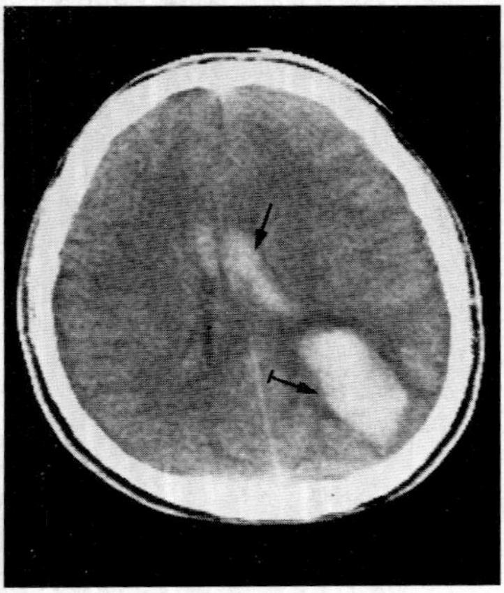

Abb. **63** Spontanes intrazerebrales Hämatom bei Hypertonie. Ohne Kontrastmittel. Scharf begrenzte hyperdense Zone mit Kompression des rechten Seitenventrikels. Intraventrikulär ebenfalls hyperdense Areale (→). Umgebende hypodense Zone als Ausdruck einer Nekrose (↦).

findet sich mehr oder weniger schnell eine Dichteänderung des gesamten Koagels, die im Verlauf isodense Werte annimmt und dann nur noch schlecht nachgewiesen werden kann. Der isodense Zustand täuscht eine vollständige Resorption des Hämatoms vor. Intraoperativ findet sich jedoch zu diesem Zeitpunkt noch koaguliertes Blut. Der raumfordernde Effekt des Hämatoms besteht zudem weiter.
Mit der Resorption des Hämatoms bildet sich an der Peripherie Granulationsgewebe, das keine Blut-Hirn-Schranke besitzt und eine gestörte Autoregulation aufweist. Dadurch kommt es zu einer Anreicherung mit Kontrastmittel im Randgebiet des nicht mehr frischen Hämatoms (Abb. **65**). Diese Anreicherung kann bei großen Hämatomen bis zu 6–8 Wochen lang gesehen werden. Zur Diagnostik eines isodensen Hämatoms kann somit die Kontrastmittelgabe äußerst hilfreich sein. Findet sich eine über das Hämatom weit ausgedehnte Kontrastmittelanreicherung, sollte immer an eine sekundäre Blutung in einen zuvor bestandenen pathologischen Prozeß gedacht werden (Infarkt, s. Abb. **79**; arteriovenöse Mißbildung oder Gliom, Abb. **66**). Tritt eine Anreicherung im Bereich des gesamten Hämatoms auf, kann es sich um eine arteriovenöse Mißbildung handeln.

Kleine intrazerebrale Hämatome hinterlassen nach Resorption keine erkennbaren abnormen Befunde. Große Hämatome stellen sich nach Resorption als unregelmäßige, scharf begrenzte, hypodense Areale dar, wobei im Zentrum Dichtewerte von Liquor gemessen werden können. Häufig findet sich eine umschriebene Atrophie als Zeichen eines Substanzdefektes. Die Unterscheidung der Endzustände von alten Infarkten und Hämatomen ist aufgrund der Lokalisation und Ausdehnung möglich.

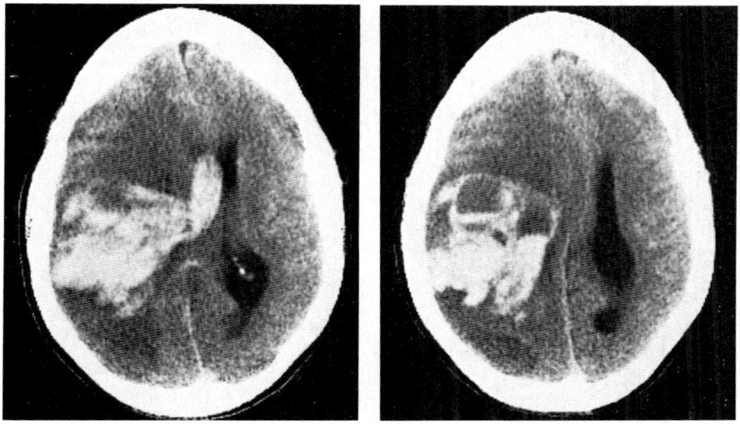

a b

Abb. **64 a–b** Spontane intrazerebrale Blutung bei Antikoagulation. Ohne Kontrastmittel. Großes Areal mit unterschiedlichen Dichtewerten (30 HE, 89 HE) und unregelmäßiger Begrenzung links parietotemporal. Anschluß an das Ventrikelsystem. Großer raumfordernder Effekt mit Kompression des gesamten linken Seitenventrikels.

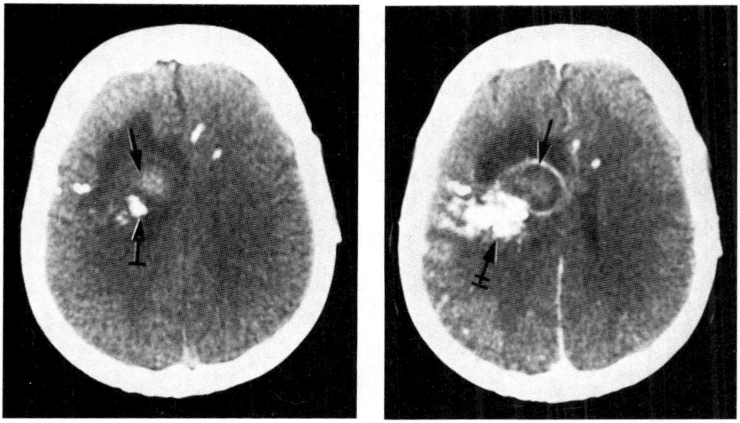

a b

Abb. **65 a–b** Intrazerebrales Hämatom bei arteriovenöser Mißbildung (25 Tage nach Ereignis). **a** Ohne Kontrastmittel. Unscharf begrenzte Zone erhöhter Dichte links frontoparietal (46 HE) (→), Embolisationsmaterial (ı→). **b** Nach Kontrastmittelgabe ringförmiges Anreicherungsmuster in der Peripherie (→). Anreicherung der arteriovenösen Mißbildung (ıı→).

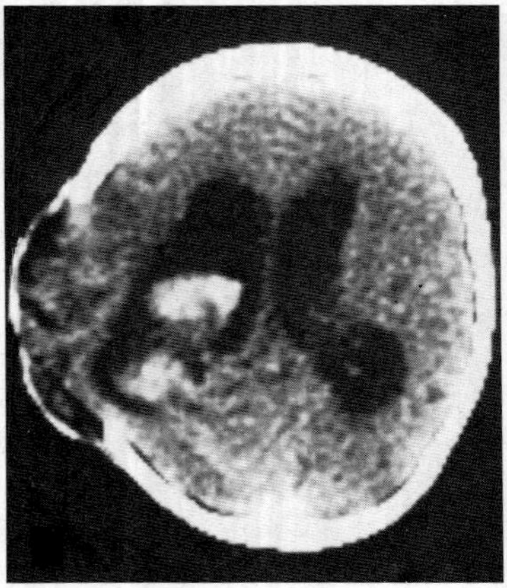

a

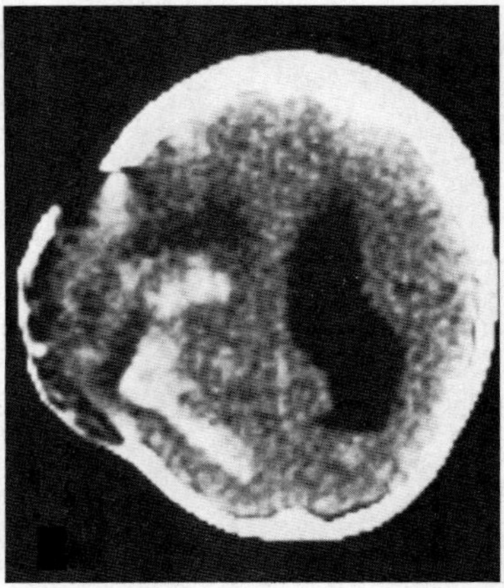

b

Abb. **66 a–b** Blutung in ein bekanntes Astrozytom links parietal. Zustand nach Operation. Ventrikeleinbruch. Ohne Kontrastmittel. Links parietal unscharf begrenzte Zone gemischter Dichte, in der scharf begrenzte Zonen erhöhter Dichte zu finden sind, die eine Blutung in einen Residualtumor bedeuten. Ebenfalls erhöhte Dichtewerte im linken Seitenventrikel bis ins linke Okzipitalhorn reichend. Vorwölbung des Hirns durch die frühere Operationslücke. Erweiterung des Ventrikelsystems.

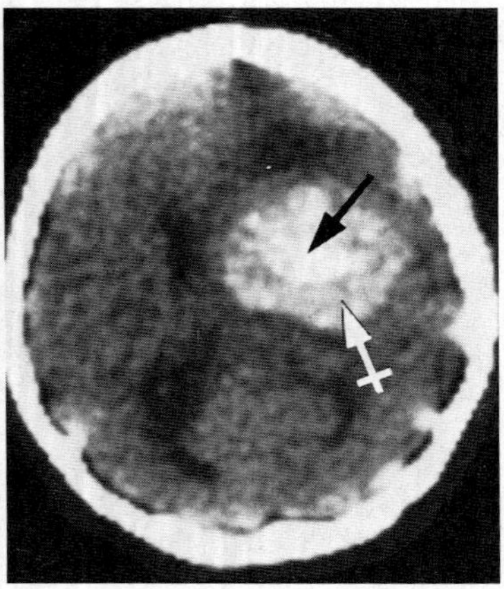

Abb. **67** Nachblutung in ein früheres Hämatom rechts frontoparietal. Ohne Kontrastmittel. Scharf begrenzte Zone erhöhter Dichte (+⟶) (durchschnittlich 56 HE), die fleckchenförmig angeordnet ist mit einem zentralen Anteil von Dichtewerten um 75 HE (⟵). Verlagerung des Ventrikelsystems nach links und Kompression des rechten Seitenventrikels. Verminderte Dichte im vorderen Teil des rechten Frontallappens.

Neben dem direkten Nachweis sind bei der intrazerebralen Blutung die Lokalisation, die Lage zur Oberfläche und die extrazerebrale und intrazerebrale Ausdehnung von Wichtigkeit. Umschriebene Blutungen in den Seitenventrikel oder im 3. Ventrikel haben im Gegensatz zu früheren Meinungen keine schlechte Prognose. Rezidivblutungen (Abb. **67**), zusätzliche Infarkte (s. Abb. **79**) und die Ausbildung eines kommunizierenden Hydrozephalus sind als Ursache einer klinischen Verschlechterung nach einer intrazerebralen Blutung möglich und mit Hilfe des Computertomogramms leicht zu erkennen.

Lokalisation des Hämatoms. Die Lokalisation kann auf einen zugrundeliegenden pathologischen Prozeß hindeuten. Hämatome in der Nähe großer Gefäße sind häufig verbunden mit Aneurysmen; hypertonische Massenblutungen können im gesamten Hirn gefunden werden, liegen aber gehäuft in der Capsula interna und in den Basalganglien. Blutungen arteriovenöser Mißbildungen haben keine besondere Lokalisation. Besteht bei einem spontanen intrazerebralen Hämatom im Computertomogramm aufgrund der Form, des Anreicherungsmusters mit Kontrastmittel oder der Lokalisation der Verdacht einer sekundären Einblutung, sollte eine zerebrale Angiographie angeschlossen werden.

Extrazerebrale Blutungen (s. auch Kapitel „Traumen")

Extradurale Hämatome werden vorwiegend als Komplikation eines Traumas (Abb. **68**, **69**) oder eines neurochirurgischen Eingriffs gefunden. Subdurale Hämatome oder subdurale Flüssigkeitsansammlungen treten oft ohne sicher erkennbare Ursache auf. Die Computertomographie ist heute als maßgebliche diagnostische Untersuchung bei der Diagnose extrazerebraler Blutungen anzusehen und hat die zerebrale Angiographie fast vollständig ersetzt.
Das *subdurale Hämatom* liegt der Konvexität an (Abb. **69**), zeigt einen zum Gehirn konkaven Bogen und ist häufig weit über der Konvexität ausgedehnt. Das *epidurale Hämatom* hat eine zum Hirn konvexe Form (Abb. **68**) und ist meist umschrieben. Ist die Läsion zwischen Schädelkalotte und Hirn nicht isodens, bereitet die Diagnose keinerlei Schwierigkeiten. Unilateral gelegene Läsionen können je nach Größe eine Kompression des ipsilateralen Seitenventrikels, eine Verlagerung der Mittellinienstrukturen oder auch des gesamten Ventrikelsystems hervorrufen. *Beidseitige subdurale Hämatome* gehen mit schmalen Ventrikeln einher und weisen eine „Hasenohrenformation" der Vorderhörner auf. Sie bewirken nicht selten eine Herniation des Gehirns durch den Tentoriumspalt. Die Absorptionswerte eines akuten subduralen oder epiduralen Hämatoms gleichen denen von Blutkoagula (56–84 HE). Bei subduralen Hämatomen kann man nicht selten sogar eine Schichtung des Blutes erkennen, die sich in Form

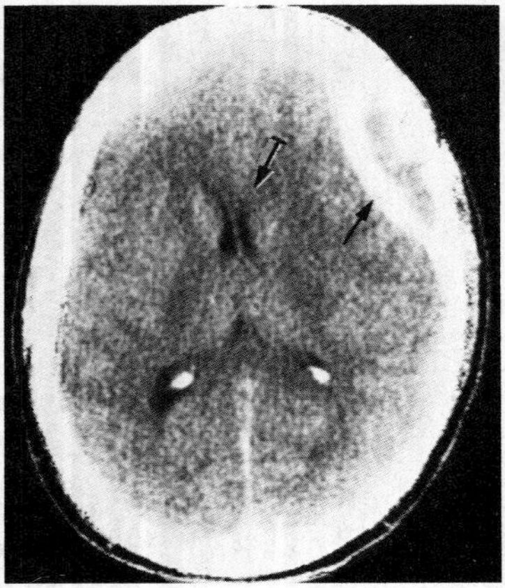

a

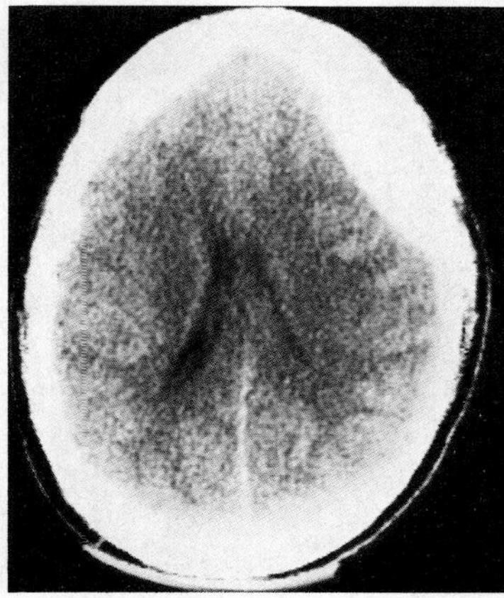

b

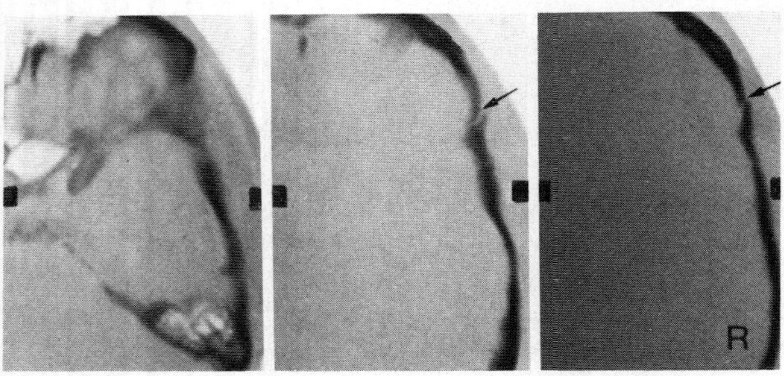

c

Abb. **68 a–c** Traumatisch bedingtes epidurales Hämatom. **a** u. **b** Ohne Kontrastmittel. Bikonkaves hyperdenses Areal (82 HE) rechts frontal (→) mit Kompression des rechten Vorderhorns, des rechten Seitenventrikels (↦) und Verlagerung der Mittellinienstrukturen nach links. **c** Knochenfenster. Darstellung der zugrundeliegenden Fraktur.

höherer Dichtewerte im kaudalen und niedrigerer Dichtewerte im kranialen Anteil darstellt. Besonders oft findet sich dies bei Blutungen in chronisch subduralen Hämatomen.
Chronisch subdurale Hämatome (s. Abb. **133**) zeigen hypodense Absorptionswerte, die im späteren Stadium nicht mehr von Liquor unterschieden werden können. Die Läsionen liegen der Hirnoberfläche an, zeigen aber selten einmal auch eine konvexe Konfiguration. Diagnostische Schwierigkeiten treten auf bei *subakuten subduralen Hämatomen,* die isodense Absorptionswerte aufweisen. Eine isodense Raumforde-

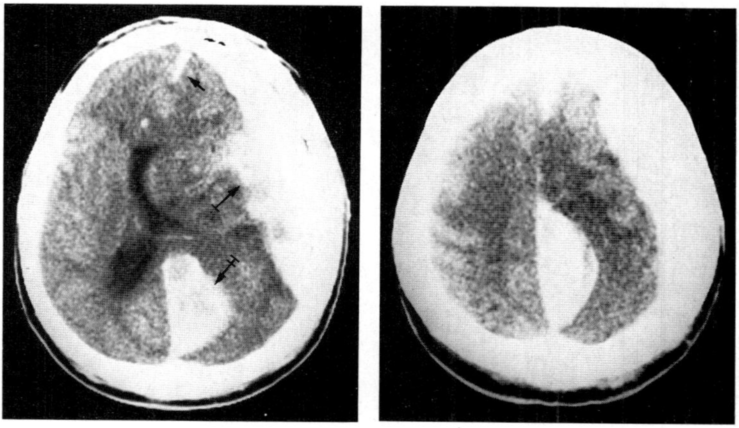

a b

Abb. **69 a–b** Traumatisch bedingtes akutes subdurales Hämatom. Ohne Kontrastmittel. Rechts frontal und im Bereich der Falx, ebenfalls rechts, ausgedehnte halbmondförmige hyperdense Zone, die nach medial eine unregelmäßige Begrenzung aufweist (ı→). Verdrängung der Falx cerebri nach links (→). Halbovale hyperdense Zone entlang der Falx cerebri (ıı→). Kompression des rechten Seitenventrikels und Verlagerung der Mittellinienstrukturen.

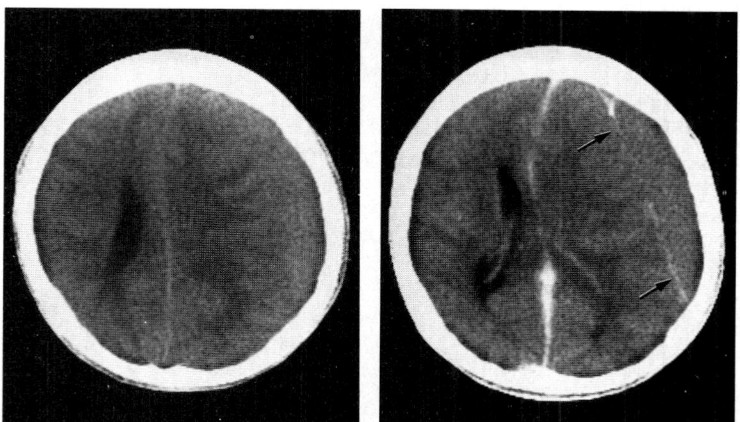

a b

Abb. **70 a–b** Isodenses subdurales Hämatom frontoparietal rechts (18 Tage). **a** Ohne Kontrastmittel. Der rechte Seitenventrikel ist komprimiert und die Mittellinie nach links verlagert. Das isodense subdurale Hämatom kann nicht exakt erkannt werden. **b** Nach Kontrastmittelgabe kommt es im Bereich der Kapsel zu einer Kontrastmittelspeicherung (→). Die Falx cerebri ist jetzt deutlicher sichtbar und nach links verlagert.

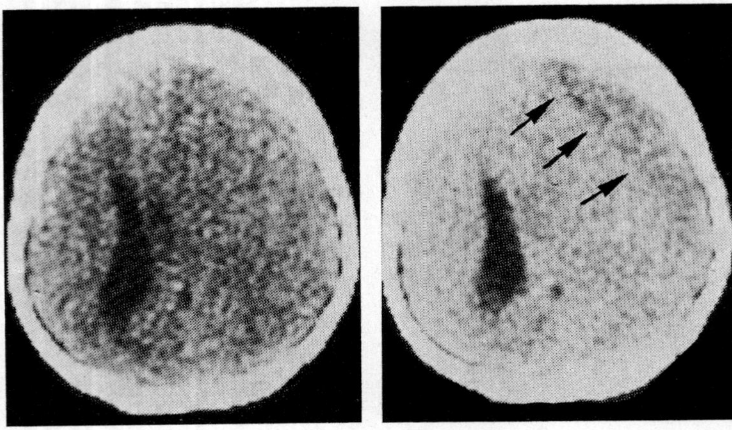

a b

Abb. **71 a–b** Isodenses subdurales Hämatom frontal rechts. **a** Ohne Kontrastmittel. Der rechte Seitenventrikel ist komprimiert und die Mittellinie nach links verlagert. Das Hämatom rechts frontal ist isodens mit der Hirnsubstanz. **b** Nach Inhalation von Xenon 70%. Die Hirnsubstanz selbst zeigt eine Dichtezunahme von 15 HE, das Hämatom keine Dichtezunahme. Deutliches Sichtbarwerden des Hämatoms durch den negativen Kontrast (→).

rung, die eine ausgedehnte Kompression einer Hemisphäre hervorruft, ohne Zeichen einer intrazerebral gelegenen Läsion sollte immer an ein isodenses subdurales Hämatom denken lassen. Kontrastmittelanreicherung kann bei der Darstellung helfen, indem sich die Hirnsubstanz anreichert, das subdurale Hämatom jedoch nicht. Möglich ist auch eine Anreicherung einer Hämatommembrane, die im Areal zwischen Hämatom und Hirn liegt (s. Abb. **70**). Eine deutliche Kontrastmittelanreicherung der Randgebiete einer extrazerebralen Läsion sollte immer an die Möglichkeit eines subduralen Empyems (Abb. **142**) denken lassen.
Die indirekte Darstellung isodenser subduraler Hämatome ist auch durch Xenoninhalation als Kontrastmittel möglich (Abb. **71**). Das Gas diffundiert nicht in das subdurale Hämatom und stellt es somit als negativen Kontrast dar.

Subarachnoidalblutung

Bei Subarachnoidalblutungen besteht die Möglichkeit, mit dem Computertomogramm Blut im Subarachnoidalraum (Abb. **72**) und umschriebene hypodense Areale als Ausdruck einer Ischämie nachzuweisen. Die Lokalisation einer umschriebenen Blutung erleichtert die

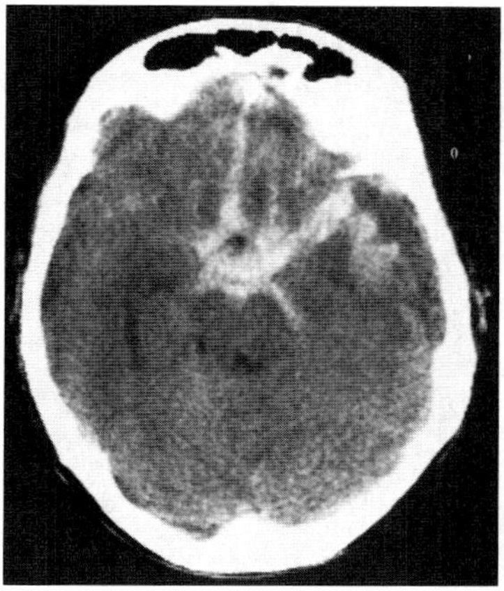

a

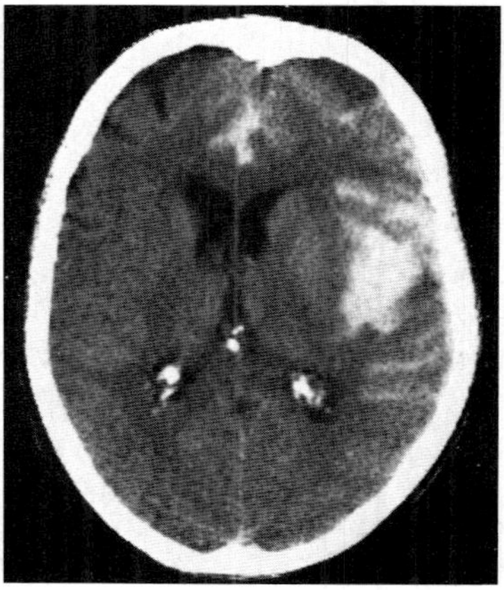

b

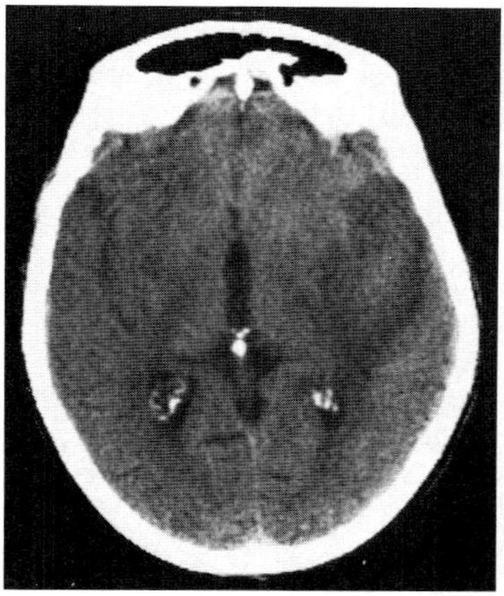

c

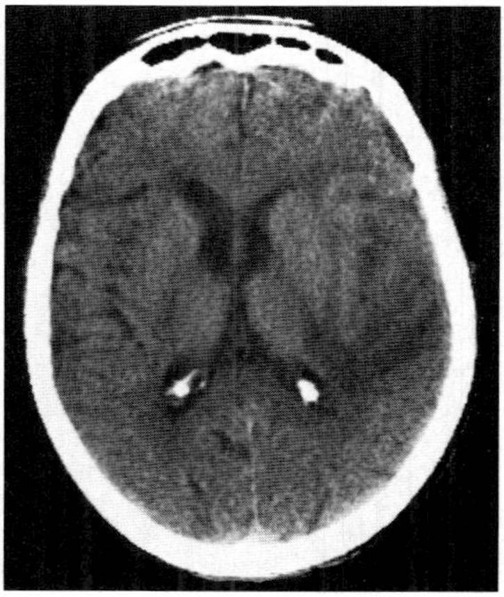

d

Abb. **72 a–d** Subarachnoidalblutung. Aneurysma der A. carotis interna rechts. **a** u. **b** Ohne Kontrastmittel. Hyperdense Areale in den basalen Zisternen, der Fissura interhemisphaerica und insbesondere im Bereich des Bettes der A. cerebri media und der Sylvischen Fissur rechts. Kein Blut im Ventrikelsystem. **c** u. **d** Vollständige Resorption des Blutes in nahezu 25 Tagen. Diskrete Kompression des Seitenventrikels noch sichtbar. Hypodense Randzone als Folge der Resorption.

Entscheidung, welches Gefäß bei einer anschließenden Angiographie zuerst untersucht werden soll und in welcher Region am ehesten ein pathologischer Gefäßbefund zu erwarten ist. Bei mehreren Blutungen kann auch ihr jeweiliges Alter erkannt werden. Aufgrund der raschen Erneuerung von Liquor und des schnellen Abbaus von Blut im Subarachnoidalraum sind Blutkoagula nicht länger als ca. 6 Tage zu erkennen (Abb. **72**).
Neben dem Nachweis subarachnoidal gelegenen Blutes können mit der Computertomographie zusätzlich intrazerebrale Hämatome, die sich in das Ventrikelsystem oder in den Subarachnoidalraum ausbreiten, dargestellt werden wie auch selten einmal die ursächliche Läsion in Form eines Aneurysmas, einer arteriovenösen Mißbildung oder eines klinisch stummen Tumors.
Besteht der klinische Verdacht einer Subarachnoidalblutung und findet sich eine hyperdense Zone im Subarachnoidalraum, erübrigt sich unserer Meinung nach eine diagnostische Lumbalpunktion.
Da nicht selten die Subarachnoidalblutung Tage vor der computertomographischen Untersuchung stattgefunden hat, geringe Blutmengen auch schon 2–3 Tage nach dem Ereignis nicht mehr nachgewiesen werden können, schließt ein normales Computertomogramm eine Subarachnoidalblutung nicht aus. In solchen Fällen ist die anschließend an das Computertomogramm durchgeführte Lumbalpunktion unbedingt erforderlich.

Aneurysmen

Aneurysmen können im Computertomogramm schwierig nachgewiesen werden, da sie meist basisnah liegen, oft von Knochenartefakten überdeckt und nicht selten vom subarachnoidal gelegenen Blut umgeben sind. Mit 1-mm-Schichten jedoch, sagittaler, koronarer Rekonstruktion und Kontrastmittelgabe im Bolus, liegt die Nachweismöglichkeit bei ca. 90%. Haben die Aneurysmen eine gewisse Größe (>1 cm) erreicht (Abb. **73**, **74**) und weisen sie einen raumfordernden Effekt auf, können sie aufgrund ihrer Lokalisation und ihrer Absorptionswerte gut erkannt werden. Die Dichtewerte im Nativscan entsprechen denen von zirkulierendem Blut. Anteile, die thrombosiertes Blut enthalten, können Dichtewerte bis zu 86 HE aufweisen. Bogenförmige, randständige Verkalkungen sind typisch. Das zirkulierende Blut reichert sich nach Kontrastmittel homogen und intensiv an (Abb. **73**).
Findet man im Computertomogramm eine Läsion, die einem Aneurysma entsprechen könnte, sollte eine Angiographie zur genauen Diagnostik angeschlossen werden.
Eine *Ektasie der A. basilaris,* die klinisch einen Hirnstammtumor oder einen präpontinen Tumor imitieren kann, ist leicht im Computertomogramm zu erkennen. Charakteristischerweise ist sie eingebettet in die

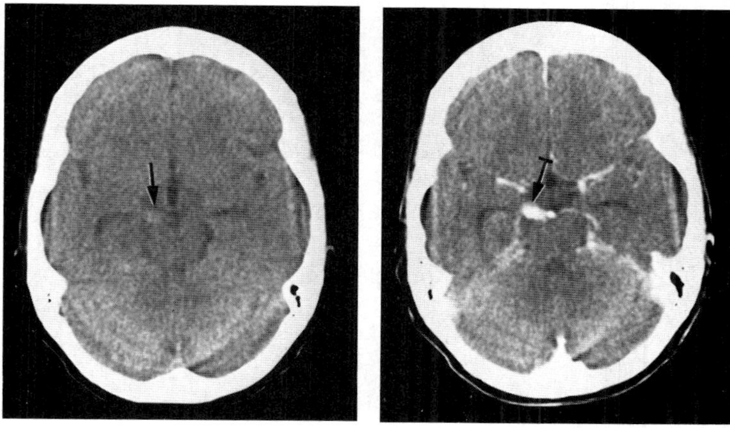

a b

Abb. **73 a–b** Aneurysma der A. cerebelli superior links. **a** Ohne Kontrastmittel. Im hinteren Anteil der präpontinen Zisterne nahezu isodense Zone (→). **b** Nach Kontrastmittel. Dichtes homogenes Anreicherungsmuster neben der A. basilaris (↦). Keine Subarachnoidalblutung.

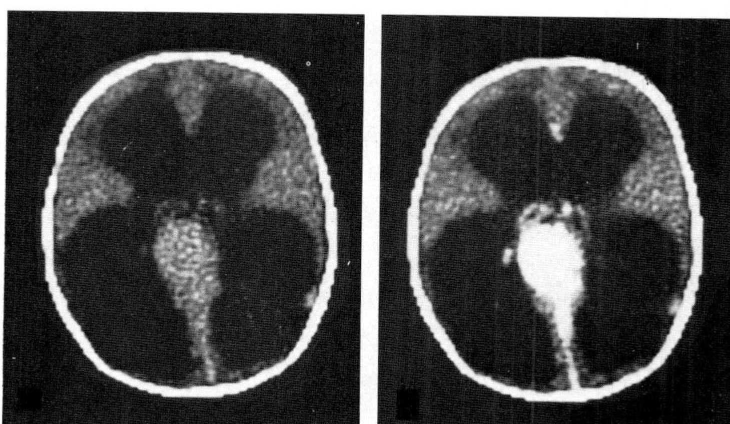

a b

Abb. **74 a–b** Aneurysmatische Erweiterung der V. cerebri magna. **a** Ohne Kontrastmittel. Leicht erhöhte Dichte im Bereich der Cisterna ambiens mit unscharf begrenztem vorderem Anteil und Dichtewerten um 56 HE. Stark ausgeprägter, symmetrischer Hydrozephalus. **b** Nach Kontrastmittelgabe intensive Anfärbung.

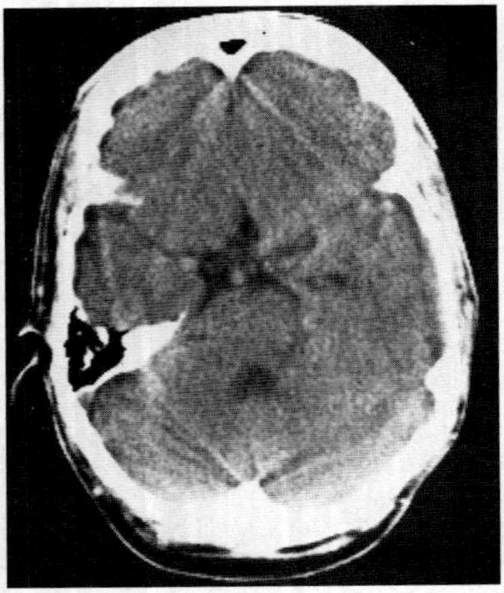

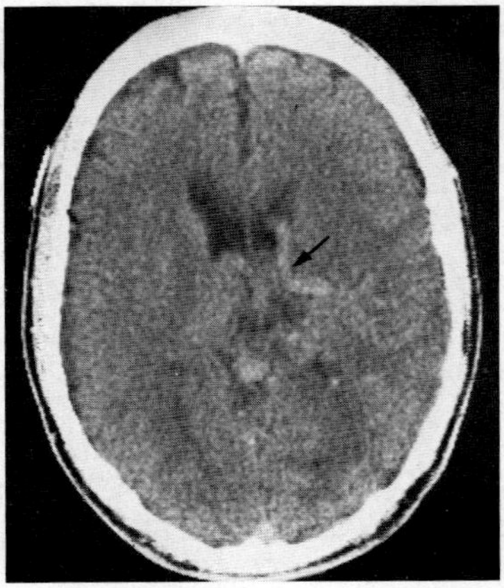

a b

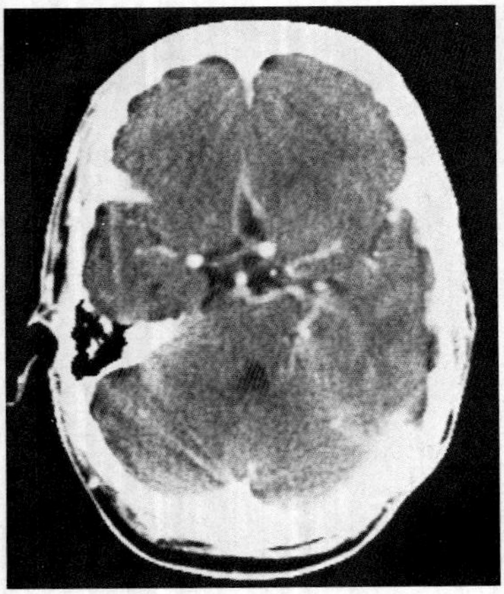

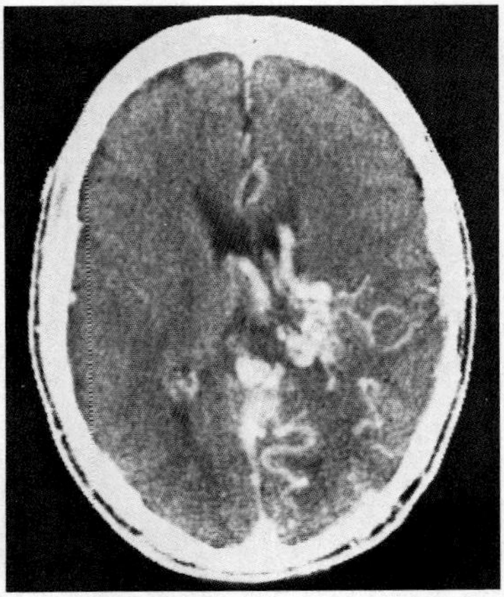

c d

Abb. **75 a–d** Intraventrikulär und intrazerebral gelegene arteriovenöse Mißbildung. **a** u. **b** Ohne Kontrastmittel. Diskret hyperdense Areale im Bereich des rechten Vorderhorns und im Bereich des rechten Thalamus. Sie stellen sich z.T. tubulär dar (→). **c** u. **d** Nach Kontrastmittelgabe intensive tubuläre Anreicherung im Bereich der rechten Stammganglien und des rechten Okzipitallappens.

Brücke, kann sich in den Boden des 3. Ventrikels ausdehnen und verursacht selten einen Hydrocephalus. Die anliegenden Zisternen können erweitert sein und die Gefäße durch ihren großen bogenförmigen Verlauf vor dem Hirnstamm erkannt werden. Findet sich eine ektatische A. basilaris, sind häufig auch ektatische Veränderungen an den übrigen Gefäßen, insbesondere der A. cerebri posterior und der A. carotis interna, anzutreffen.

Arteriovenöse Mißbildungen

Intrazerebrale arteriovenöse Mißbildungen können eine intrazerebrale Blutung, fokale neurologische Ausfälle, eine Migräne oder eine fokale Epilepsie verursachen. Da ausgedehnte arteriovenöse Mißbildungen große Blutmengen enthalten, ist ihre Dichte meist höher als die des umgebenden Hirngewebes. Typischerweise stellen sich nach Kontrastmittelgabe erweiterte Gefäße dar (Abb. **75**). Die Gefäße erscheinen je nach Schnittebene tubulär oder rund. Verkalkungen der Arterienwände oder des angrenzenden Hirngewebes sind im Nativscan häufiger zu finden als bei Röntgenaufnahmen des Schädels. Dennoch sind ca. 20% der arteriovenösen Mißbildungen im Nativscan nicht zu erkennen und zeichnen sich erst nach Kontrastmittelgabe ab. Bei fehlender Blutung zeigt die arteriovenöse Mißbildung typischerweise keine Raumforderung. Umschriebene atrophische Bezirke aufgrund früherer Ischämien oder Blutungen wie auch umschriebene oder generalisierte Erweiterungen des ipsilateralen Seitenventrikels findet man aber nicht selten in ihrer Umgebung. Eine angiographische Darstellung ist notwendig, um die genaue Gefäßversorgung zu erkennen.
Arteriovenöse Mißbildungen können infolge einer Thrombosierung oder einer Kompression durch eine Blutung im Angiogramm selten einmal nicht dargestellt werden. Zeigt das Computertomogramm in solchen Fällen ein typisches Erscheinungsbild mit wurmförmigen Anreicherungszonen, sollte an der Diagnose trotz des negativen angiographischen Befundes festgehalten werden.
Durale arteriovenöse Mißbildungen sind im Computertomogramm nicht nachweisbar. Besteht klinisch der Verdacht, können sie aufgrund des Zusammentreffens von prominenten Gefäßmarkierungen, mehreren punktförmigen Anreicherungen in Kalottennähe und sonst unauffälligem Computertomogramm vermutet werden.

Zerebrovaskuläre Infarkte

Ein ischämisches Areal stellt sich durch fehlende Vaskularisation, ödematöse Schwellung oder nekrotisches Gewebe dar. Entspricht die Ausdehnung dem Versorgungsgebiet einer Arterie, besteht im Gegensatz zur Größe des Areals nur eine geringe Raumforderung, und sind

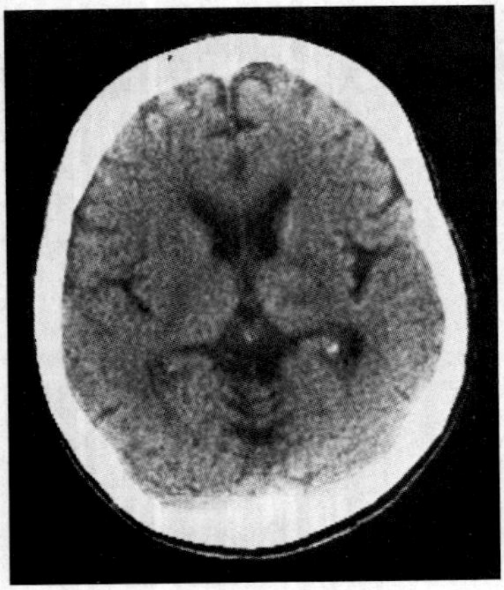

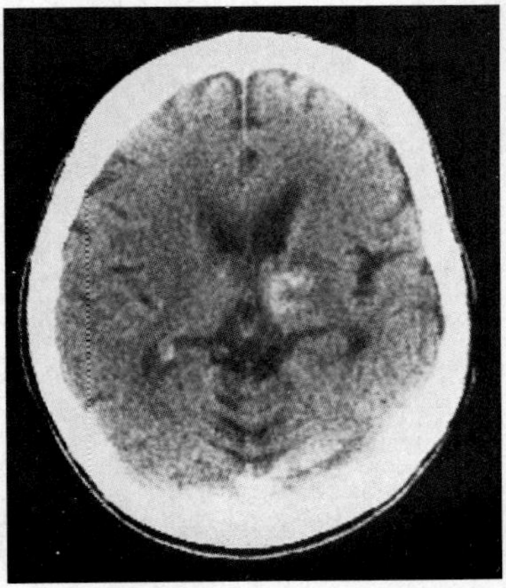

a b

Abb. **76 a–b** Frischer ischämischer Infarkt im Bereich des rechten Thalamus und der Capsula interna. **a** Ohne Kontrastmitte . Im Bereich des rechten Thalamus, angrenzend an die Capsula interna, leicht verminderte Dichte, die bogenförmig angeordnet ist. Kein raumfordernder Effekt. **b** Nach Kontrastmittelgabe. Deutliches Anreicherungsmuster im medialen Anteil des hypodensen Areals, daß zuvor isodens war.

die Dichtewerte vermindert, so kann eine Ischämie mit großer Sicherheit diagnostiziert werden. In vielen Fällen jedoch liegt dieses Erscheinungsbild besonders im Frühstadium nicht vor, und die Diagnose kann nur mit Hilfe der klinischen Daten und der typischen Entwicklung gestellt werden.

Während der *akuten Phase* (Abb. **76**), die auf die erste Woche nach dem Ereignis beschränkt ist, finden sich im infarzierten Gebiet leicht hypodense Absorptionswerte (10–30 HE). Die ischämische Zone kann schon innerhalb der ersten Stunde nach dem Ereignis erkannt werden, es ist jedoch nicht ungewöhnlich, daß dieses Areal während der ersten Tage isodens bleibt. 5% der Infarkte bleiben während des gesamten Verlaufs isodens und sind manchmal nur durch Kontrastmittelanreicherungen nachzuweisen. Die Hälfte aller Infarkte weisen während der ersten Woche nach dem Ereignis scharfe Begrenzungen, die übrigen unscharfe Ränder auf. Eine Raumforderung fehlt bei kleinen Infarkten, bei größeren kann sie selten einmal ausgeprägt sein.

Während der *subakuten Phase* (zwischen der 2. und 5. Woche) vermindern sich die Absorptionswerte und erreichen solche von 0–20 HE. Dabei grenzen sich jetzt auch die zunächst unscharfen Ränder eindeutig ab. Die Massenverdrängung wird geringer oder verschwindet. Man-

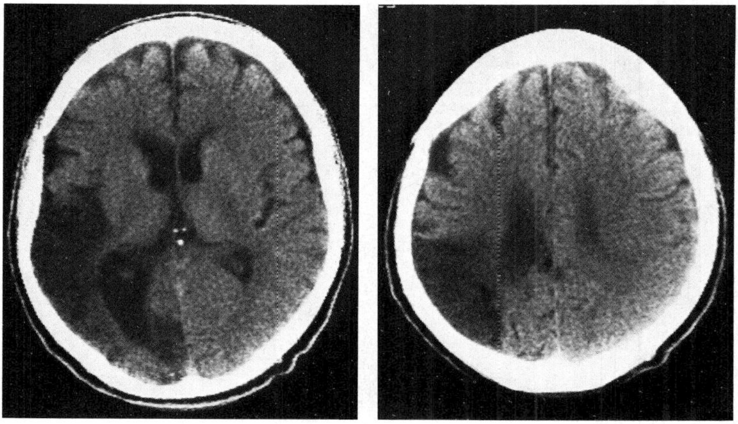

a b

Abb. **77 a–b** Alter ischämischer Infarkt im Grenzscheidengebiet zwischen A. cerebri media und A. cerebri posterior links. Große, scharf begrenzte Zone verminderter Dichte, die in den oberen Schichten keilförmig aussieht, links temporoparietookzipital. Sekundäre Erweiterung des linken Seitenventrikels. Diskrete Verlagerung der Mittellinienstrukturen zur ipsilateralen Seite.

che zunächst hypodensen Infarkte werden in der 2.–3. Woche isodens, was als „fogging"-Effekt bezeichnet wird. Sie sind dann nur mit Kontrastmittel nachweisbar.

Kontrastmittelanreicherung besteht über eine längere Zeitspanne. Die Intensität der Anreicherung variiert ebenso wie das Erscheinungsbild. Sie kann stark ausgeprägt und homogen sein, kann nur zentral liegen oder ringförmig, nur in der Peripherie des Infarkts zu finden sein. Ungewöhnlich ist die Kontrastmittelanreicherung in den ersten 48 Stunden. Findet sie sich schon Stunden nach dem Iktus, sollte die Diagnose eines ischämischen Infarkts mit Vorsicht gestellt werden.

Typischerweise kann eine Anreicherung mit Kontrastmittel bei Infarkten vom 3. Tag bis zum Ende der 4. Woche, selten bis zum Ende der 8. Woche gefunden werden. Weder die Form noch die Dauer der Anreicherung scheint mit der Schwere oder der Prognose der klinischen Symptomatik zu korrelieren. Die Kontrastmittelanreicherung ist auf das infarzierte Gebiet beschränkt. Sie kann derjenigen von Tumoren und Abszessen ähneln. Bei der Unterscheidung beider Pathologien kann das perifokale Ödem helfen. Dieses dehnt sich bei Gliomen und Abszessen weit über das sich mit Kontrastmittel anreichernde Areal hinaus aus und ist fingerförmig auf die weiße Substanz beschränkt. Bei

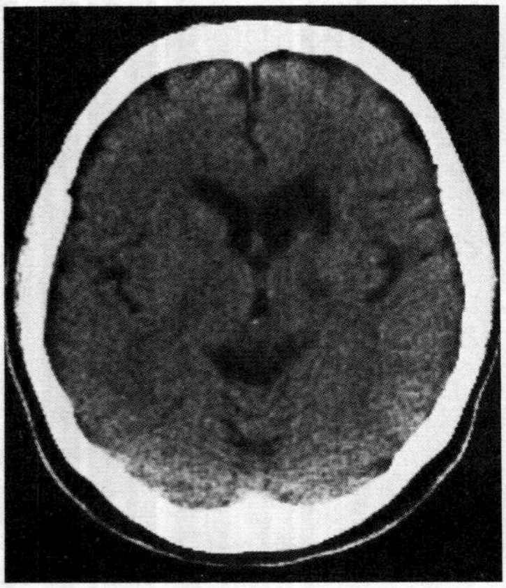

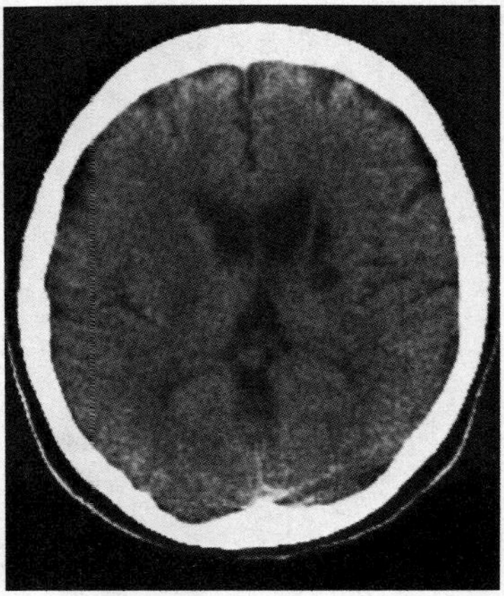

a b

Abb. **78 a–b** Alter ischämischer Infarkt im rechten Nucleus caudatus und in der Capsula interna. Sekundäre Erweiterung des rechten Seitenhorns.

Hirninfarkten ist die weiße wie die graue Substanz hypodens, ein perifokales Ödem liegt nicht vor. Kontrastmittelanreicherung findet sich nur im hypodensen Gebiet.

Ist eine Unterscheidung zwischen Tumor und Infarkt nicht möglich, sind Verlaufskontrollen angezeigt. Zwischen der Progredienz der Tumoren und der Regression bei Infarkten kann dann meist eindeutig unterschieden werden. Bei der Differentialdiagnose kann auch das Angiogramm helfen.

Ein *alter ischämischer Infarkt* stellt sich als scharf begrenztes hypodenses Areal (0–20 HE) oder als fokale kortikale Atrophie dar (Abb. **77**, **78**). Liegt ein frühkindlicher Gefäßverschluß vor, z. B. einer A. carotis interna, so kann eine Verlagerung der Mittellinienstruktur zur ipsilateralen Seite und eine Verkleinerung der ipsilateralen Schädelhälfte gefunden werden.

Ein *hämorrhagischer Infarkt* (Abb. **79**) ist manchmal schwer von einer primären intrazerebralen Blutung mit ausgedehntem Ödem oder einer anderen Pathologie mit sekundärer Einblutung zu unterscheiden, es sei denn, der ischämische Infarkt oder die andere Pathologie wären zuvor schon nachgewiesen worden. Generell kann gelten, daß eine kleine Blutung mit ausgedehnter hypodenser Zone ohne raumfordernden Effekt eher einem hämorrhagischen Infarkt entspricht als einer spontanen intrazerebralen Blutung.

Kleine Infarkte können aufgrund ihrer Lokalisation und Größe oft

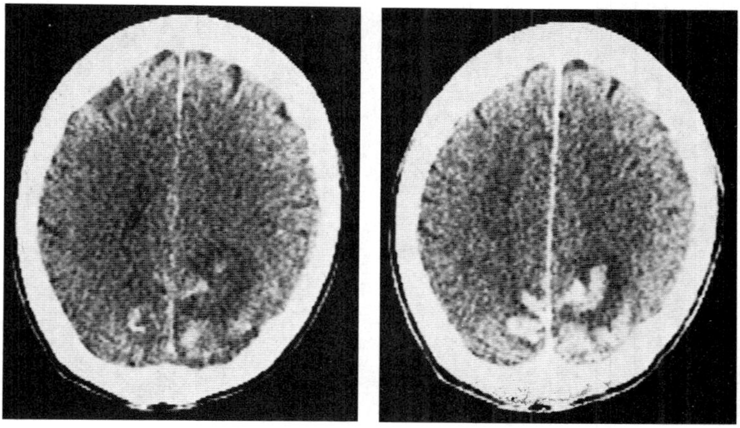

a b

Abb. **79 a–b** Hämorrhagischer Infarkt im Bereich der A. cerebri posterior beidseits. **a** Ohne Kontrastmittel. Unscharf begrenzte Low-density-Zone im rechten Okzipitallappen mit kleinen Zonen vermehrter Dichte im Bereich der hypodensen Zone und auch im linken Okzipitallappen. **b** Nach Kontrastmittelgabe intensives Anreicherungsmuster im Gebiet der Gyri.

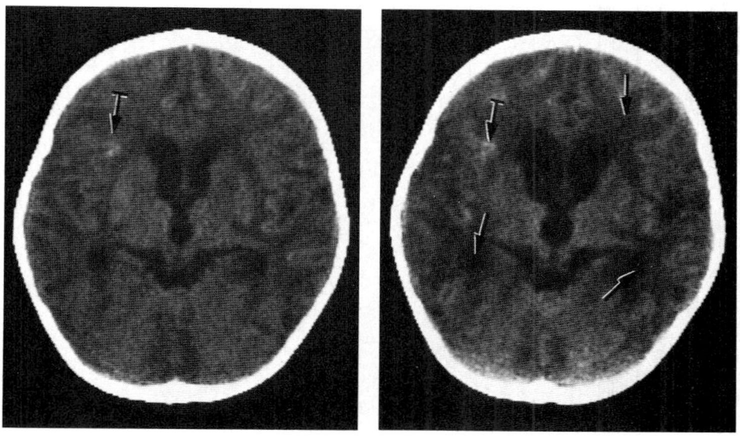

a b

Abb. **80 a–b** Zustand nach Hypoxie (3 Wochen zuvor). Ohne Kontrastmittel. Ausgehende, multiple Low-density-Zonen in der weißen Substanz (⟶). Kortex isodens oder leicht hyperdens (↦), Verdacht auf petechiale Blutung. Hydrocephalus internus.

nicht nachgewiesen werden. Dies betrifft Hirnstamminfarkte und lakunäre Infarkte im Bereich der Capsula interna (Status lacunaris). Lokalisation und Ausdehnung eines Infarkts können auf die *Ätiologie* hindeuten. Der Verschluß einer Arterie ist anzunehmen, entspricht das hypodense Areal dem Ausbreitungsgebiet einer Hirnarterie; eine hypotonische Krise ist wahrscheinlich ursächlich beteiligt, wenn die infarzierte Zone im sog. Grenzstromgebiet zwischen einzelnen Hirnarterien liegt (s. Abb. **77**). Lakunäre Infarkte im Bereich der Capsula interna oder der Basalganglien finden sich bei Veränderungen kleiner Gefäße aufgrund einer Hypertonie (s. Abb. **78**). Bei einer schweren Hypoxie finden sich multiple hypodense Zonen (s. Abb. **80**).

Ischämische Attacken

Ischämische Attacken, die neurologische Symptome bis zu 24 Stunden zeigen und sich dann vollständig zurückbilden, haben meist ein normales Computertomogramm. Selten findet man temporär eine Schwellung einer Hemisphäre, eine infarzierte Zone und ganz vereinzelt kleine Blutungen. Auch wenn man oft ein negatives Computertomogramm hat, sollte eine Kontrolle vorgenommen werden, wenn eine Antikoagulantientherapie vorgesehen ist, um andere Pathologien als Ursache der Ischämie auszuschließen.

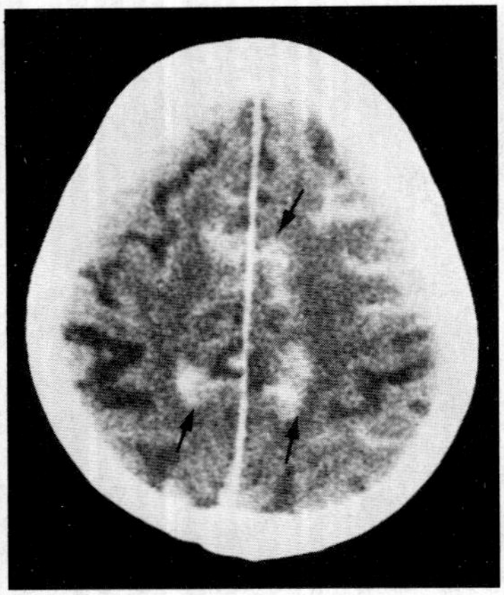

a

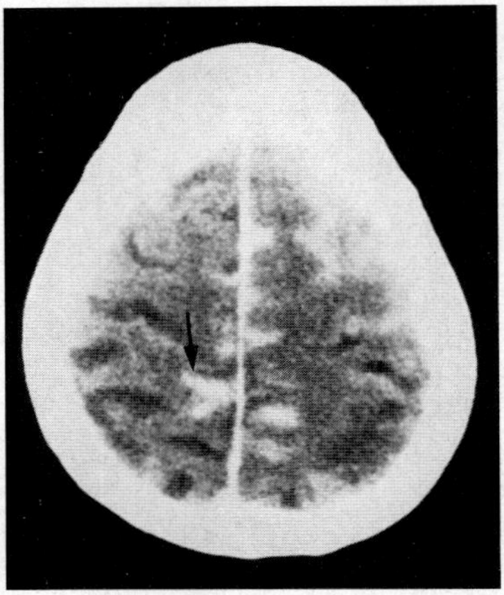

b

Abb. **81 a–b** Thrombose des Sinus sagittalis. Mit Kontrastmittelgabe. Parasagittal rechts und links neben dem Sinus sagittalis unscharf begrenzte Zone erhöhter Dichte und umgebendes Ödem. Kein Anreicherungsmuster. Kleine Blutungen (→). Das Ventrikelsystem ist komprimiert, nicht dargestellt.

Thrombose des Sinus sagittalis

Bei einer Thrombose des Sinus sagittalis superior findet man parasagittal hypodense Bezirke im Bereich des parietalen Kortex. Diese sind meist beidseitig ausgebildet (Abb. **81**), selten symmetrisch. Die Diagnose wird erleichtert bei zusätzlichen multiplen kleinen Blutungen. Die Kontrastmittelanreicherung ist ähnlich derjenigen von ischämischen Infarkten; schwache Kontrastmittelanreicherung der Falx und des Sinus sagittalis findet man nicht selten, doch darf sie nicht als Zeichen einer Thrombose gewertet werden.

Literatur

Alcala, H., M. Gado, R. M. Torack: The effect of size, histologic elements and water content on the visualization of cerebral infarcts. Arch. Neurol. 35 (1978) 1

Becker, H., H. Desch, H. Hacker et al.: CT fogging effect with ischemic cerebral infarcts. Neuroradiology 18 (1979) 185

Becker, H., R. Schwarzrock, H. Friedrich et al.: MR- und CT-Untersuchungen bei Hirninfarkten im Akut- und Spätstadium. Fortschr. Röntgenstr. 143 (1985) 381

Biller, J., B. W. Laster, G. Toole et al.: Cranial computerized tomography in carotid artery transient ischemic attacks. Europ. Neurol. 21 (1982) 98

Bonafe, A., C. Manelfe, B. Scotto et al.: Role of computed tomography in vertebrobasilar ischemia. Neuroradiology 27 (1985 a) 484

Bories, J., S. Derhy, J. Chiras: CT in hemispheric ischaemic attacks. Neuroradiology 27 (1985 b) 468

Bradac, G. B., R. Oberson: CT and anteriography in cases with occlusive disease of supratentorial cerebral vessels. Neuroradiology 19 (1980) 193

Brismar, J.: Computer tomography in superior sagittal sinus thrombosis. Acta radiol. diagn. 21 (1980) 321

Brunetti, J., L. Zingesser, J. Dunn et al.: Delayed intracerebral hemorrhage as demonstrated by CT scanning. Neuroradiology 18 (1979) 43

Bryan, R. M., C. P. Shah, S. Hilal: Evaluation of subarachnoid hemorrhage and cerebral vasospasm by computed tomography. Comput. Tomogr. 3 (1979) 144–152

Büttner, T., C. R. Hornig, O. Busse et al.: Prognostische Kriterien im kranialen Computertomogramm des ischämischen Hirninfarktes. Fortschr. Röntgenstr. 141 (1984) 7

Chiras, J., M. G. Bousser, J. F. Meder et al.: CT in cerebral thrombophlebitis. Neuroradiology 27 (1985) 145

Crisi, G., A. Colombo, M. de Santis et al.: CT and cerebral ischemic infarcts, Correlations between morphological and clinical-prognostic findings. Neuroradiology 26 (1984) 101

Cronqvist, S., J. Brismar, K. Kjellin et al.: Computer assisted axial tomography in cerebrovascular lesions. Acta radiol. diagn. 16 (1975) 135

Davis, K. R., R. H. Ackermann, J. P. Kistler et al.: Computed tomography of cerebral infarction: Hemorrhagic, contrast enhancement, and time of appearance. Comput. Tomogr. 1 (1977) 71

Davis, K. R., J. M. Raveras, P. F. J. New et al.: Cerebral infarction diagnosis by computerized tomography. Amer. J. Roentgenol. 124 (1975) 643

Du Boulay, G. H., E. W. Radü, D. J. Thomas et al.: Plain iothalamte-enhanced CT in cerebral infarction. Price, T. R., E. Nelson: Eleventh Princeton Conference: Cerebrovascular Diseases. Raven Press, New York 1979

Fierstien, S. B., H. W. Pribram, G. Hieshima: Angiography and computed tomography in the evaluation of cerebral venous malformations. Neuroradiology 17 (1979) 137

Ghoshhajra, K., L. Scotti, J. Marasco: CT

detection of intracranial aneurysms in subarachnoid haemorrhage. Amer. J. Roentgenol. 132 (1979) 613

Hayman, L. A., R. A. Evans, F. C. Bastion: Delayed high dose contrast CT: identifying patients at risk of massive hemorrhagic infarction. Amer. J. Neuroradiol. 2 (1981) 139

Hinshaw, D. B., J. R. Thompson jr., A. N. Hasso et al.: Infarctions of the brainstem and cerebellum: a correlation of computed tomography and angiography. Radiology 137 (1980) 105

Jakubowski, J., B. Kendall: Coincidental aneurysms with tumours of pituitary origin. J. Neurol. Neurosurg. Psychiat. 41 (1978) 972

Kase, C. S., J. P. Williams, D. A. Wyatt et al.: Lobar intracerebral hematomas: clinical and CT analysis of 22 cases. Neurology 32 (1982) 1146

Kashihara, M., K. Matsumoto: Acute capsular infarction. Location of the lesions and the clinical features. Neuroradiology 27 (1985) 248

Kendall, B. E., P. Pullicino: Intravascular contrast injection in ischemic lesions, Part II: Effect on prognosis. Neuroradiology 19 (1980) 242

Kendall, B. E., E. W. Radü: Computed tomography in spontaneous intracerebral haematomas. Brit. J. Radiol. 51 (1978) 563

Kendall, B. E., B. C. P. Lee, E. Claveria: CT and angiography in subarachnoid haemorrhage. Brit. J. Radiol. 49 (1976) 483

Khan, M., K. S. Polyzoidis, A. B. O. Adegbite et al.: Massive cerebellar infarction: conservative management. Stroke 14 (1983) 745

Kindel, W. R., L. Jacobs: Computerized axial transverse tomography in cerebrovascular disease. Neuroradiology 26 (1983) 924

Kingsley, D. P. E., E. W. Radü, G. H. Du Boulay: Evaluation of computed tomography in vascular lesions of the vertebrobasilar territory. J. Neurol. Neurosurg. Psychiatr. 43 (1980) 193

Kumar, A. J., A. J. Fox, F. Vinuela et al.: Revisited old and new CT findings in unruptured larger arteriovenous malformations of the Brain. J. Comput. assist. Tomogr. 8 (1984) 648

Ladurner, G., W. D. Sager, D. Iliff et al.: A correlation of clinical findings and CT in ischaemic cerebrovascular disease. Europ. Neurol. 18 (1979) 281

LeBlanc, R., R. Ethier, J. R. Little: Computerized tomography findings in arteriovenous malformations of the brain. J. Neurosurg. 51 (1979) 765

Lee, Y. Y., R. Moser, J. M. Bruner: Organized intracerebral hematoma with acute hemorrhage: CT patterns and pathologic correlations. Amer. J. Neuroradiol. 7 (1986) 409

Lee, K. F., R. A. Chambers, C. Diamond et al.: Evaluation of cerebral infarction by computed tomography with special emphasis on microinfarction. Neuroradiology 16 (1978) 156

Lillequist, B., M. Lindqvist: Computer tomography in the evaluation of subarachnoid hemorrhage. Acta radiol. diagn. 21 (1980) 327

Little, J. R., D. E. Tubman, R. Ethier: Cerebellar hemorrhage in adults: diagnosis by computerized tomography. J. Neurosurg. 48 (1978) 575

Manelfe, C., M. Clanet, M. Bonafe et al.: Internal capsule: normal anatomy and ischemic chances demonstrated by computed tomography. Amer. J. Neuroradiol. 2 (1981) 149

Marcu, H., H. Hacker, D. Vonofakos: Bilateral reversible thalamic lesions on computed tomography. Neuroradiology 18 (1979) 201

Mitnick, J. S., R. S. Pinto, J. P. Lin et al.: CT of thrombosed arteriovenous malformations in children 1. Radiology 150 (1984) 385

Moseley, I., I. M. Holland: Ectasia of the basilar artery: the breadth of the clinical spectrum and the diagnostic value of CT. Neuroradiology 18 (1979) 83

Müller, H. R., R. Wüthrich, U. Wiggli et al.: The contribution of computerized axial tomography to the diagnosis of cerebellar and pontine hematomas. Stroke 6 (1975) 467

Naheedy, M. H., B. Azar-Kia, M. Fine: Radiology of anterior cerebral artery infarction. Comput. Radiol. 8 (1984) 183

Naidich, T. P., T. M. H. Chakera: Multicystic encephalomalacia: CT appearance and pathological correlation. J. Comput. assist. Tomogr. 8 (1984) 631

Nelson, R. F., P. Pullicino, B. E. Kendall et al.: Computed tomography in patients presenting with lacunar syndroms. Stroke 11 (1980) 256

Norton, G. A., P. R. S. Kishore, J. Lin: CT contrast enhancement in cerebral infarction. Amer. J. Roentgenol. 131 (1978) 881

Patel, D. V., D. B. Hier, C. M. Thomas et al.: Intracerebral hemorrhage secondary to cerebral amyloid angiopathy. Radiology 151 (1984) 397

Pedersen, H., K. Taudorf, J. C. Melchior: Computed tomography in spastic cerebral palsy. Neuroradiology 23 (1982) 275

Petersen, O. F., J. O. Espersen: Extradural hematomas: measurement of size by volume summation on CT scanning. Neuroradiology 26 (1984) 363

Pinto, R. S., W. A. Cohen, I. I. Kricheff et al.: Giant intracranial aneurysms: rapid sequential computed tomography. Amer. J. Neuroradiol. 3 (1982) 495

Pullicino, P., B. E. Kendall: Contrast enhancement in ischemic lesions, Part I: Relationship to prognosis. Neuroradiology 19 (1980) 235

Pullicino, P., R. F. Nelson, B. E. Kendall et al.: Small deep infarcts diagnosed on computed tomography. Neurology 30 (1980) 1090

Rao, K. C., H. C. Knipp, E. J. Wagner: Computed tomographic findings in cerebral sinus and venous thrombosis. Radiology 140 (1981) 391

Reed, D., W. D. Robertson, D. A. Graeb: Acute subdural hematomas: atypical CT findings. Amer. J. Neuroradiol. 7 (1986) 417

Schmid, U. D., H. J. Steiger, P. Huber: Accuracy of high resolution computed tomography in direct diagnosis of cerebral aneurysms. Neuroradiology 29 (1987, in press)

Skriver, E. B., T. S. Olsen: Contrast enhancement of cerebral infarcts. Incidence and clinincal value in different states of cerebral infarction. Neuroradiology 23 (1982) 259

Steiner, I., J. M. Gomori, E. Melamed: The prognostic value of the CT scan in conservatively treated patients with intracerebral hematoma. Stroke 15 (1984) 279

Stiller, J., S. Shanzer, W. Yang: Brainstem lesions with pure motor hemiparesis. Computed tomographic demonstration. Arch. Neurol. 39 (1982) 660

Taylor, S. B., R. M. Quencer, B. H. Holzmann et al.: Central nervous system anoxic-ischemic insult in children due to near-drowning. Radiology 156 (1985) 641

Terent, A., G. Ronquist, K. Bergstrom et al.: Ischemic edema in stroke. A parallel study with computed tomography and cerebrospinal fluid markers of disturbed cell metabolism. Stroke 12 (1981) 33

Tohgi, H., H. Mochizuki, H. Yamanouchi et al.: A comparison between the computed tomogram and the neuropathological findings in cerebrovascular disease. J. Neurol. 224 (1981) 211

Torack, R. M.: Computed tomography and stroke edema: case report with an analysis of water in acute infarction. Comput. Radiol. 6 (1982) 35

Traupe, H., W. B. Heiss, W. Hoeffken et al.: Hyperperfusion and enhancement in dynamic computed tomography of ischemic stroke patients. J. Comput. assist. Tomogr. 3 (1979) 627

Valavanis, A., J. Wellauer, M. G. Yasargil: The radiological diagnosis of cerebral venous angioma: cerebral angiography and computed tomography. Neuroradiology 24 (1982/83) 193

Vinuela, F., A. Fox, J. K. Chang et al.: Clinico-radiological spectrum of giant supraclinoid internal carotid artery aneurysms. Neuroradiology 26 (1984) 93

Weingarten, K. L., R. D. Zimmermann, R. S. Pinto et al.: Computed Tomographic changes of hypertensive encephalopathy. Amer. J. Neuroradiol. 6 (1985) 395

Weisberg, L. A.: Computed tomography in the diagnosis of intracranial vascular malformations. Comput. Tomogr. 3 (1979) 125

Weisberg, L. A.: Computed tomographic

enhancement patterns in cerebral infarction. Arch. Neurol. 37 (1980) 21

Weisberg, L. A.: Lacunar infarcts: clinical and computed tomographic correlations. Arch. Neurol. 39 (1982) 37

Weisberg, L. A.: Small superficial cerebrovascular lesions: clinical and computed tomographic correlations. Comput. Radiol. 8 (1984) 151

Wendling, L. R.: Intracranial venous sinus thrombosis: diagnosis suggested by computed tomography. Amer. J. Roentgenol. 130 (1978) 978

Wodarz, R.: Watershed infarctions and computerized tomography. A topographical study in cases with stenosis or occlusion of the carotid artery. Neuroradiology 19 (1980) 245

Yock jr., D. H., W. H. Marshall jr.: Recent ischemic brain infarcts at computed tomography: appearance pre and postcontrast infusion. Radiology 117 (1975) 599

Zilkha, A., D. Faegenburg: Computed tomography of isodense subdural hematomas. Comput. Tomogr. 3 (1979) 29

Atrophie, Hydrozephalus und degenerative Erkrankungen

Der Subarachnoidalraum, die basalen Zisternen und das Ventrikelsystem werden aufgrund der niedrigen Absorptionswerte des Liquors deutlich sichtbar dargestellt. Bei der Ausmessung dieser Räume sollten der Partial volume effect (Teilvolumeneffekt) und die Winkeleinstellung der Schichtebene bedacht werden.
Da eine enge Korrelation zwischen der Ventrikelweite bei der früher durchgeführten Luftenzephalographie und bei der Computertomographie besteht, können in der Computertomographie die gleichen Meßparameter angewandt werden.
Als Parameter für die *Weite des Ventrikelsystems* ist der *Evans-Index* oder der *Cella-media-Index* anzusehen. Dabei wird der Abstand beider Vorderhörner bzw. der Abstand der Seitenventrikel im Bereich der Cella media dividiert durch den weitesten inneren Schädeldurchmesser. Die Weite des 3. Ventrikels kann ohne Schwierigkeiten direkt gemessen werden, die Weite des 4. Ventrikels ist von der Lage der Schichtebene abhängig.

Normwerte. Sie können als grobe Näherungswerte verstanden werden:
Der Evans-Index sollte nicht größer als 30% sein, der Cella-media-Index nicht größer als 25%.
Die Weite des 3. Ventrikels sollte nicht mehr als 8 mm betragen. Hirnfurchen sollten nicht breiter als 3 mm sein. Die Variationsbreite der Ventrikelgröße bei Normalpersonen beträgt ca. 15%.
Zwischen der Weite der Hirnfurchen und dem psychopathologischen Zustand besteht nur eine sehr geringe Korrelation. Die Ventrikelweite sagt vielmehr eher etwas über den psychopathologischen Zustand des Patienten aus.
Die Bewertung grob erweiterter Hirnfurchen und atrophischer Gyri bereitet keine Schwierigkeiten. Diese treten erst bei Grenzbefunden auf. Bei der Beurteilung eines dementiellen Zustandsbildes sollte dem klinischen und psychometrischen Befund der Vorrang gegeben werden.
Auch bei der Beurteilung eines kommunizierenden Hydrozephalus (leicht bis mäßig erweiterte Ventrikel ohne erweiterte Hirnfurchen) würden wir die weitere Diagnostik einzig vom klinischen Bild abhängig machen.

Dennoch erscheint zur Abklärung eines frisch aufgetretenen psychoorganischen Zustandbildes die computertomographische Untersuchung unbedingt indiziert, da in ca. 10–15 % ein pathologischer Befund erhoben wird, der therapeutisch angegangen werden kann.

Generalisierte zerebrale Atrophie

Atrophische Veränderungen des Gehirns können entweder den Kortex oder das Ventrikelsystem allein betreffen; sie finden sich jedoch meistens in beiden Strukturen gleichmäßig ausgeprägt. Sie können generalisiert gefunden werden oder auch fokal.

Liegt eine *generalisierte Atrophie* vor (Abb. **82**), d.h. ein Verlust der grauen und weißen Substanz, finden sich in beiden Hemisphären erweiterte Hirnfurchen, die frontal und parietal meist ausgeprägter sind als temporal. Zusätzlich findet sich eine Ausweitung der basalen Zisternen, der Sylvischen Fissuren und des Interhemisphärenspaltes sowie eine symmetrische Erweiterung des Ventrikelsystems mit einem Evans-Index von mehr als 30 %. Als zugrundeliegender pathologischer Prozeß kommen eine Hirnarteriensklerose (z.B. im Rahmen einer Hypertonie), eine degenerative Veränderung (Morbus Alzheimer), ein postenzephalitischer Zustand, Traumen oder Hypoxien in Frage, seltener auch hereditäre degenerative Erkrankungen.

Eine sich rasch ausbildende generalisierte Atrophie ist auch im Rahmen eines Morbus Creutzfeldt-Jakob zu finden. Die klinischen Charakteristika (rasch progrediente Demenz, extrapyramidale Störungen, epileptische Anfälle) und typische Muster im Elektroenzephalogramm sind hier jedoch führend.

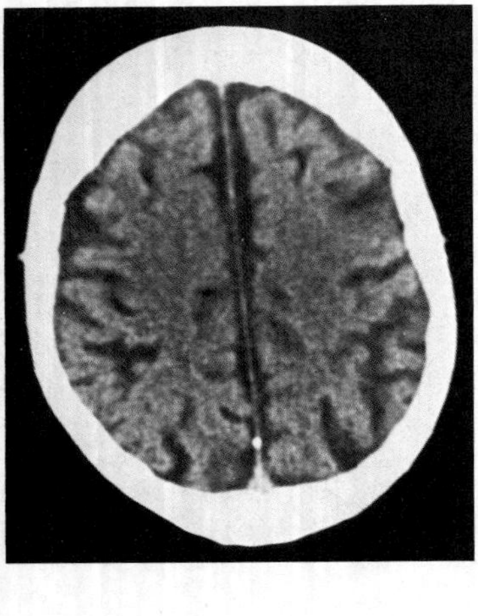

Abb. **82** Kortikale Atrophie. Ohne Kontrastmittel. Erweiterte Hirnfunktion über der Konvexität, leichte Betonung rechts parietal und links frontal. Breiter Interhemisphärenspalt.

Chronischer Alkoholabusus korreliert ebenfalls gut mit erweiterten Hirnfurchen und einem erweiterten Ventrikelsystem. Besonders eine ungeklärte Ätiologie bei jüngeren Patienten sollte immer an einen Alkoholabusus denken lassen. Eine enge Korrelation besteht zwischen dem Alter des Patienten, der Dauer des Alkoholabusus und dem Ausmaß der zerebralen Atrophie. Auch ein exzessiver Barbiturat- oder Amphetaminabusus kann eine Atrophie hervorrufen.
Eine *generalisierte, nur auf den Kortex beschränkte Atrophie* kann bei einer Hirnarteriensklerose, bei Hypoxien (s. Abb. **80**), bei Geburtstraumen, bei schwerem Alkoholabusus oder venerischen Erkrankungen gefunden werden. Auch eine primäre Degeneration des ersten motorischen Neurons kann eine ausschließlich kortikale Atrophie hervorrufen. Es sei nochmals hervorgehoben, daß erweiterte Hirnfurchen als einziger pathologischer Befund keine Korrelation zum intellektuellen Zustand des Patienten aufweist. Es besteht zwar eine Tendenz, daß erweiterte Hirnfurchen bei dementen Patienten häufiger sind, doch können stark erweiterte Hirnfurchen auch ohne intellektuelles Defizit gesehen werden. Iatrogen bedingte Erweiterung der Hirnfurchen findet man nach hohen Cortisongaben und bei starker Dehydratation, insbesondere bei Kleinkindern.

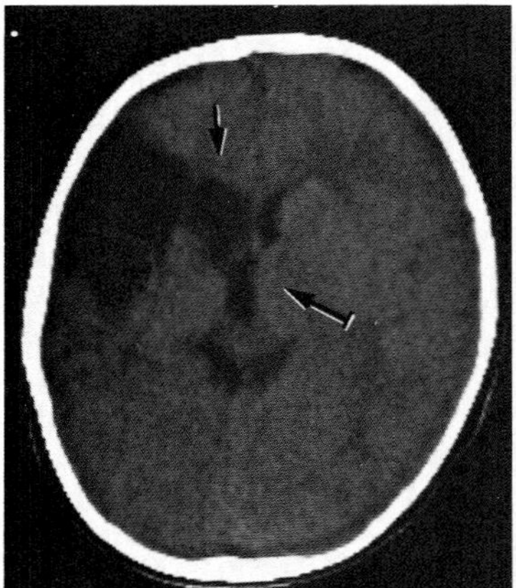
a

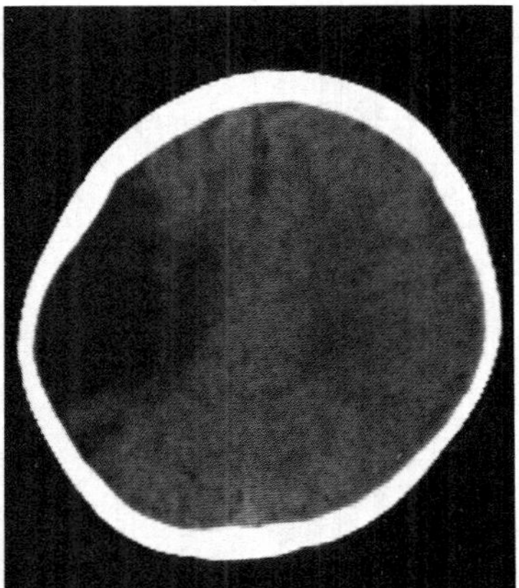
b

Abb. **83 a–b** Infarkt im Ausbreitungsgebiet der linken A. cerebri media. Frühkindliches Auftreten einer diskreten Halbseitensymptomatik links. Ohne Kontrastmittel. Scharf begrenzte Zone verminderter Dichte links frontoparietal, vom Kortex bis zu den Stammganglien reichend, die jedoch selbst normal sind. Sekundäre Erweiterung des linken Vorderhorns (→) und deutliche Verlagerung des 3. Ventrikels zur Seite der Läsion (↦).

Eine *fokale Atrophie* im Bereich des Kortex kann als Restzustand von Infarkten angesehen werden, besonders nach frühkindlich erworbenen Gefäßverschlüssen (Abb. **83**), Traumen (s. Abb. **139**), Operationen, Abszessen oder herdförmigen Entzündungen (s. Abb. **92**). Zustände nach intrazerebralen Hämatomen oder bei arteriovenösen Mißbildungen zeigen häufig auch fokale kortikale Atrophien. Multifokal sind diese Atrophien beim Morbus embolicus.
Umschriebene *Atrophien im Bereich des Kleinhirns* und des Hirnstamms (hereditäre zerebelläre Ataxie, zerebellopontine Degeneration) und langsam progrediente degenerative Erkrankungen (Steel-Richardson-Syndrom) sind von der Klinik her leicht zu diagnostizieren und finden häufig im Computertomogramm ein Korrelat. Beim Steel-Richardson-Syndrom erscheinen das Mittelhirn extrem schmal, die umgebenden Zisternen erweitert, der 4. Ventrikel weit ausladend und die Hirnfurchen über dem Zerebellum sichtbar.
Eine Atrophie des Vermis und eine Erweiterung der Cisterna cerebelli superior werden auch nach langer Hydantoinmedikation und nach Alkoholabusus gesehen. Gleichartige Veränderungen sieht man beim Morbus Hodgkin und bei paraneoplastischen Syndromen.

Hydrozephalus

Eine Erweiterung des Ventrikelsystems allein kann bei einer *Obstruktion der liquorableitenden Wege* oder beim *kommunizierenden Hydrozephalus* gesehen werden. In beiden Fällen ist der empfindlichste Parameter die Weite der Temporalhörner, Druckänderungen spiegeln sich hier zuerst wider. Einzig bei Kleinkindern sind die Temporalhörner normalerweise sichtbar. Die typischen Zeichen eines *kommunizierenden Hydrozephalus* (Synonym: Hydrocephalus male resorptivus oder Normal pressure hydrocephalus, s. Abb. **84**, **138**) sind erweiterte Temporalhörner, ein Evans-Index über 40%, ein erweiterter 4. und 3. Ventrikel und das Fehlen erweiterter Hirnfurchen.
Bei einer postoperativen oder posttraumatischen Erweiterung des Ventrikelsystems zusammen mit einer Verschlechterung des psychischen Zustandes sollte besonders an diese Diagnose gedacht werden.
Bei eindeutigen anamnestischen Daten kann durch Verlaufskontrollen allein die Diagnose und die Indikation zu einer Shuntoperation gestellt werden. Fehlt eine eindeutige Anamnese und sind zusätzlich erweiterte Hirnfurchen abgebildet, was bei ⅓ der Patienten mit einem kommunizierenden Hydrozephalus vorkommt, erscheinen weitere Untersuchungen zur Klärung der Diagnose notwendig. Insbesondere seien kontinuierliche Hirndruckmessungen und die Darstellung der Liquorzirkulation mit wasserlöslichem Kontrastmittel oder Radioisotopen genannt.
Die *Darstellung der Liquorzirkulation* mit wasserlöslichem Kontrastmittel kann im Computertomogramm folgendermaßen durchgeführt

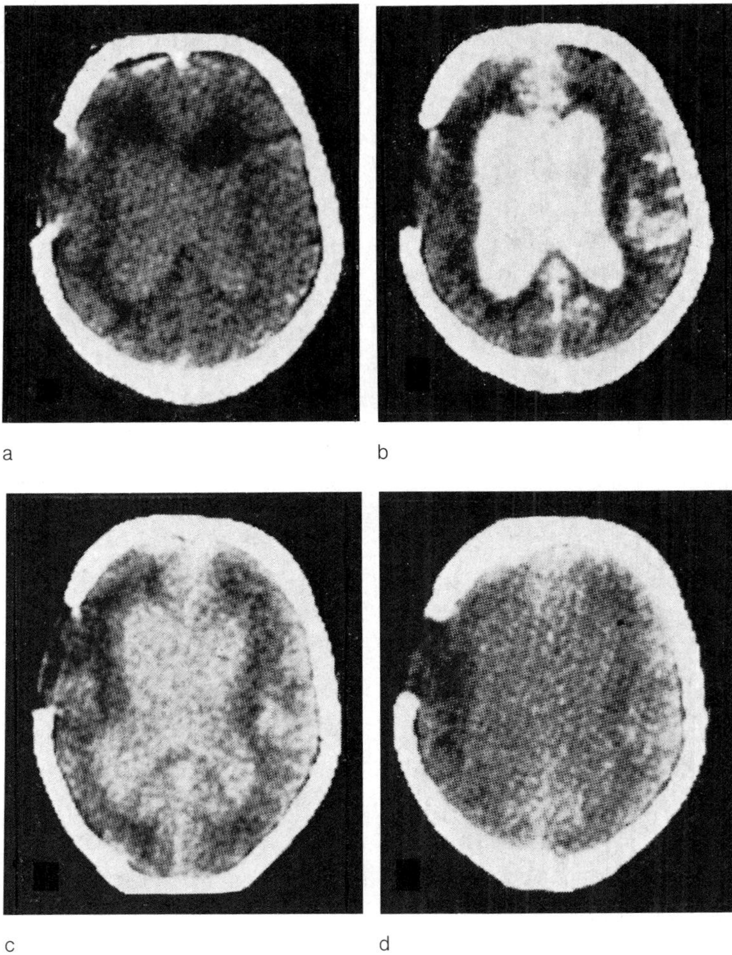

Abb. **84 a–d** „Normal pressure hydrocephalus“. Status nach Operation eines subduralen Hämatoms links temporal. **a** 1 Stunde nach intrathekaler, lumbaler Kontrastmittelinjektion. Subarachnoidalraum und Seitenventrikel haben gleiche Dichte wie Hirngewebe. Periventrikuläre Zonen verminderter Dichte. **b** 12 Stunden nach Injektion. Starke Dichtezunahme im Subarachnoidalraum und in den Seitenventrikeln. **c** 24 Stunden nach Injektion. Dichteabnahme im Subarachnoidalraum und in den Ventrikeln; weiterhin aber höher als das umgebende Hirngewebe. **d** 48 Stunden nach Injektion. Dichte nahezu isodens mit Hirngewebe.

werden: Das Kontrastmittel wird intrathekal verabreicht in einer Konzentration von 3,3–6,7 g Jod, computertomographische Untersuchungen werden nach 12, 24 und 48 Stunden durchgeführt (Abb. **84**). Normalerweise kann das Kontrastmittel nur maximal 12 Stunden im Ventrikelsystem nachgewiesen werden. Beim kommunizierenden Hydrozephalus bleibt es jedoch länger als 24 Stunden im Ventrikelsystem liegen. Die Menge Kontrastmittel, die in den Ventrikeln nachgewiesen werden kann, hängt von der Konzentration ab und vom Verlust des Kontrastmittels durch den Punktionskanal. Daher ist es angezeigt, die Konzentration nach 24 Stunden mit derjenigen nach 12 Stunden zu vergleichen. Beträgt diese Konzentration (nach 24 Stunden) noch mehr als 50%, ist ein kommunizierender Hydrozephalus wahrscheinlich.

Der *obstruktive Hydrozephalus* muß vom kommunizierenden Hydrozephalus unterschieden werden. Mit Hilfe des Computertomogramms kann der Verschluß häufig direkt, sicher aber indirekt nachgewiesen werden. Wie beim kommunizierenden Hydrozephalus sind auch hier die Temporalhörner das subtilste Zeichen einer gestörten Liquorzirkulation (s. Abb. **57**). Die Dauer des bestehenden Hydrozephalus ist schwierig festzustellen, obwohl hypodense Areale um das Ventrikelsystem für ein akutes Geschehen sprechen (s. Abb. **39**). Konventionelle Aufnahmen des Schädels müssen für eine genaue Unterscheidung herangezogen werden (Sellaveränderungen).

Bedenkt man, daß die Obstruktion immer proximal zur Dilatation liegt, können die verschiedenen Orte der Obstruktion leicht unterschieden werden. Häufigste Lokalisationen sind: Obstruktion eines Anteils eines Seitenventrikels (s. Abb. **46**) oder Kompression im Bereich des Trigonums (s. Abb. **47**). Erweiterung eines oder beider Seitenventrikel bei Obstruktion im Foramen interventriculare Monroi (s. Abb. **45**), Erweiterung beider Seitenventrikel und des 3. Ventrikels mit normalem 4. Ventrikel bei Aquäduktstenosen (s. Abb. **39**, **85**), Erweiterung aller Ventrikel einschließlich des 4. Ventrikels bei Obstruktionen an der Schädelbasis (s. Abb. **94**).

Die *einfache Aquäduktstenose* (Abb. **85**) sei besonders erwähnt, da sie angeboren oder durch entzündliche Prozesse im Zentralnervensystem erworben werden kann. Der 3. Ventrikel ist balloniert und bewirkt einen Druck auf das Dorsum sellae und das Chiasma opticum. Die Cisterna chiasmatis ist ausgefüllt. Die Form des erweiterten 3. Ventrikels ist bei einer Aquäduktstenose länglich im Gegensatz zur Arachnoidalzyste.

Findet sich keine Anreicherung nach Kontrastmittelgabe, kann auf eine weitere neuroradiologische Abklärung verzichtet werden. Bei älteren Patienten ohne Zeichen eines länger bestehenden Hydrozephalus im Nativbild des Schädels sollte ein Tumor als Ursache der Stenose durch eine Ventrikulogramm ausgeschlossen werden.

Therapeutisch wird bei beiden Formen ein Shunt implantiert. Die

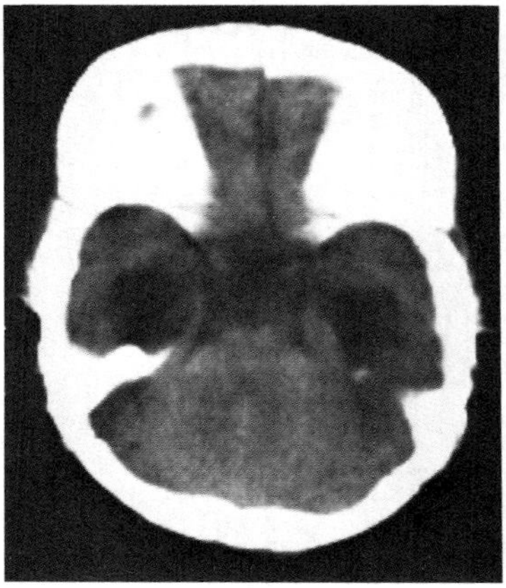

a

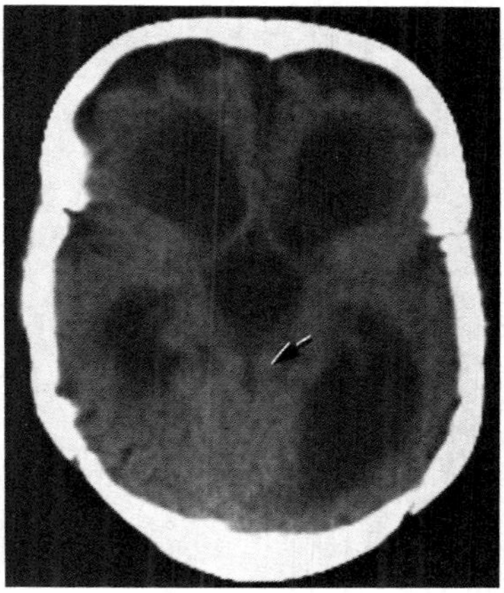

b

c

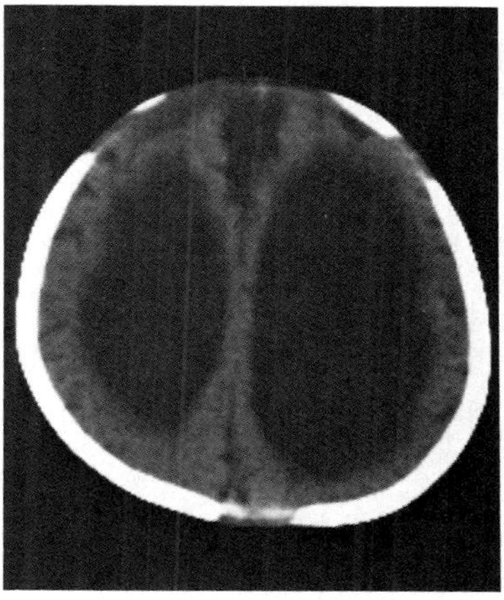

Abb. **85 a–c** Angeborene Aquäduktstenose. Ohne Kontrastmittel. Massive Erweiterung des 3. Ventrikels. Ballonartige Auftreibung des vorderen Anteils und massive Erweiterung der Seitenventrikel wie auch der Temporalhörner. Normaler 4. Ventrikel. Darstellung des etwas erweiterten distalen Anteils des Aquäduktes (→).

Rückbildung der Ventrikelweite nach Anlegen des Shunts ist abhängig von der Akutheit des Auftretens des Hydrozephalus. Bei kurzfristig bestehendem Hydrozephalus bildet sich die Weite der Ventrikel schnell zurück. Bei chronischem Hydrozephalus kann sie trotz fehlerfreier Shuntfunktion längere Zeit bestehen bleiben. Eine Rückbildung der periventrikulären hypodensen Zonen oder eine Verschmälerung der Temporalhörner ist als subtilstes Zeichen einer Besserung anzusehen. Findet man nach einer Shuntoperation eine sehr rasche Reduktion der Ventrikelgröße und liegt keine Mittellinienverlagerung vor,

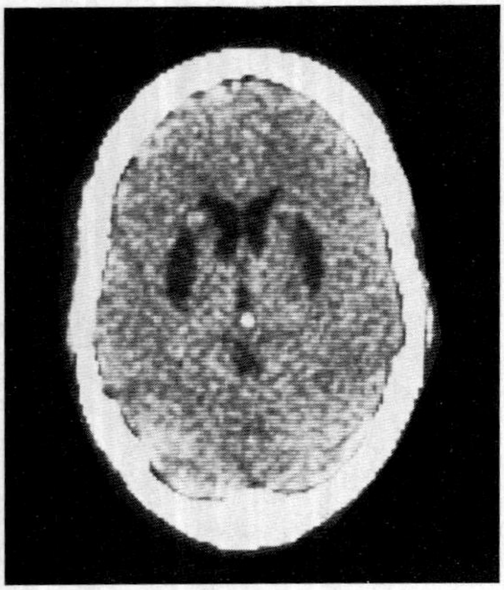

Abb. **86** Alter Infarkt im Bereich beider Basalganglien. Parkinson-Syndrom. Im Bereich beider Nuclei caudati scharf begrenzte Zone verminderter Dichte. Keine Raumverdrängung. Dichtewerte um 4 HE.

muß an ein bilaterales subdurales Hämatom gedacht werden. Dies gilt besonders bei Kindern mit chronischem Hydrozephalus.

Parkinson-Syndrom

Beim idiopathischen Parkinson-Syndrom werden atrophische Veränderungen des gesamten Hirns gesehen. Es können zudem Infarkte im Bereich der Basalganglien (Abb. **86**) gefunden werden, selten auch einmal Verkalkungen. Insgesamt zeigt das Computertomogramm keine für diese Erkrankung spezifische Zeichen.

Chorea Huntington

Die Chorea Huntington, eine hereditäre Erkrankung mit degenerativen Veränderungen in beiden Nuclei caudati, einer zunehmenden Demenz und extrapyramidalen Bewegungsstörungen, hat ebenfalls kein spezifisches Erscheinungsbild im Computertomogramm. Selten kann eine Auswölbung der Seitenventrikel im Bereich der Nuclei caudati gesehen werden. Mit Koronarschichten werden ähnliche Bilder gesehen wie bei der Luftenzephalographie.

Literatur

Andreula, C. F., M. Camicia, A. Lorusso et al.: Clinical and CT parameters in degenerative cerebellar atrophy in aged patients. Neuroradiology 26 (1984) 29

Brennan, R. E., B. J. Stratt, K. F. Lee: Computed tomographic findings in cerebral hemiatrophy. Neuroradiology 17 (1978) 17

Claus, D., J. C. Aschoff: Computer-Tomographie bei Atrophien im Bereich der hinteren Schädelgrube. Arch. Psychiat. Nervenkr. 229 (1980) 179

Dublin, A. B., W. B. Dublin: Cerebral pseudoatrophy and computed tomography: two illustrative case reports. Surg. Neurol. 10 (1978) 209

Gyldensted, C.: Measurements of the normal ventricular system and hemispheric sulci of 100 adults with computed tomography. Neuroradiology 14 (1977) 183

Haubek, A., K. Lee: Computed tomography in alcoholic cerebellar atrophy. Neuroradiology 18 (1979) 77

Haug, G.: Age and sex dependence of the size of normal ventricles on computed tomography. Neuroradiology 14 (1977) 201

Hindmarsh, T., T. Greitz: Computer cisternography in the diagnosis of communicating hydrocephalus. Acta radiol., Suppl. 346 (1975) 91

Hirashima, Y., K. Shindo, S. Endo: Measurement of the area of the anterior horn of the right lateral ventricle for the diagnosis of brain atrophy by CT. Correlation with several ventricular indices. Neuroradiology 25 (1983) 23

Huckman, M. S., J. Fox, J. Topel: The validity of criteria for the evaluation of cerebral atrophy by computed tomography. Radiology 116 (1975) 85

Hughes, C. P., M. Gado: Computed tomography and aging of the brain. Radiology 139 (1981) 391

Koller, W. C., S. L. Glatt, J. H. Fox et al.: Cerebellar atrophy: relationship to aging and cerebral atrophy. Neurology 31 (1981) 1486

Krishna, R., T. G. Brennan, J. H. Garcia: Computed tomography in the diagnosis of Creutzfeldt-Jacob disease. J. Comput. assist. Tomogr. 1 (1977) 211

LeMay, M.: Radiologic changes of the aging brain and skull. Amer. J. Roentgenol. 143 (1984) 383

LeMay, M., F. H. Hochberg: Ventricular differences between hydrostatic hydrocephalus and hydrocephalus ex vacuo by computed tomography. Neuroradiology 17 (1979) 191

Masucci, E. F., F. T. Borts, J. G. Smirniotopoulos et al.: Thin-section CT of midbrain abnormalities in progressive supranuclear palsy. Amer. J. Neuroradiol. 6 (1985) 767

Meese, W., T. Grumme: Die Beurteilung hirnatrophischer Prozesse mit Hilfe der Computertomographie. Fortschr. Neurol. 48 (1980) 494

Meese, W., W. Kluge, T. Grumme et al.: CT evaluation of the CSF spaces of healthy persons. Neuroradiology 19 (1980) 131

Moseley, I. F., E. W. Radü: Factors influencing the development of periventricular lucencies in patients with raised intracranial pressure. Neuroradiology 17 (1979) 65

Naeser, M., C. Gebhardt, L. Harvey, L. Levine: Decreased computerized tomography numbers in patients with presenile dementia. Arch. Neurol. 37 (1980) 401

Radü, E. W., B. E. Kendall: Computertomographie und Cisternographie beim Normal Pressure Hydrocephalus. Akt. Neurol. 4 (1977) 217

Schindler, E., B. Ludwig: Beitrag zur Diagnose der Rindenatrophie: Auswertung von Computertomogrammen und Angiogrammen über 70 Jahre alter Patienten. Neuroradiology 16 (1978) 183

Schroth, G., U. Remmes, A. Schupmann: Computertomographische Verlaufsuntersuchungen von Hirnvolumenschwankungen vor und nach Alkoholentzugsbehandlung. Fortschr. Röntgenstr. 142 (1985) 363

Stober, T., W. Wussow, K. Schimrigk: Bicaudate diameter – the most specific and simple CT parameter in the diagnosis of Huntington's disease. Neuroradiology 26 (1984) 25

Zatz, L. M., T. L. Jernigan, A. J. Ahumada jr.: Changes on computed cranial tomography with aging: intracranial fluid volume. Amer. J. Neuroradiol. 3 (1982) 1

Multiple Sklerose

Bei der multiplen Sklerose finden sich meistens keine pathologischen Veränderungen im Computertomogramm. Der häufigste unspezifische pathologische Befund ist eine generalisierte zerebrale Atrophie; als typischer Befund finden sich in weniger als 20% der klinisch eindeutigen Fälle umschriebene hypodense Zonen. Diese befinden sich in der weißen Substanz, liegen charakteristischerweise periventrikulär und haben keinen raumfordernden Effekt (Abb. **87**).
Die entzündlich veränderten Areale können sich im akuten Schub isodens oder hypodens darstellen und nach Kontrastmittelgabe anreichern. Einige akute Läsionen bilden sich ohne sichtbar bleibenden Substanzdefekt zurück, andere bleiben bestehen. Zum Nachweis entzündlicher Plaques empfiehlt sich die doppelte Kontrastmittelgabe (Bolusinjektion von ca. 30g Jod innerhalb 1 Minute, darauf Infusion von weiteren 30g über 40 Minuten; Untersuchung eine Stunde nach Infusionsbeginn) und eine verzögerte Untersuchung. Die Anreicherung mit Kontrastmittel sistiert mit dem Abklingen der entzündlichen Reaktion oft schon nach wenigen Tagen (besonders nach Cortisongabe), selten einmal nach mehreren Wochen.
Die typische Lokalisation, der fehlende raumfordernde Effekt, die gleichzeitig zu findende Atrophie und die mögliche vollständige Rückbildung akut aufgetretener Läsionen unterscheiden Multiple-Sklerose-Herde von Hirntumoren oder Hirninfarkten.

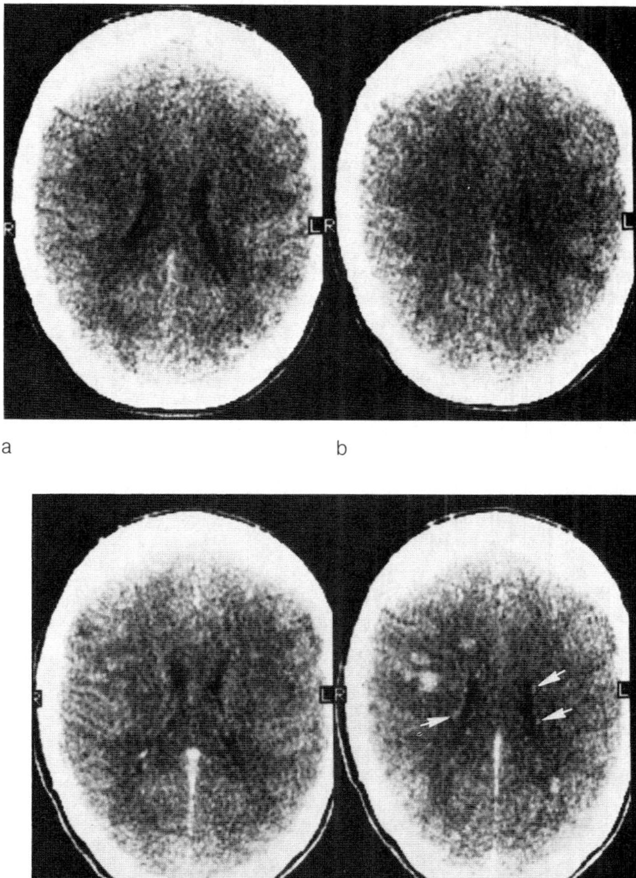

Abb. **87 a–d** Multiple Sklerose. **a** u. **b** Ohne Kontrastmittel. Unregelmäßige Begrenzung der Seitenventrikel, weiße Substanz vermindert dicht mit fokaler Betonung. **c** u. **d** Mit Kontrastmittel. Multiple Anreicherungszonen rechts frontotemporal und links parietal wie auch periventrikulär (→) und in der Corona radiata.

Literatur

Gyldensted, C.: Computer tomography of the cerebrum in multiple sclerosis. Neuroradiology 12 (1976) 33

Harding, A. E., E. W. Radü, A. M. Whiteley: Contrast-enhanced lesions on computerized tomography in multiple sclerosis. J. Neurol. Neurosurg. Psychiat. 41 (1978) 754

Haughton, V., J. Schmidt, A. Syvertsen et al.: Detection of demyelinated plaques with Xenon-enhanced computed tomography. Neuroradiology 20 (1980) 181

Hyman, R. A., R. J. Blankfein, E. R. Pitman et al.: Computed tomography: regression of periventricular enhancing lesions in multiple sclerosis. Comput. Tomogr. 3 (1979) 93

Loizou, L. A., E. B. Rolfe, H. Hewazy: Cranial computed tomography in the diagnosis of multiple sclerosis. J. Neurol. Neurosurg. Psychiat. 45 (1982) 905

Morariu, M. A., D. E. Wilkins, S. Patel: Multiple sclerosis and serial computerized tomography. Delayed contrast enhancement of acute and early lesions. Arch. Neurol. 37 (1980) 189

Sears, E. S., A. McCammon, R. Bigelow et al.: Maximizing the harvest of contrast enhancing lesions in multiple sclerosis. Neurology 32 (1982) 815

Spiegel, S. M., F. Vinuela, A. J. Fox et al.: CT of multiple sclerosis: reassessment of delayed scanning with high doses of contrast material. Amer. J. Neuroradiol. 6 (1985) 533

Vinuela, F. V., A. J. Fox, G. M. Debrun et al.: New perspectives in computed tomography of multiple sclerosis. Amer. J. Neuroradiol. 3 (1982) 277

Wang, A. M., J. H. Morris, W. F. Hickey et al : Unusual CT patterns of multiple sclerosis. Amer. J. Neuroradiol. 4 (1983) 47

Wille, A.: Computertomographische Verlaufsbeobachtungen bei multipler Sklerose. Diss., Basel 1980

Erkrankungen der weißen Substanz (Leukodystrophien)

Die „Leukodystrophie" wird als umfassender Begriff für eine sehr unterschiedliche Gruppe von Erkrankungen gebraucht, die einzig eine beidseitige mehr oder weniger symmetrisch ausgeprägte Veränderung der weißen Substanz als gemeinsames Zeichen aufweisen. Sie werden meist rezessiv vererbt, manifestieren sich im Kleinkindesalter oder in der Jugend, seltener im Erwachsenenalter, können aber auch erworben werden. Histologisch finden sich im Bereich der weißen Substanz eine Degeneration der Myelinscheiden, eine reaktive Gliose oder ein erhöhter Wassergehalt. Die graue Substanz ist nur geringgradig betroffen. Ist der klinische Befund langsam progredient, entwickelt sich häufig eine beträchtliche Atrophie des Gehirns.
Im Computertomogramm findet sich charakteristischerweise eine deutlich verminderte Dichte der weißen Substanz. Es kann gesagt werden, daß bei typischem CT-Befund und klinischen Anhaltspunkten die Diagnose einer Leukodystrophie wahrscheinlich ist.

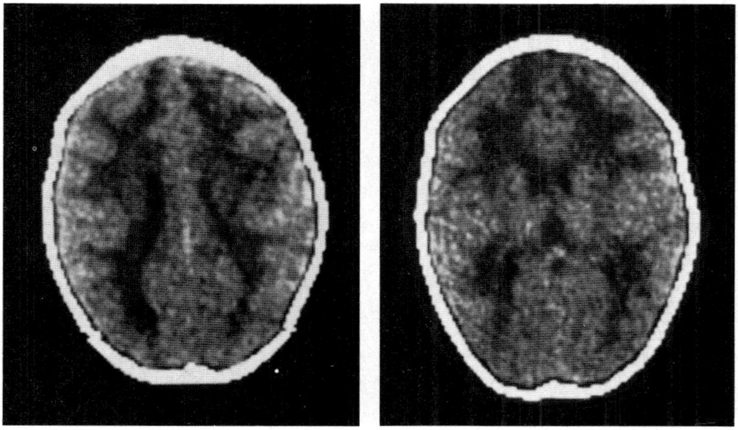

a b

Abb. **88 a–b** Spongiforme Leukodystrophie. Ohne Kontrastmittel. Im Bereich der weißen Substanz, ausgestanzt, die graue Substanz nicht involvierend, verminderte Dichte (zwischen 9 und 21 HE). Keine Kompression des Ventrikelsystems. Unscharfe Begrenzung der Ventrikelwände.

Spongiforme Leukodystrophie

Bei diesem Krankheitsbild findet sich eine fast komplette Demyelinisierung (Abb. **88**); oft ist die innere Kapsel jedoch ausgespart. Das zugrundegegangene Myelin wird durch lockeres gliomatöses Gewebe ersetzt, das ödematös verändert erscheint. Es bewirkt auch häufig einen Megaenzephalus. Im Computertomogramm finden sich stark hypodense Dichtewerte in der weißen Substanz, symmetrisch ausgebildet in beiden Hemisphären mit einer scharfen Grenze zur gesunden grauen Substanz. Eine Anreicherung mit Kontrastmittel fehlt. Beim Morbus Alexander ist klinisch und computertomographisch kein Unterschied zur spongiformen Leukodystrophie zu finden.

Adrenoleukodystrophie

Die Adrenoleukodystrophie befällt Jungen im Alter von 4–8 Jahren und ist autosomal rezessiv vererbt. Es findet sich anstelle des normalen Myelins eine sudanophile Substanz. Die weiße Substanz des Parietal- und Okzipitallappens und des hinteren Anteils des Temporallappens wie auch das Corpus callosum sind am meisten betroffen. Erst im späteren Krankheitsverlauf kommt es zu einer Ausdehnung auch der weiter frontal gelegenen Areale. Die Adrenoleukodystrophie ist weniger symmetrisch ausgebildet als die spongiforme. Auch das Kleinhirn kann involviert sein. In den Randzonen findet sich eine Zone lipoidbeladener Makrophagen und mononukleärer Zellen. Nach intravenöser Kontrastmittelgabe sieht man in diesem Bereich eine deutliche Anreicherung, was die Adrenoleukodystrophie von der spongiformen Leukodystrophie eindeutig unterscheidet.

Metachromatische Leukodystrophie

Diese Erkrankungen sind bedingt durch im Blut nachweisbare Enzymdefekte. Bei der metachromatischen Leukodystrophie ist die Ausscheidung der Arylsulfatase A im Urin vermindert, und es besteht eine Anreicherung von Sulfatiden im Zentralnervensystem und im übrigen Gewebe. Bei jungen Patienten besteht eine rasche Progredienz, bei älteren zeigen sich chronische Verläufe. Bisher wurden nur wenige computertomographische Untersuchungen bei dieser Krankheit durchgeführt. Dabei fand man die weiße Substanz des Frontallappens von verminderter Dichte und, bei langsamer Progredienz, eine Atrophie des Kortex. Trotz biochemisch nachgewiesenen Erkrankungen und neurologischen Ausfällen war bei einigen Patienten das Computertomogramm jedoch normal.

Globoidzell-Leukodystrophie

Die Globoidzell-Leukodystrophie (Krabbe) zeigt eine Anreicherung von Cerebrosiden in den Epitheloidzellen des Zentral- und peripheren Nervensystems. Diese Erkrankung verläuft häufig rasch progredient. Das computertomographische Bild weist eine diskrete hypodense Dichte der weißen Substanz auf und ist wenig spezifisch.

Veränderungen vorwiegend der weißen Substanz bei systemischen Erkrankungen

Dichteverminderung der weißen Substanz kann auch bei Patienten mit einer Muskeldystrophie, selten bei Patienten mit Enzephalitiden und hypertensiven Enzephalopathien gefunden werden. Das computertomographische Erscheinungsbild normalisiert sich bei letzteren Krankheitsbildern mit Besserung des klinischen Zustandes im Gegensatz zu der zuerst genannten Erkrankung, die eine Progredienz aufweist.
Verminderte Dichtewerte der weißen Substanz *ausschließlich im Bereich des Centrum semiovale* können bei mehreren unterschiedlichen Erkrankungen gefunden werden.
Die subkortikale Enzephalopathie (Morbus Binswanger) weist eine asymmetrisch verminderte Dichte auf mit leichter kortikaler Atrophie und nicht selten zusätzlichen lakunären Infarkten.
Akute schwere hypertonische Zustände können zu einer verminderten Dichte im Centrum semiovale führen, die sich nach erfolgreicher Therapie ebenfalls zurückbildet.
Bei der Wismutenzephalopathie erscheint die weiße Substanz ebenfalls vermindert dicht; dies stellt sich jedoch bei Dichtemessung als Täuschung heraus, da die graue Substanz durch Ablagerung von Wismut erhöhte Dichtewerte aufweist.
Sehr ähnliche computertomographische Bilder zeigen auch die akute nekrotisierende multifokale Leukenzephalopathie, die im Anschluß an die Behandlung von Leukämien und Retikulosen mit Methotrexat und mit Strahlentherapie gesehen wird, und die akute schwere Polyzythämie. Ebenso sind gleiche Bilder zu finden bei Intoxikationen und schweren Hypoxien, wobei letzterer Zustand zu einer Veränderung der weißen und der grauen Substanz führt.

Veränderungen der weißen Substanz bei sonstigen Speicherkrankheiten

Beim Morbus Tay-Sachs, im Gegensatz zu den zuvor beschriebenen Erkrankungen eine Störung des Lipoidstoffwechsels mit Anreicherung von Gangliosiden im Nervensystem, können im gesamten Gehirn kleine, multiple hypodense Zonen gefunden werden ohne eine bevorzugte Verteilung (Abb. **89**).

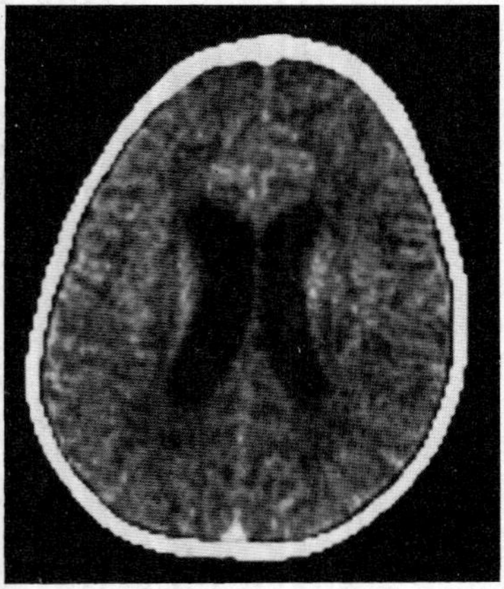

Abb. **89** Morbus Tay-Sachs. Ohne Kontrastmittel. Fleckchenförmige Zonen verminderter Dichte in weißer und grauer Substanz mit Werten um 12 HE. Erweiterung des Ventrikelsystems. Großer Kopf.

Literatur

Arimitsu, T., G. Di Chiro, R. A. Brooks et al.: White-gray matter differentiation in computed tomography. J. Comput. assist. Tomogr. 1 (1977) 437

Aubourg, P., C. Diebler: Adrenoleukodystrophy – its diverse CT appearances and an evolutive or phenotypic variant: The leukodystrophy without adrenal insufficiency. Neuroradiology 24 (1982) 33

Barnes, D. M., D.R. Enzmann: The evaluation of white matter disease as seen on computed tomography. Radiology 138 (1981) 379

Di Chiro, G., R. M. Eiben, H. J. Manz et al.: A new CT pattern in adrenoleukodystrophy. Radiology 137 (1980) 687

Duda, E. E., P. R. Huttenlocher: Computed tomography in adrenoleukodystrophy. Radiology 120 (1976) 349

George, A. E., M. J. de Leon, C. I. Gentes et al.: Leukoencephalopathy in normal and pathologic aging: I. CT of brain lucencies. Amer. J. Neuroradiol. 7 (1986) 561

Ieshima, A., I. Eda, A. Matsui et al.: Computed tomography in Krabbe's disease: comparison with neuropathology. Neuroradiology 25 (1983) 323

Inoue, Y., T. Fukuda, S. Takashima et al.: Adrenoleukodystrophy: new CT findings. Amer. J. Neuroradiol. 4 (1983) 951

Kendall, B. E., L. E. Claveria, W. Quiroga: C.A.T. in leukodystrophy and neuronal degeneration. In Du Boulay, G. H., I. F. Moseley: Computerized Axial Tomography in Clinical Practice. Springer, Berlin 1977 (p. 191)

Kwan, E., J. Drace, D. Enzmann: Specific CT findings in Krabbe's disease. Amer. J. Roentgenol. 143 (1984) 665

Quisling, R. G., M. R. Andriola: Computed tomographic evaluation of the early phase of adrenoleukodystrophy. Neuroradiology 17 (1979) 285

Intrakranielle Infektionen und entzündliche Erkrankungen

In diesem Abschnitt sollen sowohl Krankheiten besprochen werden, bei denen ein infektiöses Agens nachgewiesen werden kann, als auch entzündliche Infiltrate ohne bisher bekannte Ursachen.
Intrakranielle Infektionen können durch die Akutheit ihres Auftretens wie auch durch ihren Ausbreitungsmodus unterschieden werden. Wir möchten folgende Unterteilung vornehmen.
- Hirnabszeß (Großhirn, Zerebellum, Hirnstamm),
- umschriebene Entzündungen des Hirngewebes,
- Meningitis,
- Ventrikulitis,
- Empyem.

Zerebraler Abszeß

Das Erscheinungsbild eines Hirnabszesses ist unabhängig von seiner Lokalisation, abhängig jedoch vom Entzündungsstadium. Er ist definiert als eine Ansammlung von Eiter, die durch eine Kapsel mehr oder weniger scharf vom umgebenden Hirngewebe getrennt ist. Bakteriell bedingte Abszesse kommen häufig in der Folge von Infektionen des Ohrs, der paranasalen Sinus, von Herzoperationen oder Traumen vor. Diese Ursprungsorte deuten auch auf die häufigsten Lokalisationen hin: Frontallappen, ausgehend vom Sinus frontalis oder Sinus ethmoidalis, Temporallappen und Zerebellum, ausgehend vom Mittelohr oder von den Mastoidzellen. Sehr selten kommt es zu einer sekundären Abszedierung eines primären Hirntumors (z.B. Dermoid, s. Abb. **41**).

Bakterielle Abszesse. Computertomographisch stellen sich die bakteriell bedingten Abszesse (Abb. **90**) häufig durch eine hypodense Zone dar, mit einem zentralen Anteil, der Dichtewerte von Liquor aufweist. Die Abszeßkapsel kann je nach Stadium vollständig oder teilweise schon im Nativscan als isodenser oder leicht hypodenser Ring um das nekrotische Areal erkannt werden. Hyperdense Dichtewerte finden sich bei den bakteriell bedingten Abszessen nicht. Ein weitausgedehntes Ödem und eine Schwellung der weißen Substanz sind häufig um den Abszeß gelegen. Der raumfordernde Effekt ist im Vergleich zu einem gleich großen Ödem eines Glioms gering. Ein Hydrozephalus ist selten.

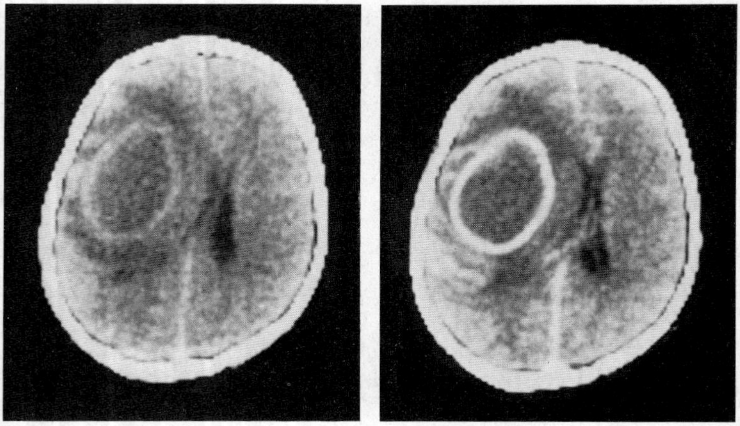

a b

Abb. **90 a–b** Intrazerebraler Abszeß links frontoparietal. **a** Ohne Kontrastmittel. Scharf begrenzter, relativ gleichmäßig ausgeprägter Ring nahezu isodenser Dichte, der umgeben ist von einem breiten Saum verminderter Dichte, der teilweise bis in die graue Substanz reicht. Der linke Seitenventrikel ist komprimiert und die Mittellinienstruktur nach rechts verlagert. **b** Nach Kontrastmittelgabe deutliche Anreicherung der Ringstruktur.

Kontrastmittelgabe bewirkt eine intensive Anreicherung der Kapsel, falls sich diese gebildet hat. Der Ring ist dünn und sehr regelmäßig ausgebildet, was ihn von den Ringformationen zystisch-maligner Tumoren unterscheidet (s. Abb. **37**). Da sich die Kapsel um den Abszeß herum im Nativscan nicht immer darstellt, sollte bei Verdacht auf einen Abszeß ein Computertomogramm mit Kontrastmittel unbedingt durchgeführt werden. Multilokulär gelegene und multiple Abszesse sind möglich, so daß es notwendig erscheint, sämtliche Schichten nach Kontrastmittelgabe zu wiederholen.
Die computertomographische Untersuchung spielt nicht nur bei der Diagnose von zerebralen Abszessen eine bedeutende Rolle, sondern auch zur Kontrolle der Therapie. Die früher angewandte Praxis von Bariuminjektionen in die Abszeßhöhle ist heute verlassen. Nach einer erfolgreichen Therapie verkleinert sich die Ausdehnung des Abszesses, und es verringert sich die Intensität der Anreicherung mit Kontrastmittel. Persistiert die Anreicherung, muß ein weiterhin aktiver Prozeß angenommen werden. Kontrolluntersuchungen können auf das Abszeßareal selbst begrenzt bleiben, sollten aber immer mit Kontrastmittel durchgeführt werden. Der Ventrikeleinbruch eines Abszesses ist eine schwerwiegende Komplikation. Er kann erkannt werden durch

Ansteigen der Dichtewerte des Liquors und durch Kontrastmittelanreicherungen im Ependym.
Anhaltspunkte für die Ursache der Infektion können aus Verschattungen der paranasalen Sinus, der Mastoidzellen, durch frühere Operationen oder Traumen geschlossen werden.

Tuberkulöse Abszesse. Intrazerebrale Tuberkulome sind in Westeuropa seltener als bakterielle Abszesse. Sie kommen nach unseren Erfahrungen ausschließlich bei Einwanderern vor. Sie haben keine spezifische Lokalisation und sind häufig multipel. Meistens sind sie isodens, selten hypodens. Verkalkungen können selten gefunden werden. Die Läsionen werden von einem geringen Ödem umgeben und reichern sich nach Kontrastmittel intensiv an. Ringförmige wie homogene oder fleckförmige Anreicherungen kommen vor, wobei beim gleichen Patienten sämtliche Formen gesehen werden können. Der raumfordernde Effekt ist nicht ausgeprägt, und ein Hydrozephalus ist höchstens Folge eines Tuberkuloms im Zerebellum oder im Bereich des Foramen Monroi. Ein solitäres Tuberkulom ist schwierig von einem Neoplasma zu unterscheiden. Ebenso können die Granulome bei Sarkoidose von den Tuberkulomen in ihrem computertomographischen Erscheinungsbild nicht unterschieden werden.

Mykotische Abszesse haben fast immer Nokardien oder Aspergillus als Erreger. Die Ausbreitung ist hämatogen, der Parietallappen am häufigsten befallen. Fast alle Patienten, die an einem solchen Abszeß leiden, stehen unter immunsuppressiver Therapie. Das computertomographische Erscheinungsbild ist ähnlich dem der tuberkulösen Abszesse. Die Anreicherungsform nach Kontrastmittel ist jedoch homogen und nicht ringförmig. Das perifokale Ödem fehlt, und die Abszesse kommen häufig multipel vor.

Umschriebene Entzündung. Eine umschriebene Entzündung des Hirngewebes ohne Einschmelzung findet man nicht häufig. Dieses Erscheinungsbild ist auch in der Literatur schlecht dokumentiert. Eine unscharf begrenzte hypodense Zone, die meist fleckförmige Kontrastmittelanreicherung zeigt und die sich nach antibiotischer Therapie vollständig zurückbildet, ist in einigen wenigen Fällen beschrieben worden. Im englischen Sprachgebrauch wird dieses Erscheinungsbild als „cerebritis" bezeichnet.

Enzephalitis

Die bakteriellen Enzephalitiden und die Mehrzahl der viralen Infektionen zeigen meistens keine sicheren pathologischen Veränderungen im Computertomogramm. Nur diskret verminderte Dichte, symmetrisch ausgebildet und periventrikulär gelegen, kann beobachtet werden.

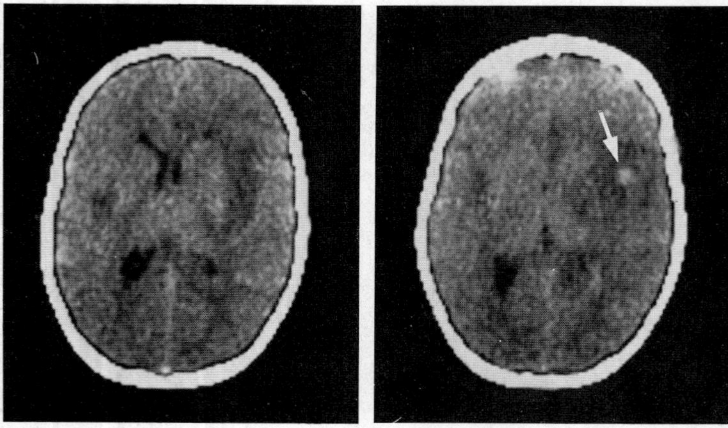

a b

Abb. **91 a–b** Akute Herpesenzephalitis mit Herd rechts temporal und Blutung. Ohne Kontrastmittel. Unscharf begrenzte Zone verminderter Dichte rechts temporal mit Kompression des rechten Hinterhorns. Im Areal verminderter Dichte findet man ein umschrieben hyperdenses Areal (→), was Blut entsprechen dürfte. Diskret verminderte Dichte auch links temporal.

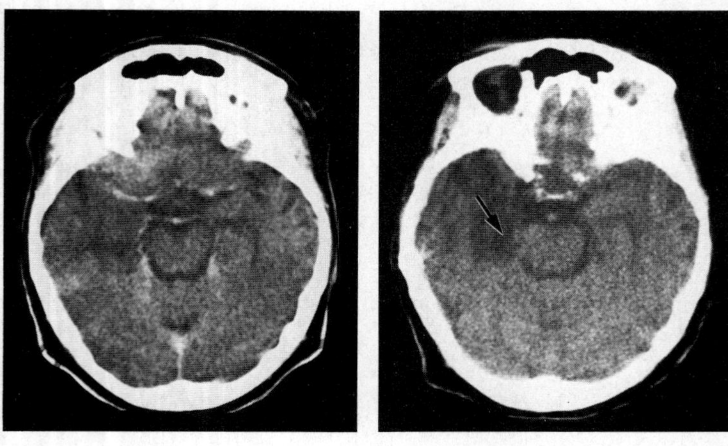

a b

Abb. **92 a–b** Herpesenzephalitis. **a** Akutes Stadium. Diskret hypodense Zone links temporal, keine Anreicherung nach Kontrastmittelgabe. **b** Zustand 9 Monate nach Erkrankung. Scharf begrenzte, hypodense Zone ohne raumfordernden Effekt. Diskrete Erweiterung der Cisterna ambiens (→).

Bei der *Herpes-simplex-Enzephalitis* kann es im akuten Stadium (Abb. **91**) keine oder nur sehr geringe Veränderungen geben, die in Form von hypodensen Arealen im Temporallappen, selten an einer anderen intrazerebralen Lokalisation erscheinen. Hyperdense Bezirke in diesen Arealen entsprechen Einblutungen und erschweren die Diagnose einer Enzephalitis. Der raumfordernde Effekt kann ausgeprägt sein, ist in der Regel aber nur sehr gering. Eindeutige Veränderungen findet man erst nach dem akuten Stadium, indem sich schnell eine temporal gelegene fokale Atrophie (Abb. **92**) entwickelt, die als Folge einer

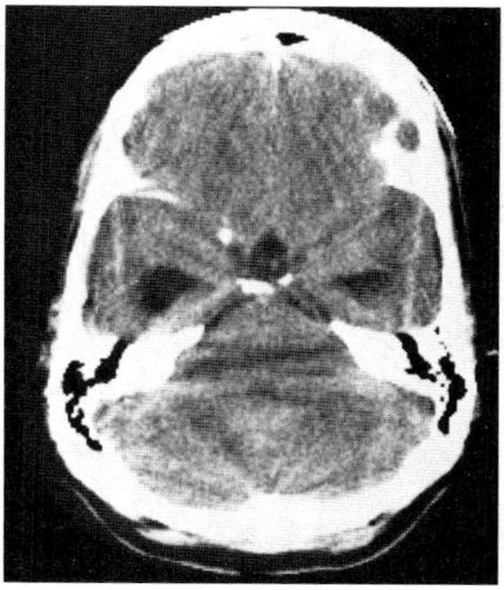

a

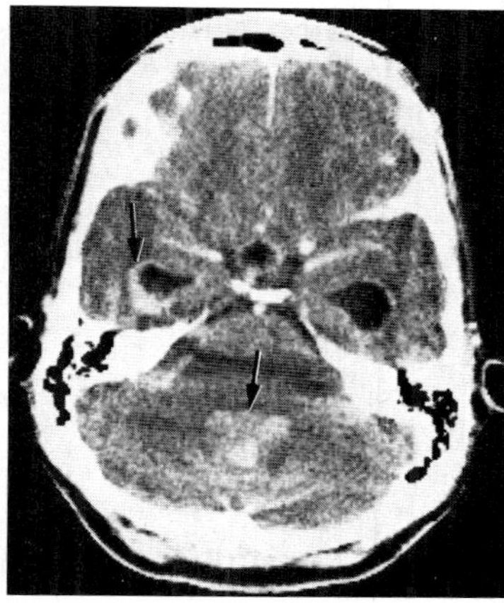

b

c

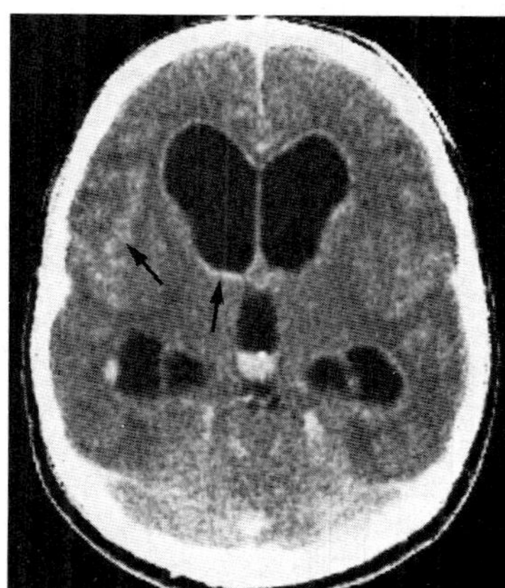

Abb. **93 a–c** Sarkoidose. **a** Ohne Kontrastmittel. Basale Zisternen verstrichen, erweiterte Temporalhörner, freie supraselläre Zisterne. **b** u. **c** Nach Kontrastmittelgabe intensive Anreicherung des gesamten Ependyms im Bereich des 4. Ventrikels und der Meningen im Bereich der suprasellären Zisterne. Fleckförmiges Anreicherungsmuster im Bereich der Sylvischen Fissur beidseits, links etwas mehr als rechts (→).

Gewebsnekrose angesehen werden muß. Meistens entsteht die Atrophie in den Arealen, die schon im akuten Stadium diskret auffällig waren. Zuvor unauffällige Bezirke können jedoch auch befallen werden. Bei der angeborenen, selten bei der *erworbenen Toxoplasmose* finden sich multiple Verkalkungen im gesamten Zerebrum. Veränderungen des Ventrikelsystems können beobachtet werden, sind jedoch nicht die Regel.

Meningitis

Die Meningitis kann vom Klinischen und vom Radiologischen her unterteilt werden in die *akute bakterielle Meningitis* und die *chronische Meningitis,* die granulomatöse entzündliche Veränderungen aufweist (Tuberkulose, Sarkoidose). Die *akute* Meningitis zeigt keine Veränderungen im Computertomogramm, die chronische kann sich auf zwei verschiedene Weisen darstellen (s. Abb. **93**): direkt, indem die basalen Zisternen durch das granulomatöse Gewebe aufgefüllt erscheinen, isodens sind und sich sehr intensiv mit Kontrastmittel anreichern; indirekt, indem die Ausgänge des 4. Ventrikels verschlossen sind, der Subarachnoidalraum auf Höhe des Tentoriums oder über der Konvexität obliteriert ist und ein Hydrozephalus des gesamten Ventrikelsystems vorliegt.
Selten kann granulomatöses Gewebe auch im Ependym nachgewiesen werden, das zu Adhäsionen im Bereich des Ventrikelsystems und damit zu partiellen Erweiterungen führen kann. Die Foramina interventricularia und der Aquädukt werden vorwiegend betroffen.

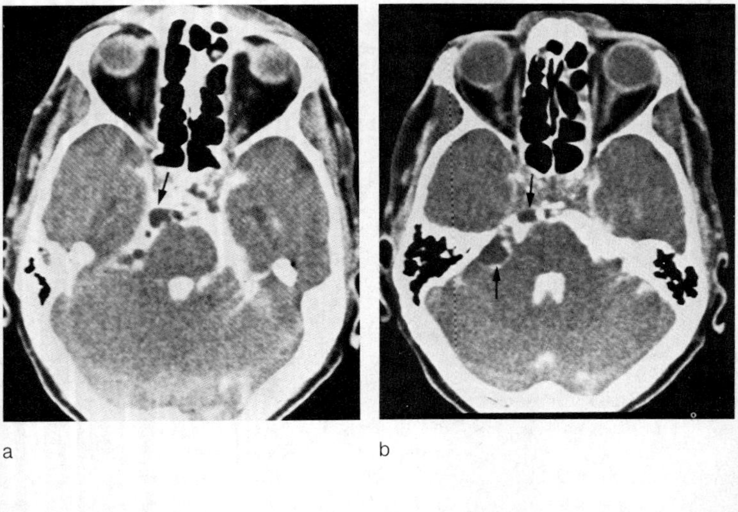

a b

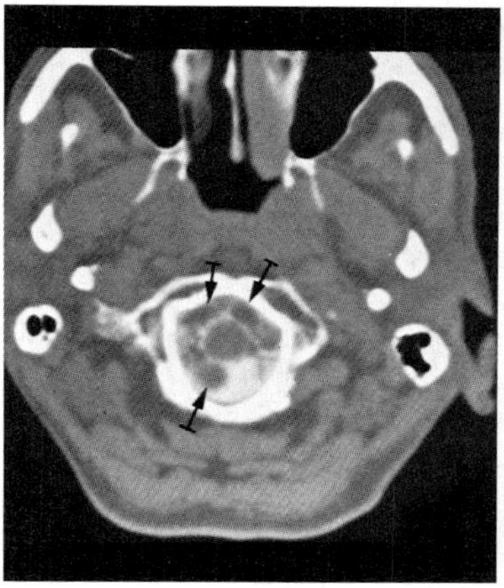

c

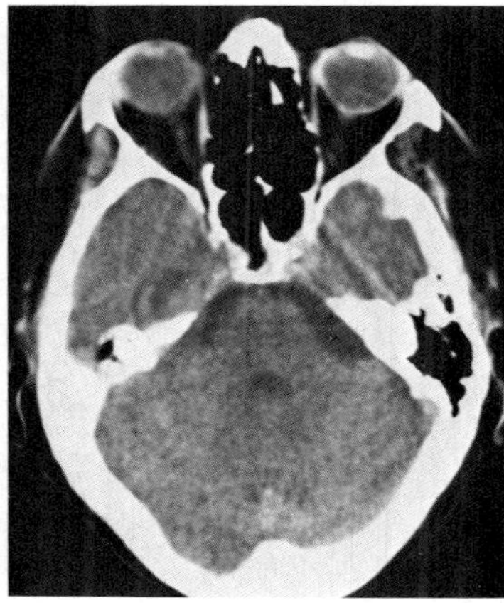

d

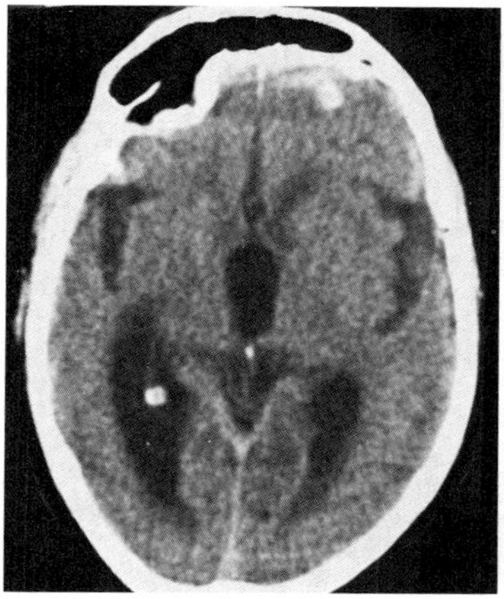

e

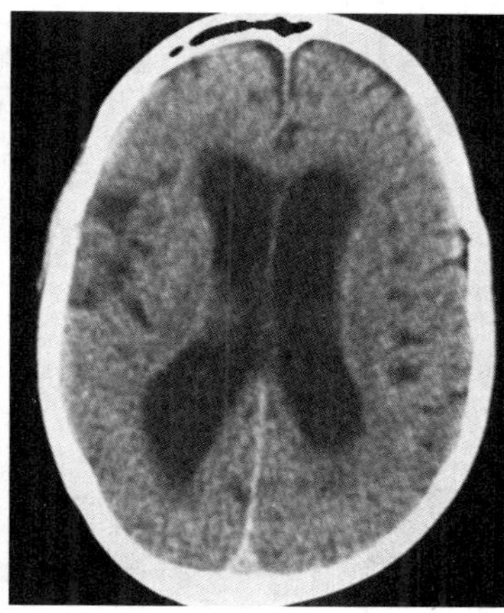

f

Abb. **94 a–f** Zystizerkose. **a–c** Zisternogramm. Kontrastmittelaussparungen in der präpontinen Zisterne und im Kleinhirnbrückenwinkel (→). Ausgedehnte Kontrastmittelaussparungen auch im Bereich des Foramen magnum (↦).
d–f Liquorabflußbehinderung im Bereich des Aquäduktes mit normalem 4. Ventrikel, deutlich erweitertem 3. Ventrikel und deutlich erweiterten Seitenventrikeln.

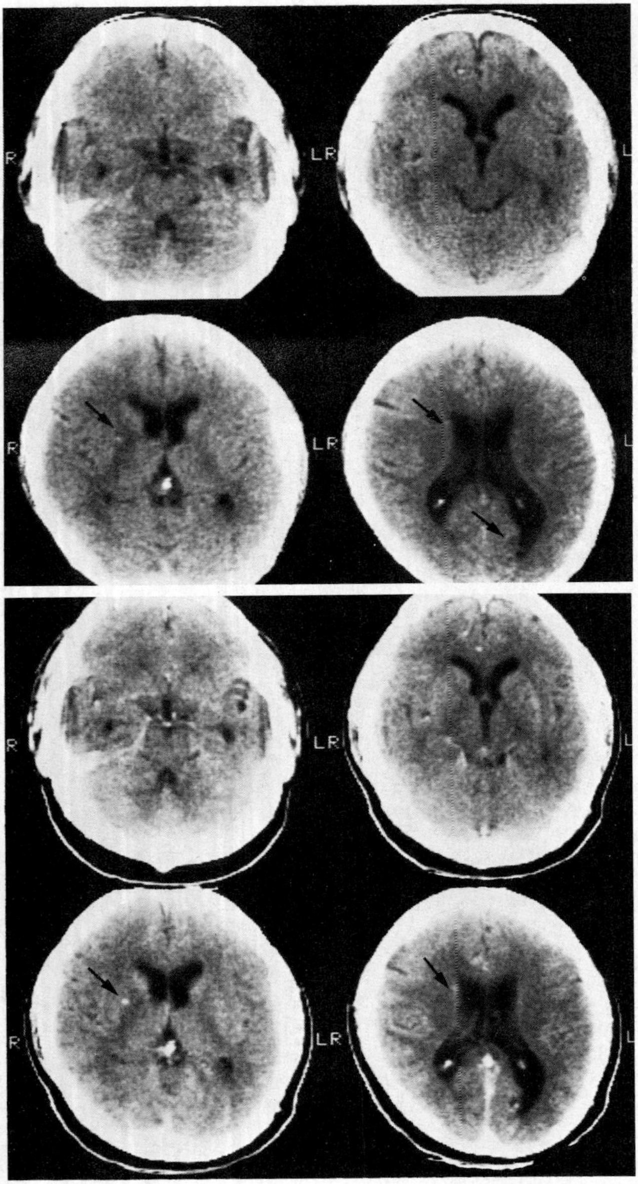

a

b

Bei der *chronischen tuberkulösen Meningitis* sind vorwiegend die basalen Meningen befallen; es finden sich zudem oft ein Hydrocephalus internus und feine multiple Verkalkungen. Bei der chronischen Meningitis aufgrund einer *Sarkoidose* (Abb. **93**) sind vorwiegend die Meningen des Tentoriums, der Falx cerebri, das Ependym des 3. Ventrikels und der Hypothalamus befallen. Intensive Anreicherungen mit Kontrastmittel finden sich in diesen Strukturen.
Infektionen von *Zystizerkus* (Abb. **94**, **95**) führen initial zu einem diffusen Ödem. Wenn die Zystizerkuslarven abgestorben sind, verkalken sie, und es finden sich feine multiple Herde intrazerebral und in den Meningen. Zu diesen Verkalkungen können sich Zysten auch im Subarachnoidalraum, in den Meningen und im Hirngewebe selber bilden.

Ventrikulitis

Eine Entzündung der Ventrikelwände (Ventrikulitis) kann in der Folge eines Abszesses, eines basal gelegenen granulomatösen Prozesses und am häufigsten nach einem chriurgischen Eingriff, z.B. dem Einsetzen eines Shunts eintreten. Im Computertomogramm findet sich nicht selten kein pathologischer Befund. Veränderungen betreffen vorwiegend die Dichtewerte des Liquors und der Ventrikelwände. Die Dichtewerte des Liquors sind höher als normal, der subependymale Raum weist hypodense Werte auf. Die Dichtewerte des Liquors und des subependymalen Raums können sogar gleich sein, so daß die Größe des Ventrikelsystems nicht genau bestimmt werden kann. Nach Kontrastmittelgabe kommt es zu intensiven Anreicherungen im Ependym.

Empyem

Das Empyem (s. Abb. **42**) ist definitionsgemäß eine Infektion in einer präformierten Höhle. Diese kann im extrazerebralen Raum zwischen Kalotte und Zerebrum liegen, sie kann aber auch im subependymalen Raum gelegen sein. Ein Empyem tritt oft in der Folge von mehreren Aspirationsversuchen bei chronisch subduralen Flüssigkeitsansammlungen auf, es kann jedoch auch ohne nachweisbare Ursache gefunden werden. Die pathologische Ansammlung liegt gewöhnlich über der

Abb. **95 a–b** Zystizerkose. **a** Ohne Kontrastmittel. Es finden sich im Ependym des rechten Seitenventrikels und des linken Hinterhorns (→) wie auch in der rechten Capsula interna umschriebene isodense und hypodense Zonen. **b** Nach Kontrastmittelgabe Anreicherung einzelner Zonen diskret erhöhter Dichte. Das Bild könnte auch zu einer Toxoplasmose passen.

Konvexität. Man kann sie auch längs der Falx cerebri oder im subduralen Raum der hinteren Schädelgrube finden. Der isodense Inhalt des infizierten Gebietes weist nach Kontrastmittelgabe eine starke Anreicherung auf. Gasbildungen können ebenso auftreten, sind jedoch möglicherweise durch die Punktion selbst hervorgerufen. Ist der eitrige Inhalt zähflüssig und bestehen Adhäsionen, sieht man bei Rückenlage des Patienten die Luft nicht in die oberen Anteile des Empyems aufsteigen.

Erworbenes Immundefizit (AIDS)

Bei aus therapeutischen Maßnahmen immunsupprimierten Patienten oder solchen mit einem erworbenen Immundefizit (AIDS) sind die Abwehrreaktionen von Entzündungen in Form eines umgebenden Ödems oder in Form von Kapselbildungen bei Abszessen nur gering oder fehlen überhaupt. An intrazerebralen Infektionen kommen bei diesen Patienten vorwiegend Toxoplasmose, Zytomegalie, Herpes simplex wie auch eine Infektion mit dem Epstein-Barr-Virus vor. Es ist nicht selten schwierig, die Veränderungen aufgrund der herabgesetzten Abwehrreaktion zu erkennen. Untersuchungen mit und ohne Kontrastmittel scheinen absolut notwendig. Kein Anreicherungsmuster deutet auf eine fehlende Abwehr und schlechte Prognose hin.

Literatur

Ahmadi, J., J. R. Keane, H. D. Segall et al.: CT observations pertinent to septic cavernous sinus thrombosis. Amer. J. Neuroradiol. 6 (1985) 755

Benator, R. M., H. L. Magill, B. Gerald et al.: Herpes simplex encephalitis: CT findings in the neonate and young infant. Amer. J. Neuroradiol. 6 (1985) 539

Brooks, B. S., T. El Gammal, G. D. Hungerford et al.: Radiologic evaluation of neurosarcoidosis: role of computed tomography. Amer. J. Neuroradiol. 3 (1982) 513

Bursztyn, E. M., B. C. P. Lee, J. Bauman: CT of acquired immunodeficiency syndrome. Amer. J. Neuroradiol. 5 (1984) 711

Centeno, R. S., J. R. Bentson, A. A. Mancuso: CT scanning in rhinocerebral mucormycosis and aspergillosis. Radiology 140 (1981) 383

Enzmann, D. R., R. J. Sieling: CT of pituitary abscess.. Amer. J. Neuroradiol. 4 (1983) 79

Enzmann, D. R., R. H. Britt, R. C. Placone jr. et al.: The effect of short-term corticosteroid treatment on the CT appearance of experimental brain abscesses. Radiology 145 (1982) 79

Enzmann, D. R., R. H. Britt, R. Placone: Staging of human brain abscess by computed tomography. Radiology 146 (1983) 703

Fink, I. J., A. Danziger, W. P. Dillon et al.: Atypical CT findings in bacterial meningoencephalitis. Neuroradiology 26 (1984) 51

Godt, P., L. Stoeppler, U. Wischer et al.: Value of computed tomography in cerebral syphilis. Neuroradiology 18 (1979) 197

Kendall, B. E., G. L. U. Tatter: Radiological findings in neurosarcoidosis. Brit. J. Radiol. 51 (1978) 81

Lazo, A., H. I. Wilner, J. J. Metes: Craniofacial mucormycosis: computed tomographic and angiographic findings in two cases. Radiology 139 (1981) 623

Lyons, B. E., D. R. Enzmann, R. H. Britt et al.: Short term, high dose corticosteroids in computed tomographic staging of experimental brain abscess. Neuroradiology 23 (1982) 279

Moseley, I. F., B. E. Kendall: Radiology of intracranial empyemas, with special reference to computed tomography. Neuroradiology 26 (1984) 333

Moseley, I. F., L. E. Claveria, G. H. Du Boulay: The role of C.A.T. in the diagnosis and management of intracranial infections. In Du Boulay, G. H., I. F. Moseley: Computerized Axial Tomography in Clinical Practice. Springer, Berlin 1977

Ochi, J., T. Okuno, Y. Uenoyama et al.: Symmetrical low density areas in bilateral thalami in an infant with measles encephalitis. Comput. Radiol. 10 (1986) 137

Post, M. J. D., C. H. Chan, G. T. Hinsley et al.: Toxoplasma encephalitis in Haitian adults with acquired immunodeficiency syndrome: a clinical pathologic CT correlation. Amer. J. Roentgenol. 140 (1983) 861

Post, M. J. D., S. J. Kursunoglu, G. T. Hensley et al.: Cranial CT in acquired immunodeficiency syndrome: spectrum of diseases and optimal contrast enhancement technique. Amer. J. Neuroradiol. 6 (1985) 743

Post, M. J. D., G. T. Hensley, L. B. Moskowitz et al.: Cytomegalic inclusion virus encephalitis in patients with AIDS: CT, clinical, and pathologic correlation. Amer. J. Neuroradiol. 7 (1986) 275

Post, M. J. D., J. J. Sheldon, G. T. Hensley et al.: Central nervous system disease in acquired immunodeficiency syndrome: prospective correlation using CT, MR imaging and pathologic studies. Radiology 158 (1986) 141

Rodiek, S. O., H. Backmund: Die herpes-simplex-Enzephalitis im Computertomogramm. Fortschr. Röntgenstr. 141 (1984) 23

Rodriguez-Carbajal, J., P. Salgado, R. Gutierrez-Alvarado et al.: The acute encephalitic phase of neurocysticercosis: computed tomographic manifestations. Amer. J. Neuroradiol. 4 (1983) 51

Rovira, M., F. Romero, O. Torrent et al.: Study of tuberculous meningitis by CT. Neuroradiology 19 (1980) 137

Tully, R. J., C. Watts: Computed tomography and intracranial aspergillosis. Neuroradiology 17 (1979) 111

Weisberg, L. A.: Cerebral computerized tomography in intracranial inflammatory disorders. Arch. Neurol. 37 (1980) 137

Whelan, M. A., J. Stern, R. A. de Napoli: The computed tomographic spectrum of intracranial mycosis: correlation with histopathology. Radiology 141 (1981) 703

Zee, C. S., H. D. Segall, C. Miller et al.: Unusual neuroradiological features of intracranial cysticercosis. Radiology 137 (1980) 397

Zimmermann, R. D., E. J. Russell, N. E. Leeds: CT in the early diagnosis of herpes simplex encephalitis. Amer. J. Roentgenol. 134 (1980) 61

Kongenitale Mißbildungen

Da das Gehirn von Liquor umgeben ist, wird sich jeder Substanzdefekt im Bereich des Kortex, des Ventrikelsystems oder im Hirn selbst als hypodense Zone von Liquordichte darstellen. Mißbildungen, hervorgerufen durch Störungen des neuronalen Wachstums, lassen sich schlecht nachweisen, da diese Areale isodens sind und sich vom normalen Hirngewebe nicht unterscheiden.
Kraniozerebrale Mißbildungen können vermutet werden, wenn sich klinisch entweder sichtbare Mißbildungen im Gesicht, am Schädel, an der Wirbelsäule oder der Haut finden. Körperliche wie geistige Retardierung zusammen mit neurologischen Ausfällen und epileptischen Anfällen im Kindesalter deuten ebenfalls darauf hin.
Bei sichtbaren Defekten sollte die konventionelle Röntgenuntersuchung des Schädels vor dem Computertomogramm durchgeführt werden, die konventionelle Tomographie erscheint jedoch nicht mehr notwendig. Das Computertomogramm sollte mit verschiedenen Fenstereinstellungen betrachtet werden, um Hirnsubstanz, den Inhalt einer zystischen Mißbildung und die Knochenstrukturen exakt zu unterscheiden.

Meningoenzephalozele

Meningoenzephalozelen sind meist klinisch eindeutig nachweisbar, können, besonders wenn sie sich in den Pharynx oder in die Orbita hinein ausdehnen, für andere raumfordernde Prozesse gehalten werden. Das Computertomogramm gibt Auskunft über Befunde, die Bedeutung für die Behandlung haben. Erstens kann es über den flüssigen oder den soliden Inhalt einer Enzephalozele Auskunft geben, zweitens kann der Nachweis und das Ausmaß einer zusätzlichen zerebralen Mißbildung gezeigt werden, und drittens kann das Vorhandensein eines Hydrozephalus nachgewiesen werden, der mit großer Sicherheit unbehandelt zu einer Liquorfistel führen würde. Bei offenen spinalen Dysrhaphien findet man nicht selten zusätzlich eine Aquäduktstenose oder eine Arnold-Chiari-Mißbildung; deshalb sollte auch bei diesen Patienten vor einer lokalen Behandlung ein Computertomogramm durchgeführt werden.
Bei kongenitalen Tumoren, einschließlich der Dermoide (s. Abb. **105**), Cholesteatome (s. Abb. **40**, **41**) und Hamartome (s. Abb. **106**),

können durch die Computertomographie eine Meningozele ausgeschlossen, ein intrakranieller Anteil des Tumors nachgewiesen und ein zusätzlicher Hydrozephalus oder ein Abszeß erkannt werden.

Holoprosenzephalus

Mißbildungen, die bei der Entwicklung des Gesichts entstehen, einschließlich eines Hypotelorismus, einer Trigonozephalie und einer Gesichtsspaltmißbildung, können verbunden sein mit einer Entwicklungsstörung des prosenzephalischen Vesikels und Fehlbildungen des Seitenventrikels oder des Corpus callosum hervorrufen.
Die Ausprägung des Holoprosenzephalus ist unterschiedlich. In der *schwersten Form* findet sich kein Hinweis auf Ausbildung der Großhirnrinde (alobulärer Holoprosenzephalus) und somit keine Aufteilung in zwei Hemisphären. Zusätzlich besteht häufig eine schwere Gesichtsmißbildung (Zyklopie).
Beim *semilobulären Holoprosenzephalus* fehlt eine Trennung der beiden Hirnhemisphären, die einzelnen Hirnanteile sind jedoch entwikkelt.
Die *lobäre Prosenzephalie,* die Entwicklungsstörung mit den geringsten Mängeln, zeigt eine partielle Trennung beider Hemisphären. Beide Frontallappen sind häufig zusammenhängend, es besteht zusätzlich eine Agenesie des Corpus callosum und ein Fehlen des Septum pellucidum. Dabei kann ein dünnwandiger, nach dorsal ausgeweiteter einzelner Ventrikel zu sehen sein. Manchmal besteht bei diesem Krankheitsbild auch eine Verlagerung der Hirnsubstanz nach okzipital, was ein subdurales Hygrom vortäuschen kann. Das Fehlen der Falx cerebri weist in diesen Fällen auf die Diagnose hin.
Andere typische Zeichen eines Holoprosenzephalus können durch die Verlagerung der Hirnsubstanz verdeckt werden. Immer jedoch fehlt die Trennung der basal gelegenen Hemisphärenanteile.

Dysgenesie der Kommissurenplatte

Corpus callosum. Ein *vollständiges Fehlen* des Corpus callosum (Abb. **96**) kann durch ein Auseinanderklaffen der Seitenventrikel und eine Elongation nach okzipital erkannt werden. Sie kann vermutet werden, wenn der 3. Ventrikel sich nach kranial zwischen die Seitenventrikel ausdehnt und erweitert ist. Die mediale Begrenzung der Seitenventrikel ist gerade oder sogar nach medial konkav, die Trigona und die Temporalhörner sind durch das Fehlen des Forceps major erweitert.
Dysgenesien des Corpus callosum können durch die ausgeprägte Trennung der Seitenventrikel erkannt werden. Ein Fehlen des Splenium corporis callosi allein läßt zwar den Verdacht einer Abnormalität auf-

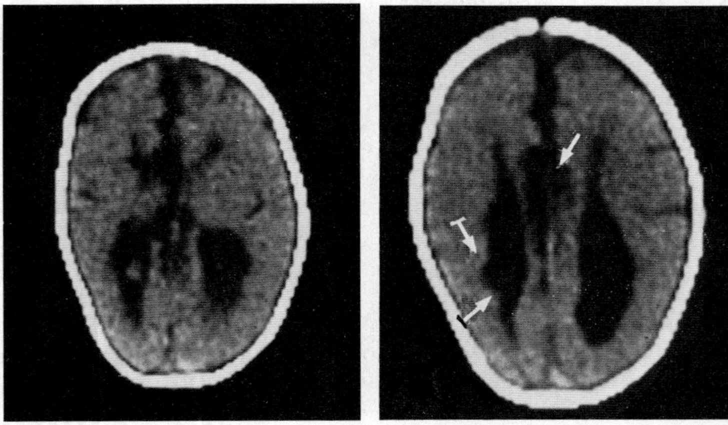

a b

Abb. **96 a–b** Agenesie des Corpus callosum, Heterotopie der grauen Substanz. Ohne Kontrastmittel. Beide Seitenventrikel sind leicht erweitert, sie liegen weit auseinander. Zwischen den Seitenventrikeln bis in den oberen Anteil reichend findet sich ein erweiterter 3. Ventrikel (→). Erweiterung des Interhemisphärenspaltes und leichte kortikale Atrophie. Die laterale Wand des linken Seitenventrikels ist unregelmäßig begrenzt (**b**), was auf eine Heterotopie der grauen Substanz hindeutet. (↦).

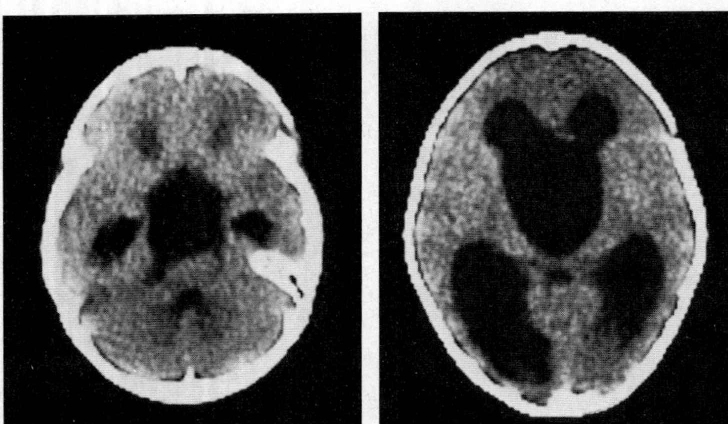

a b

Abb. **97 a–b** Arachnoidalzyste im Bereich der Cisterna chiasmatis. Ohne Kontrastmittel. Im Bereich des Chiasma und der Cisterna pontis rundes zystisches Areal mit Dichtewerten, die Liquor entsprechen. Der 3. Ventrikel ist nicht zu erkennen, die Brücke ist deutlich komprimiert. Erweiterung beider Seitenventrikel.

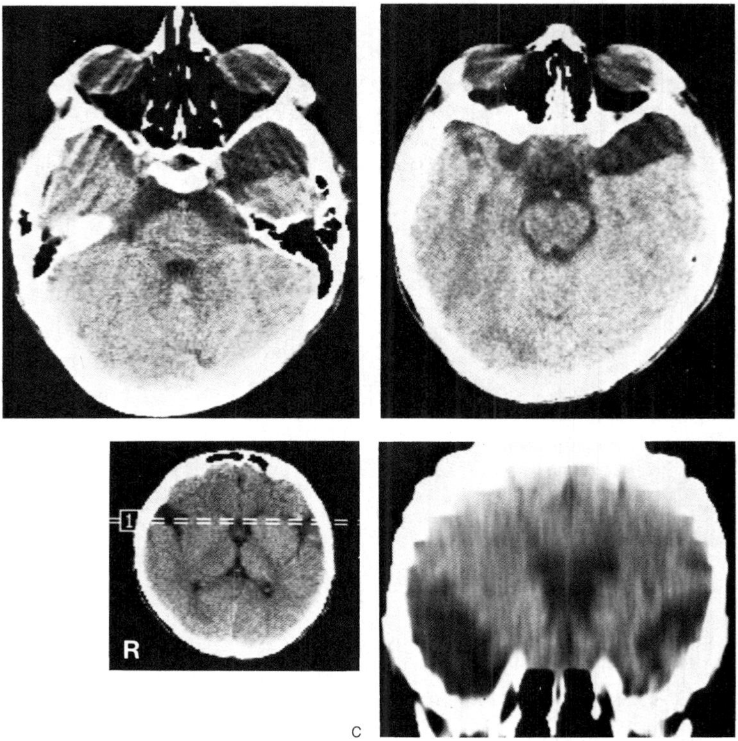

a b c

Abb. **98 a–c** Arachnoidalzyste temporal rechts. **a** u. **b** Ohne Kontrastmittel. Große hypodense Zone temporal rechts vom vorderen Anteil der mittleren Schädelgrube bis in die basiläre Zisterne reichend. Weite präpontine Zisterne. **c** Koronare Rekonstruktion, die die Ausdehnung nach temporal genauer zeigt.

kommen, ist jedoch so uncharakteristisch, daß die Diagnose einer Dysgenesie des Corpus callosum nicht gestellt werden kann.
Zusammen mit einer Agenesie des Corpus callosum treten häufig andere Mißbildungen auf. Dazu gehören Arachnoidalzysten im Interhemisphärenspalt (Abb. **97**, **98**), zystische Erweiterungen des Recessus pinealis superior, Lipome des Corpus callosum (Abb. **99**), verkalkte Tumoren im Bereich des Corpus callosum (Hamartome), das Dandy-Walker-Syndrom (s. Abb. **103**) und das Aicardi-Marfan-Syndrom. Bei 20% findet man eine Makrokranie, und letztlich können auch Fehlbildungen der neuralen Migration auftreten.

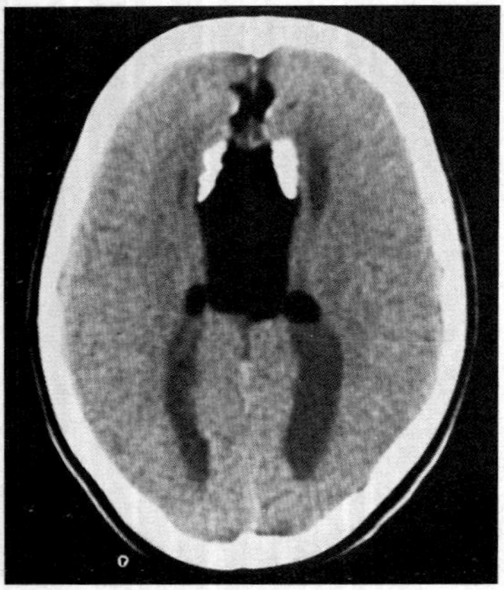

Abb. **99** Lipom des Corpus callosum. Ohne Kontrastmittel. Im Bereich des Genu corporis callosum scharf begrenztes Areal verminderter Dichte mit Werten bis zu −80 HE. Schalenförmige Verkalkung frontal. Schmale Seitenventrikel mit Verdacht auf Dysgenesie des Corpus callosum.

Septum pellucidum. Das Fehlen oder die nur teilweise Darstellung des Septum pellucidum kann durch eine Ruptur, sekundär zu einem Hydrozephalus, bedingt sein. Dies kann durch die Konfiguration des Rostrums von einem angeborenen Fehlen unterschieden werden. Das Rostrum weitet sich normalerweise zum Septum hin aus, es bleibt jedoch gerade, wenn das Septum nicht angelegt ist. Ein Fehlen des Septum pellucidum kann ein Teil einer *septooptikalen Dysplasie* sein (Abb. **100**), wobei zusätzlich eine Erweiterung des vorderen Anteils des 3. Ventrikels gesehen wird. Die Erweiterung des Recessus opticus ist mit dem Computertomogramm nicht nachweisbar.
Eine Zyste oder ein *Cavum septi pellucidi* (s. Abb. **27**) wird durch eine hypodense Zone von Liquordichte dargestellt, die beide Seitenventrikel auf der Länge des Fornix trennt. Dehnt sich dieses Areal weiter nach okzipital aus, wird es Cavum vergae genannt. Das Cavum velum interpositum ist eine Ausdehnung der Cisterna ambiens zwischen Fornix und Dach des 3. Ventrikels. Es ist wichtig, diese anatomischen Varianten genau zu erkennen, um sie nicht als pathologische Prozesse anzusehen.

Heterotopie der grauen Substanz

Die heterotope graue Substanz kann im Gehirn selbst oder in der subkortikalen Region nicht vom normalen Hirngewebe unterschieden werden. Eine *pathologische Lage der grauen Substanz* kann nur erkannt werden, wenn sie im subependymalen Anteil der Seitenventrikel (s. Abb. **96**) liegt, eine Unregelmäßigkeit der Ventrikelwand hervor-

Abb. **100 a–c** Septooptikale Dysplasie. Ohne Kontrastmittel. Das Septum pellucidum kann nicht dargestellt werden. Leichte Erweiterung der Seitenventrikel. N. opticus beidseits eher dünn.

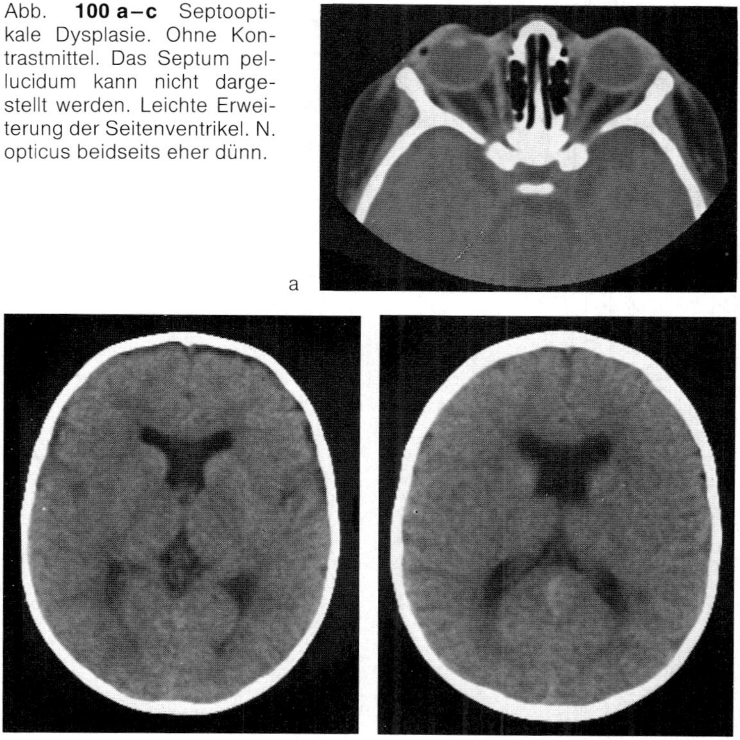
a

b c

ruft oder als raumfordernder Prozeß imponiert. Da heterotope Hirnsubstanz mit einer Agenesie des Corpus callosum oder einem Aicardi-Syndrom vorkommen kann, wird die Diagnose durch das Vorliegen einer solchen Mißbildung erleichtert. Finden sich einzig heterotope Areale, müssen sie von einer tuberösen Hirnsklerose oder anderen im Ependym gelegenen Veränderungen unterschieden werden. Im Bereich des 3. und des 4. Ventrikels findet sich keine heterotope graue Substanz, und im Gegensatz zur tuberösen Hirnsklerose verkalken die heterotopen Areale nicht. Im Ependym gelegene Metastasen und entzündliche Infiltrate können ein ähnliches Erscheinungsbild zeigen, diese unterscheiden sich aber von dem heterotopen Gewebe durch ihre deutliche Anreicherung nach Kontrastmittelgabe.
Die meisten übrigen zerebralen Mißbildungen, die mit einer Störung der neuronalen Migration einhergehen, wie Polymikrogyrie oder das

Fehlen von Gyri (Lissenzephalie), können nicht erkannt werden, obwohl sie manchmal eine Mikrozephalie hervorrufen. Lediglich die Lissenzephalie weist Verkalkungen im oberen Anteil des Septum pellucidum auf.
Ein *Kolpozephalus* kann bei einer umschriebenen Dilatation einzig der Okzipitalhörner vermutet werden. Dieses Erscheinungsbild kann aber auch durch eine perinatale Hypoxie hervorgerufen werden.

Porenzephalie

Dieser Begriff beinhaltet eine intrazerebrale Höhlenbildung, die durch einen destruierenden Prozeß während der pränatalen Entwicklung hervorgerufen wurde (Abb. **101**). Tritt die schädigende Ursache vor dem 3. Trimester der Schwangerschaft auf, zeigen sich Migrationsstörungen um den Defekt herum mit Heterotopie der grauen Substanz und Fehlbildungen der umgebenden Gyri. Man nennt dies *genetisch bedingte Porenzephalie.*
Tritt eine schädigende Ursache erst im letzten Trimester der Schwangerschaft auf, fehlt eine neuronale Migrationsstörung und der Zustand wird als *enzephaloklastische Porenzephalie* bezeichnet.
Bei beiden Defekten handelt es sich um intrazerebrale Läsionen, die mit Liquor gefüllt sind. Der Defekt liegt oft in der Nähe der Fissura Rolandii, die Ränder des Defektes weisen nach Kontrastmittelgabe eine Anreicherung auf.
Bei der *Schisenzephalie* verbinden sich der nicht entfaltete Kortex und die Pia mater mit dem Ependym und rufen einen wie eine Naht aussehenden Defekt im Bereich der Fissura Rolandii hervor. Das Corpus

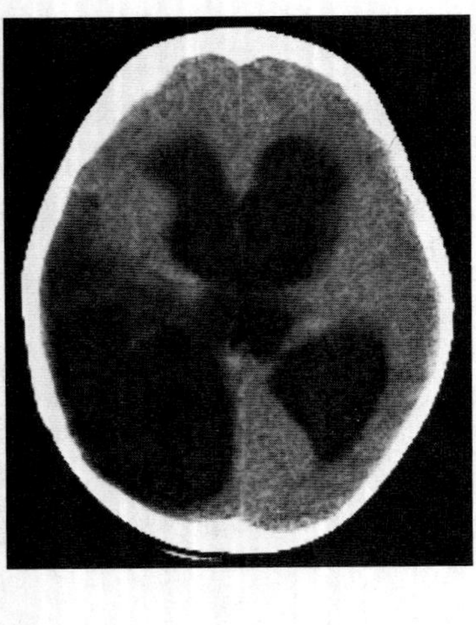

Abb. **101** Porenzephalische Zyste links parietal. Ohne Kontrastmittel. Große, scharf begrenzte Zyste mit Liquordichte und Anschluß an den linken Seitenventrikel. Hydrocephalus internus. Verdickung der Schädelkalotte links.

callosum und/oder das Septum pellucidum können fehlen. Die Porenzephalie ist oft verbunden mit einer Mikrozephalie. Eine Ausdehnung oder ein Druck in der Zyste können jedoch auftreten und eine Makrokranie hervorrufen.

Intrazerebrale Höhlenbildungen, hervorgerufen durch Infarkte, Blutungen oder entzündliche Erkrankungen finden sich gewöhnlich erst nach der Geburt, können aber auch schon zum Ende der Schwangerschaft intrauterin auftreten. Solche Höhlenbildungen, in denen die Ependymaustattung der Ventrikel vollständig vorhanden ist, werden nicht selten einfach als Porenzephalie bezeichnet.

Multizystische Enzephalomalazien, in denen der Kortex und die weiße Substanz durch Höhlenbildung zersetzt werden, können Folge eines ausgeprägten Ödems sein, das verursacht wurde durch eine Ischämie, eine Anoxie oder durch eine schwere metabolische Störung. Diese Höhlenbildungen werden durch gliöse Septen von dem normalen Hirngewebe getrennt. Ependym und normale weiße Substanz liegen zwischen den Seitenventrikeln und den umschriebenen hypodensen Zonen; die normale Dichte in der hinteren Schädelgrube und in den basalen Strukturen kontrastiert deutlich zu diesen Zonen.

Arachnoidalzysten

Arachnoidalzysten (s. Abb. **97**, **98**) sind meistens runde, selten unregelmäßige Areale mit Dichtewerten von Liquor. Liegen sie nahe dem Schädelknochen, kann ihre extrazerebrale Lage leicht erkannt werden; sie bewirken dabei häufig eine umschriebene Ausweitung oder eine Erosion des anliegenden Knochens. Liegen sie an der Konvexität oder im Bereich der Sylvischen Fissur, sind sie häufig mit einer Hypoplasie des umgebenden Hirngewebes verbunden. Sowohl eine Kompression des Gehirns durch die Zyste als auch eine Impression der Zyste durch das Gehirn können vorliegen.

Im Bereich des suprasellären Raums oder der Lamina tecti können sie durch ein Verlegen des Aquäduktes einen obstruktiven Hydrozephalus hervorrufen. Sie können in den 3. Ventrikel hineinragen und als 3. Ventrikel imponieren. Sie verändern aber häufig die Strukturen des 3. Ventrikels so stark, daß man sie aufgrund der Form erkennen und von einem erweiterten Ventrikel unterscheiden kann.

Arachnoidale Zysten können angeboren oder durch Adhäsionen (bei entzündlichen Prozessen, bei Infiltrationen wie z. B. einem Hunter-Hurler-Syndrom) erworben sein. Letztere rufen eine teilweise Obstruktion der basalen Zisternen hervor. Der *Nachweis einer freien Kommunikation* von Zyste und Subarachnoidalraum, wichtig zur Indikation eines Shunts, kann durch intrathekal gegebenes Kontrastmittel und CT-Kontrolluntersuchungen erbracht werden. Bei einer freien

Kommunikation wird sich die Zyste zur gleichen Zeit wie der umliegende Subarachnoidalraum darstellen. Ist sie getrennt, wird sie sich nur langsam durch Diffusion füllen. Somit wird der Subarachnoidalraum hypodens und die Zyste hyperdens erscheinen.

Hydranenzephalie

Hierbei handelt es sich um einen pränatalen enzephaloklastischen Prozeß, der zur Auflösung von Kortex und weißer Substanz im supratentoriellen Raum führt. Die Strukturen im Bereich der hinteren Schädel-

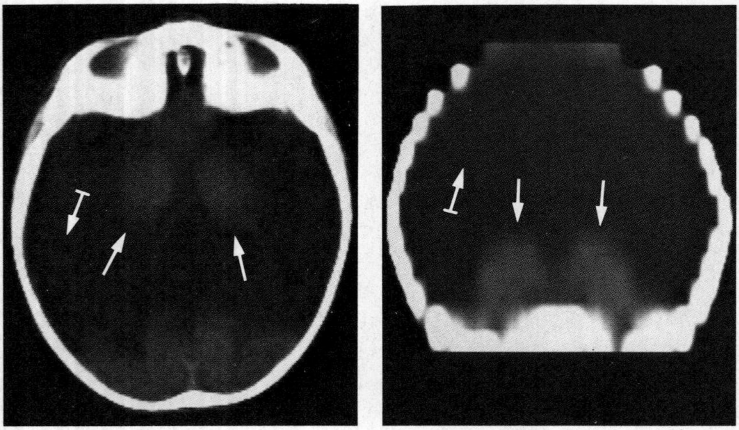

a b

c

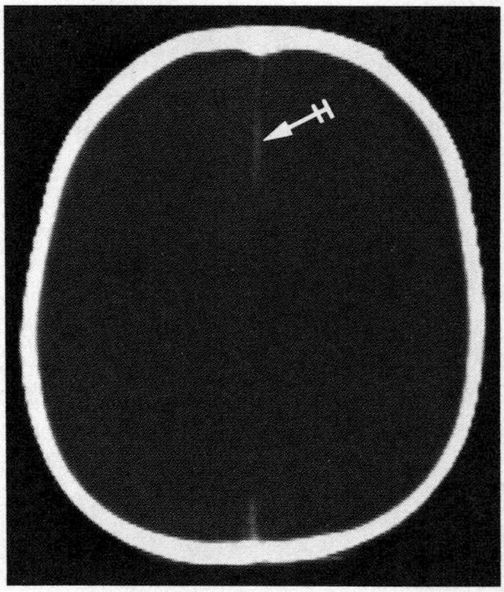

Abb. **102 a–c** Hydranenzephalus. Ohne Kontrastmittel. Einzig Teile der Stammganglien sind sichtbar in **a** axialer und **b** koronarer Schichtebene (→). Der übrige Schädelinhalt besteht aus liquordichter Flüssigkeit (ı→). Die Falx cerebri ist angedeutet zu erkennen (ıı→).

grube, der Corpora striata und der basalen Anteile des Temporallappens und Frontallappens sind normal ausgebildet, können jedoch auch etwas atrophisch sein. Der Defekt in beiden Hemisphären ist ausgefüllt durch Liquor (Abb. **102**). Die Höhlenbildungen stehen in Kontinuität mit den Seitenventrikeln und sind ausgekleidet durch eine Schicht von Glia und Leptomeningen. Bei einem weiten Fenster kann eine normale Falx gesehen werden, was diesen Zustand vom alobären Holoprosenzephalus unterscheidet. Das Erscheinungsbild ist ebenfalls schwierig von großen subduralen Hygromen zu trennen. Eine koronare Schichtführung ist empfehlenswert.

Dandy-Walker-Syndrom

Dieses Krankheitsbild, Folge einer Fehlentwicklung des Rautenhirns, geht mit einer Dilatation des 4. Ventrikels einher, der häufig als eine mit dem Ventrikel kommunizierende Zyste erscheint (Abb. **103**). Typischerweise sind die Ausgänge des 4. Ventrikels verschlossen, so daß der 4. Ventrikel erweitert ist und eine Anhebung des Tentoriums mit einem Auseinanderklaffen der Okzipitalhörner hervorruft. Der Hydrozephalus betrifft vorwiegend den 3. und 4. Ventrikel und weniger die Seitenventrikel. Bei vollständig ausgebildetem Syndrom fehlt der

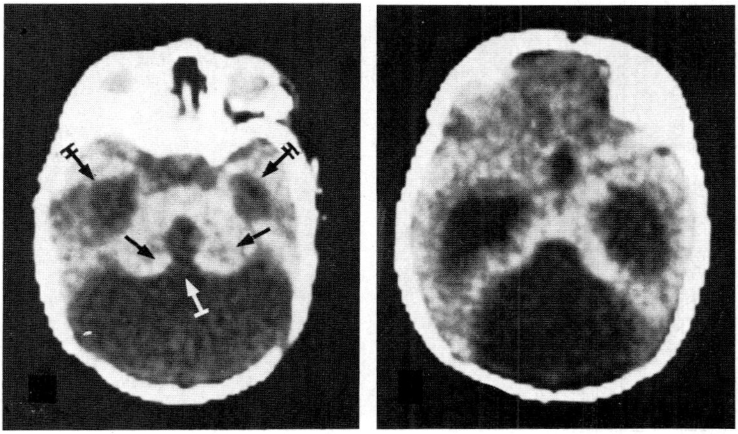

a b

Abb. **103 a–b** Dandy-Walker-Syndrom. Deutliche Atrophie beider Kleinhirnhemisphären (→), die nur noch als Knötchen erscheinen; der 4. Ventrikel steht mit der Cisterna magna in direktem Kontakt (ı→). Massive Erweiterung beider Temporalhörner (ıı→). Es findet sich eine symmetrische Erweiterung des Ventrikelsystems.

Kleinhirnwurm, und beide zerebellären Hemisphären sind als kleine Knötchen seitlich hinter der Brücke zu erkennen oder fehlen.
Bei unvollständig ausgebildetem Syndrom kann einzig der Kleinhirnwurm hypoplastisch sein und die Diagnose nur aufgrund eines ungewöhnlich weiten Kanals vom distalen Ende des 4. Ventrikels bis in die Vallekula vermutet werden.
Eine Agenesie des gesamten Kleinhirnwurms oder auch von Teilen von ihm ist ebenfalls ein Charakteristikum des familiär auftretenden Joubert-Syndroms.

Arnold-Chiari-Mißbildung

Diese Mißbildung sieht man häufig bei offenen, spinal gelegenen Meningozelen, Meningomyelozelen und bei Knochenfehlbildung im kraniozervikalen Übergang.
Bei der *Chiari-II-Mißbildung* finden sich eine tiefstehende Medulla oblongata sowie eine Elongation des unteren Kleinhirnwurms und des 4. Ventrikels bis in den Spinalkanal hinein (Abb. **104**). Ebenso sind die

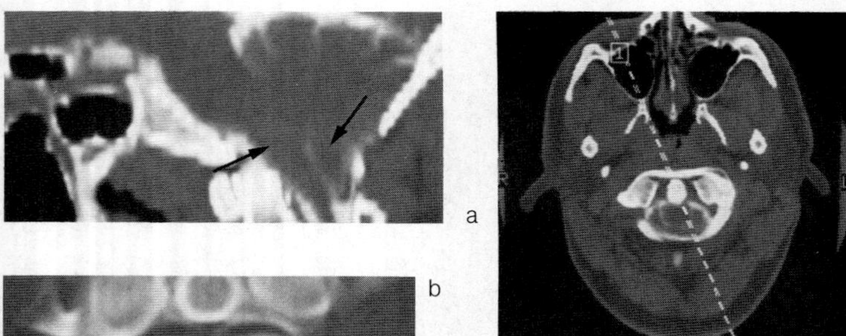

a

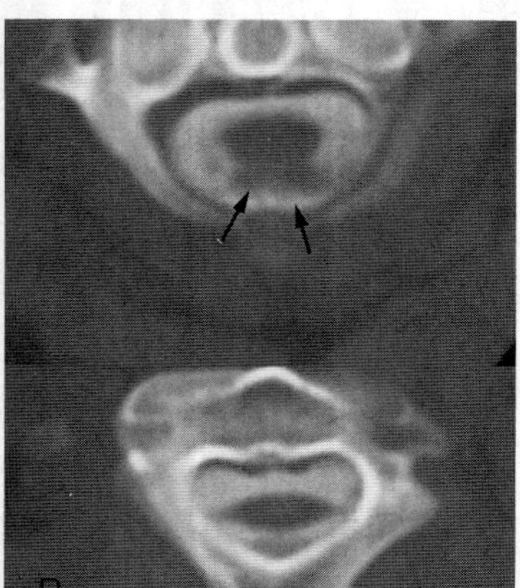

b

Abb. **104 a–b** Arnold-Chiari-Mißbildung. Aufnahme nach Zisternographie. **a** Schrägschnitt durch den zervikookzipitalen Übergang und die hintere Schädelgrube mit Darstellung des Zerebellums, der tiefstehenden Kleinhirntonsille (→) und der Medulla oblongata (→). **b** Axiale Schichtebene auf Höhe von C1 und C2 mit Darstellung der Kleinhirntonsillen (→).

Kleinhirntonsillen meistens tiefstehend, sie können jedoch auch auf normaler Höhe sein. Ein Verschluß oder eine Stenose am Ausgang des 4. Ventrikels kann neben der Arnold-Chiari-Mißbildung selbst Ursache für einen Hydrozephalus sein. Da die Cisterna magna bei dieser Mißbildung verlegt ist, wird die Liquordynamik verändert und die Entstehung einer Syringomyelie bzw. Syringobulbie begünstigt. Mit der Computertomographie können zusätzliche Veränderungen dieses Syndroms gut nachgewiesen werden. So finden sich Impressionen der Nuclei caudati und der Massa intermedia; das Fehlen der Cisterna magna ist einfach zu erkennen. Schwierig kann es sein, die Medulla oblongata und den Kleinhirnwurm vom eigentlichen Rückenmark und den 4. Ventrikel von einer Syringomyelie oder -bulbie zu unterscheiden. Dies ist meist schon möglich durch einen High-resolution-Scan mit koronarer und sagittaler Rekonstruktion, oft jedoch erst durch eine konventionelle Myelographie oder nach intrathekaler Gabe von Kontrastmittel und einem Computertomogramm des zervikookzipitalen Übergangs.

Die *Chiari-I-Mißbildung* ist charakterisiert durch den Tiefstand der Kleinhirntonsillen in das Foramen magnum. Es kann zusätzlich eine leichte Elongation der Medulla oblongata nach kaudal hin gefunden werden. Eine atlantookzipitale Mißbildung oder eine basiläre Impression ist häufig, die Regel sind eine Syringomyelie und ein Hydrozephalus. Der Tiefstand der Kleinhirntonsillen kann durch einen High-resolution-Scan mit dünnen Schichten leicht erkannt werden, koronare und sagittale Rekonstruktionen können die Diagnostik noch verbessern. Auch eine Syringomyelie kann durch ein Computertomogramm nach intrathekaler Kontrastmittelgabe gut nachgewiesen werden. Zu empfehlen sind späte Aufnahmen, 4–6 Stunden nach Injektion des Kontrastmittels in den Lumbalkanal, die gewöhnlich die Syrinxhöhle mit Kontrastmittel angereichert zeigen. Falls dieses zu diesem Zeitpunkt noch nicht zu sehen ist, erscheint eine weitere Untersuchung 10–18 Stunden nach der intrathekalen Gabe notwendig.

Kongenitale Tumoren

Kongenital angelegte Tumoren, Kolloidzyste (s. Abb. **45**), Kraniopharyngeome (s. Abb. **54**), Dermoide (Abb. **105**), Hamartome (Abb. **106**) und Cholesteatome (s. Abb. **40**, **41**) werden im Abschnitt der Tumoren abgehandelt. Nicht tumorbedingte Läsionen wie eine Aquäduktstenose (s. Abb. **85**), ein Verschluß am Ausgang des 4. Ventrikels oder ein kommunizierender Hydrozephalus (s. Abb. **84**) mit einem Block der basalen Zisternen werden ebenfalls an anderer Stelle behandelt.

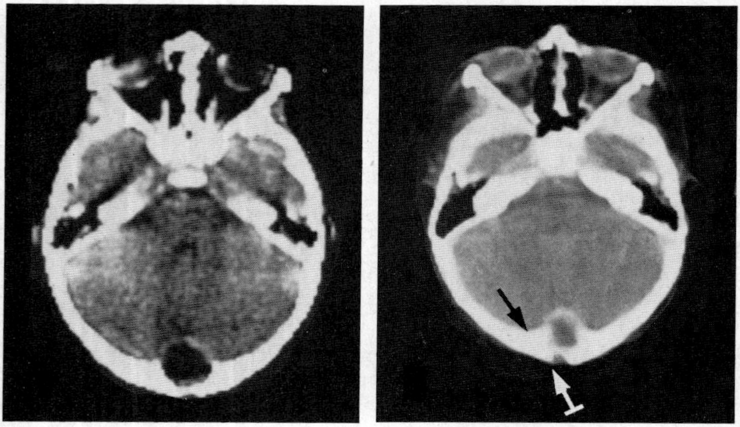

a b

Abb. **105 a–b** Dermoid. **a** Ohne Kontrastmittel. **b** Nach Kontrastmittel. Weites Fenster zur besseren Darstellung der Knochenstrukturen. Ausweitung der Diploe okzipital, Vorwölbung der Tabula interna (→), Defekt der Tabula externa (↦). Läsion selbst von deutlich verminderter Dichte. Sinus rectus und Sinus transversus liegen vor der Läsion (**b**).

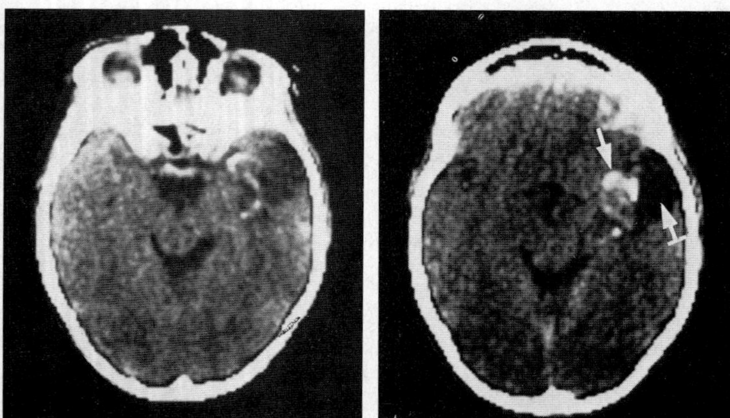

a b

Abb. **106 a–b** Hamartom. Ohne Kontrastmittel. Teils verkalkt (→), teils gemischte Dichte bis −80 HE (↦) findet sich im vorderen Anteil des rechten Temporallappens ohne Masseneffekt. Auch nach Kontrastmittelgabe keine Anreicherung.

Literatur

Agnoli, A. L., E. T. Ellams: Die Arachnoidalzysten. Eine klinische, neuroradiologische, computertomographische Untersuchung. Fortschr. Röntgenstr. 141 (1984) 491

Altman, N. R., D. H. Altman, J. J. Sheldon et al.: Holoprosencephaly classified by computed tomography. Amer. J. Neuroradiol. 5 (1984) 433

Dobyns, W. B., C. W. McCluggage: Computed tomographic appearance of lissencephaly syndromes. Amer. J. Neuroradiol. 6 (1985) 545

Fitz, C. R.: Holoprosencephaly and related entities. Neuroradiology 25 (1983) 225

Gentry, L. R., A. H. Menezes, P. A. Turski et al.: Suprasellar archnoid cysts: II. evaluation of CSF dynamics. Amer. J. Neuroradiol. 7 (1986a) 87

Gentry, L. R., W. R. K. Smoker, P. A. Turski et al.: Suprasellar archnoid cysts: I. CT recognition. Amer. J. Neuroradiol. 7 (1986b) 79

Kendall, B. E.: Dysgenesis of the corpus callosum. Neuroradiology 25 (1983) 239

Kingsley, D. P. E., B. E. Kendall: The value of CT in the evaluation of the enlarged head. Neuroradiology 15 (1978) 59

Kojima, T., S. Waga, T. Shimizu et al.: Dandy-Walker cyst associated with occipital meningocele. Surg. Neurol. 17 (1982) 52

Ruscalleda, J., E. Guardia, F. M. dos Santos et al.: Dynamic study of arachnoid cysts with metrizamide. Neuroradiology 20 (1980) 185

Sarwar, M., C. Virapongse, S. Bhimani et al.: Interhemispheric fissure sign of dysgenesis of the corpus callosum. J. comput. assist. Tomogr. 8 (1984) 637

Solt, L. C., J. Deck, R. S. Baim et al.: Interhemispheric cyst of neuroepithelial origin in association with partial agenesis of the corpus callosum. Case report and review of the literature. J. Neurosurg. 52 (1980) 399

Touitou, D., D. S. Rakopoulos, A. Wackenheim: Subarachnoid cyst of the posterior fossa and Dandy-Walker syndrome. J. belge Radiol. 61 (1978) 335

Zimmermann, R. D., D. Breckbill, M. W. Dennis: Cranial findings in patients with meningomyelocele. Amer. J. Roentgenol. 132 (1979) 623

Phakomatosen

Phakomatosen sind Fehlbildungen, die sowohl im Zentralnervensystem als auch in anderen Organteilen, besonders der Haut vorkommen. Sie haben z. T. sehr spezifische computertomographische Erscheinungsbilder und werden meist schon aufgrund der klinischen Daten diagnostiziert.

Enzephalofaziale Angiomatose (Sturge-Weber-Syndrom)

Bei nahezu allen Patienten finden sich in Form von Hautnävi oder epileptischen Anfällen Hinweise auf diese Erkrankung. Der zugrundeliegende pathologische Prozeß besteht in einer kapillären leptomeningealen Gefäßmißbildung mit Verminderung der im befallenen Gebiet gelegenen kortikalen Venen und einer umschriebenen fokalen Atrophie.

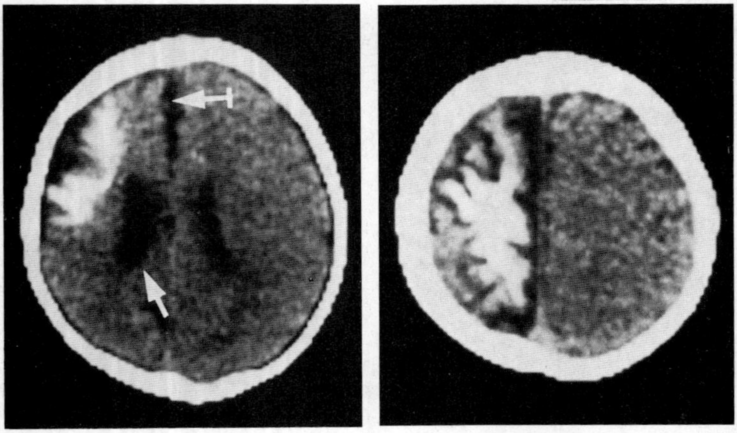

a b

Abb. **107 a–b** Sturge-Weber-Syndrom. Ohne Kontrastmittel. Oberflächliche Verkalkungen entlang der Hirnfurchen links frontal und links parietal. Diskrete Erweiterung des linken Seitenventrikels (→) und Hemiatrophie links, besonders um den Frontalpol herum (↦). Verdickung der Schädelkalotte links.

Im Computertomogramm können die Gefäßmißbildungen schon im ersten Lebensjahr in Form von Verkalkungen nachgewiesen werden, die auffallenderweise den Hirnfurchen folgen (Abb. **107**, **108**). Sie liegen häufig parietal und okzipital, auf der gleichen Seite wie der Hautnävus; die intrakranielle Ausdehnung korreliert oft jedoch nicht mit derjenigen des Gesichtsnävus, wobei sowohl ausgedehntere als auch kleinere Läsionen gefunden werden können. Verkalkungen können in 15% auch bilateral beobachtet werden und dehnen sich nicht selten auf das Zerebellum aus.

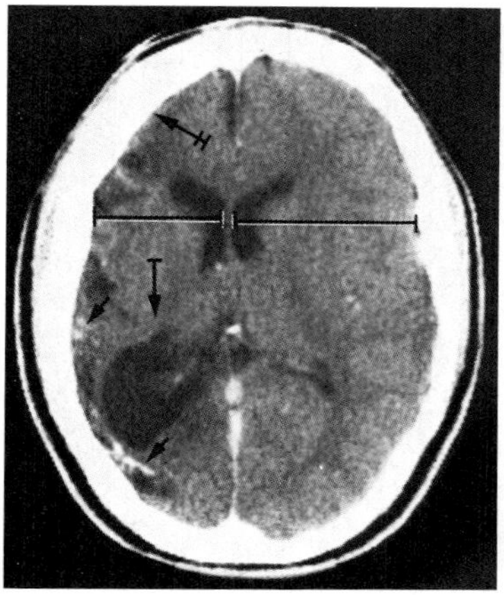

a

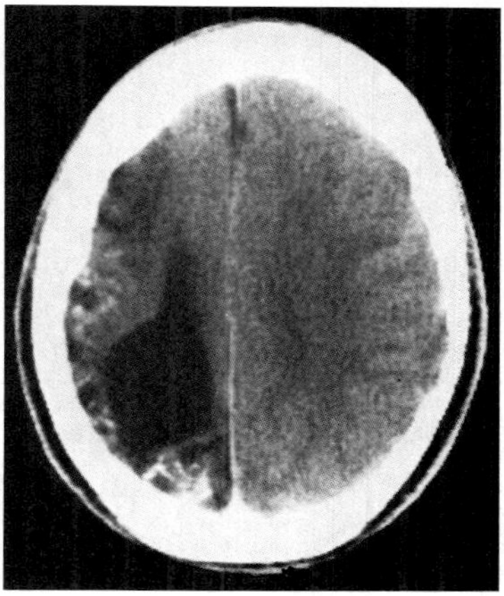

b

c

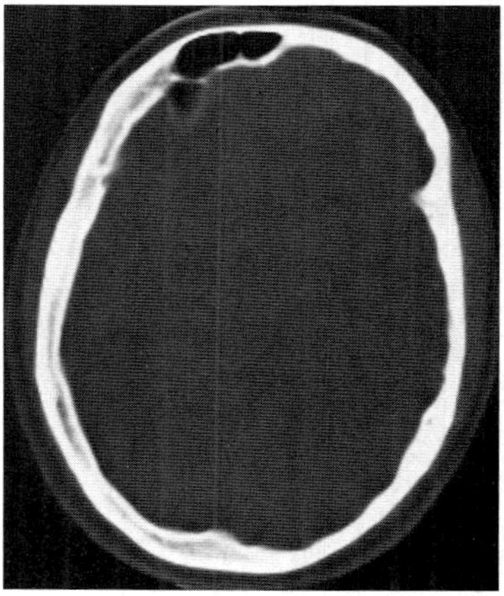

Abb. **108 a–c** Sturge-Weber-Syndrom. **a** u. **b** Mit Kontrastmittel. Feine, punktförmige hyperdense Zonen im Bereich der Konvexität links, vorwiegend parietal und okzipital. Ausweitung des linken Seitenventrikels. Massive asymmetrische Lage der Falx mit Hemiatrophie der linken Hemisphäre. **c** Verbreiterung des linken Schädelknochens.

Häufig findet man eine Atrophie der ipsilateralen Hemisphäre mit einer Erweiterung des ipsilateralen Seitenventrikels und des Subarachnoidalraumes, manchmal auch eine Verlagerung der Mittellinienstrukturen zur ipsilateralen Seite. Im Bereich der Hirnatrophie kann der Schädelknochen umschrieben verdickt sein und eine asymmetrische Mikrokranie bestehen. Selten einmal ist die betroffene Hemisphäre vergrößert und der ipsilaterale Plexus chorioideus größer als auf der gesunden Seite. Er zeigt auch abnorm ausgedehnte Verkalkungen.
Da die pathologischen Veränderungen die leptomeningealen Kapillaren betreffen, kommt es im Computertomogramm nach intravenöser Kontrastmittelgabe zu einem diffusen, oberflächlichen Anreicherungsmuster. Da in dem betroffenen Areal die Größe und Anzahl der kortikalen Venen vermindert ist, drainieren die subependymalen Venen hauptsächlich das Blut, so daß sich oft auch intrazerebral ein Anreicherungsmuster nach Kontrastmittelgabe zeigt.

Neurofibromatose (Morbus Recklinghausen)

Zwei hauptsächliche Pathologien können bei dieser Erkrankung in allen Geweben gefunden werden: Dysplasien und Tumoren.
Die *Dysplasie des Schädelknochens* und der Meningen (s. Abb. **125**) zeigt sich in einer Ausweitung der mittleren Schädelgrube und einem hochstehenden Os sphenoidale. Manchmal besteht ein Defekt im Bereich der Hinterwand der Orbita mit einer Herniation des Temporallappens oder einer Arachnoidalzyste, die eine Proptose hervorruft. Sowohl der Meatus acusticus internus als auch der Canalis opticus können einzig aufgrund einer Dysplasie erweitert sein und eine Tumorerosion imitieren. Eine zerebrale Dysplasie kann einmal beide Hemisphären betreffen und einen Makrozephalus hervorrufen, der mit einer Ektopie der grauen Substanz einhergeht; sie kann aber auch nur eine Hemisphäre betreffen und eine Hemihypertrophie aufweisen, die auch die extrakraniellen Weichteile betrifft. Der Seitenventrikel der betroffenen Hemisphäre ist häufig erweitert. Fibromuskuläre Veränderungen der Arterien können zerebrale Infarkte auslösen.
Eine einseitige Proptose, verbunden mit einer Erweiterung der Orbita, kann durch einen Buphthalmus, durch multiple Neurinome der Hirnnerven oder durch ein Gliom des N. opticus bedingt sein. Orbitauntersuchungen stellen diese Veränderungen gut dar.
Bei der Neurofibromatose finden sich häufig *multiple Neoplasien:* Neurinome, Meningeome, Gliome oder Ependymome. Im Rahmen einer Neurofibromatose haben diese Tumoren die Besonderheit, daß sie symmetrisch vorkommen und bei jungen Patienten zu finden sind. Ein Hydrozephalus, der eine Aquäduktstenose vortäuscht, sollte beim Vorliegen einer Neurofibromatose immer an ein Gliom im Aquädukt-

bereich denken lassen und Anlaß zu einer Untersuchung mit feinen Schichten und Kontrastmittel geben.
Ausgedehnte Verkalkungen des Plexus chorioideus sind im Zusammenhang mit dieser Erkrankung nicht unbedingt Hinweise für ein Meningeom. Differentialdiagnostisch muß an ein Ehlers-Danlos-Syndrom und an eine Normvariante gedacht werden.

Tuberöse Hirnsklerose (Morbus Bourneville)

Dieses Krankheitsbild kann aufgrund der Trias Debilität, epileptische Anfälle und Adenoma sebaceum (Pringle) früh vermutet und diagnostiziert werden. In ca. 50 % findet sich eine Erkrankung in der Familie. Die Computertomographie kann typische Läsionen auch bei klinisch unauffälligen Patienten zu einem Zeitpunkt nachweisen, zu dem andere Methoden die Diagnose nur vermuten lassen. Es kommt zu knotigen Auftreibungen mit abnorm großen Astrozyten, die typischerweise subependymal (Abb. **109**) liegen. Sie verkalken teilweise und weisen diskrete Kontrastmittelanreicherungen auf. Zur Erhärtung der Diagnose sollte deshalb Kontrastmittel gegeben werden. Subkortikale Läsionen sind seltener und können mit hyper- wie hypodensen Absorptionswerten einhergehen.
Große raumfordernde Prozesse gliomatösen Gewebes finden sich oft gleichzeitig. Sie sind häufig nahe dem Foramen interventriculare zu finden und können einen Verschlußhydrozephalus hervorrufen (Abb. **110**).
Ebenfalls kann gleichzeitig eine generalisierte Hirndysgenesie vorliegen, die mit einer einseitigen oder beidseitigen Hypoplasie einherge-

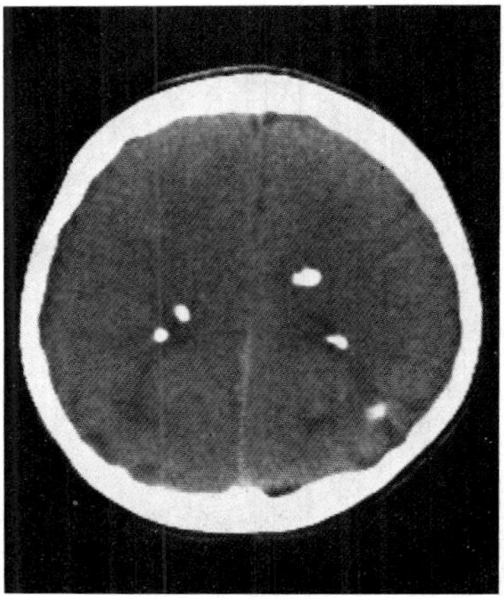

Abb. **109** Tuberöse Hirnsklerose. Ohne Kontrastmittel. Punktförmige Zonen erhöhter Dichte (76 HE) im Ependym beider Seitenventrikel. Zusätzliche Zone rechts parietal im Kortexbereich.

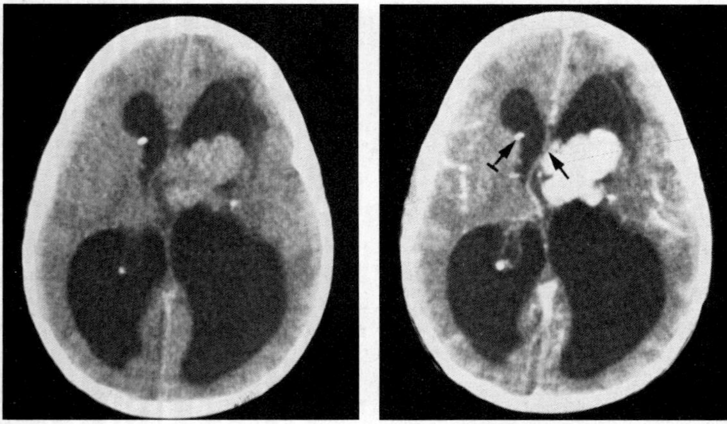

a b

Abb. **110 a–b** Tuberöse Hirnsklerose, Riesenzellastrozytom. Blockade des Foramen Monroi. **a** Ohne Kontrastmittel. Isodenser multizyklischer Tumor am Foramen Monroi (→), der sich vorwiegend in den rechten Seitenventrikel vorwölbt. **b** Nach Kontrastmittel intensive Anreicherung des Tumors und der abführenden Hirnvenen. Massiv erweiterte Seitenventrikel, 3. Ventrikel nicht exakt erkennbar. Im Ependym verkalkte Tubera (↦) als Ausdruck der tuberösen Hirnsklerose.

hen kann. Hypoplasien der Arterien können zu ischämischen Nekrosen führen.

Hämangiomatose (Hippel-Lindau-Syndrom)

Bei der Hippel-Lindau-Krankheit finden sich eine Angiomatose der Retina und Hämangioblastome im Bereich von Kleinhirn und Großhirn. Es ist eine angeborene Krankheit, die Tumoren manifestieren sich selten vor der Pubertät.

Hämangioblastome (Abb. **111**) zeigen am Rande typischerweise isodense bis leicht hypodense Knötchen. Diese reichern sich nach Kontrastmittelgabe intensiv an. Man findet sie im Vermis inferior des Kleinhirns, im Kleinhirn selbst, in der Medulla oblongata und im Spinalkanal. Selten sind sie supratentoriell oberflächlich gelegen und ganz selten einmal extradural. Große, intraaxial gelegene Zysten kommen zusammen mit diesen Tumoren häufig vor und sind raumfordernd. Der Nachweis insbesondere von kleinen Knötchen ist im Computertomogramm auch nach Kontrastmittelgabe schwierig. Um eine gewisse

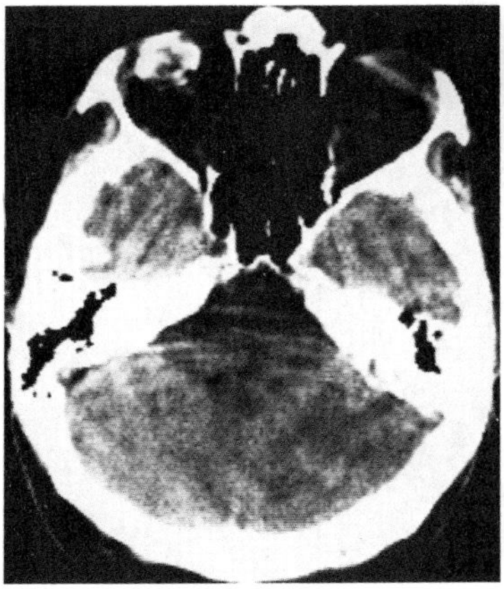

a

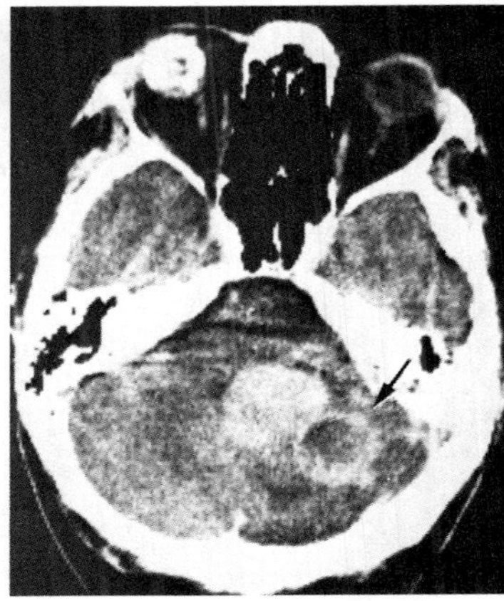

b

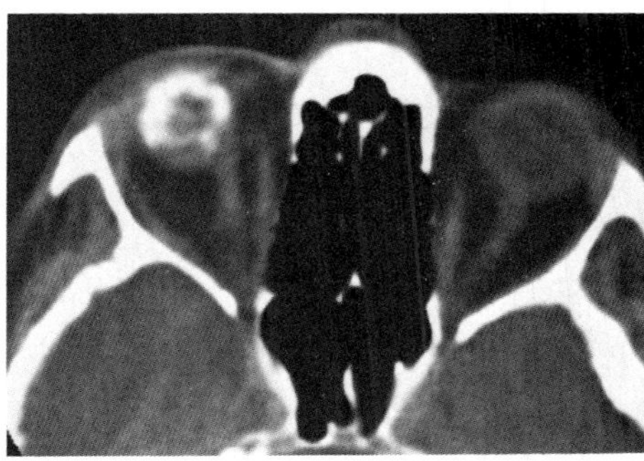

c

Abb. **111 a–c** Hämangioblastom beim Morbus Hippel-Lindau. **a** Ohne Kontrastmittel. Hypodense Zone im linken Zerebellum mit Kompression des 4. Ventrikels. Hyperdense Areale im Bereich des gesamten rechten Auges. **b** Nach Kontrastmittelgabe homogene Anreicherung eines großen mittelliniennahen Tumors und zystische Komponente weiter lateral (→). **c** Spezielle Augendarstellung.

Sicherheit zu haben, legt man überlappende Schichten. Zur Darstellung sämtlicher Knötchen sollte eine Angiographie durchgeführt werden. Sie ist auch notwendig bei einem klinischen Verdacht zusammen mit einer Subarachnoidalblutung und einem normalen Scan. Bei Untersuchungen von symptomlosen Familienmitgliedern können Läsionen nachgewiesen werden, ein Fehlen von Symptomen schließt somit die Diagnose keineswegs aus.

Literatur

Allgayer, B., M. Reiser, B. Kramann: Typische computertomographische Befunde bei der Neurofibromatose. Fortschr. Röntgenstr. 140 (1984) 669

Boltshauser, E., H. Spiess, W. Isler: Computed tomography in neurodegenerative disorders in childhood. Neuroradiology 16 (1978) 41

Gardeur, D., A. Palmieri, R. Mashaly: Cranial computed tomography in the phakomatoses. Neuroradiology 25 (1983) 293

Kingsley, D. P. E.: C.A.T. in the phakomatoses. In Du Boulay, G. H., J. F. Moseley: Computerized Axial Tomography in Clinical Practice. Springer, Berlin 1977 (p. 174)

Kingsley, D. P. E., B. E. Kendall, C. R. Fitz: Tuberous sclerosis a clinicoradiological evaluation of 110 cases with particular reference to atypical presentation. Neuroradiology 28 (1986) 38

Salvolini, U., U. Pasquini, E. Babin et al.: Von Recklinghausen's disease and computertomography. J. belge Radiol. 61 (1978) 313

Stimac, G. K., M. A. Solomon, T. H. Newton: CT and MR of angiomatous malformations of the coroid plexus in patients with Sturge-Weber disease. Amer. J. Neuroradiol. 7 (1986) 623

Zanella, F. E., U. Mödder, G. Benz-Bohm et al.: Die Neurofibromatose im Kindesalter. Computertomographische Befunde im Schädel- und Halsbereich. Fortschr. Röntgenstr. 141 (1984) 498

Erkrankungen des Auges und der Orbita

Der Vorzug des Computertomographen gegenüber anderen radiologischen Untersuchungsmethoden des Auges und der Orbita, ausgenommen die Magnetic resonance (MR), besteht in der Möglichkeit der Darstellung der anatomischen Strukturen und ihrer Beziehung zueinander. Mit Hilfe des Ultraschalls kann ähnliches erreicht werden, doch sind die Ergebnisse keineswegs gleichwertig. Die diagnostische Aussagefähigkeit ist beim Ultraschall geringer, die Interpretation der Bilder schwieriger. Da die Diagnose der Erkrankungen in der Augenhöhle oft aufgrund der Beziehungen der normalen zu den pathologischen Strukturen gestellt wird, sollen diese im folgenden einzeln besprochen werden. Es können dargestellt werden: Augenlider, Augenbulbus, N. opticus, extraokuläre Muskeln, orbitales Fettgewebe, V. ophthalmica superior, die Tränendrüse und die knöcherne Begrenzung der Orbita.

Kontrastmittelgabe ist bei Orbitaprozessen wenig aussagekräftig, da in der Orbita keine Blut-Hirn-Schranke besteht und eine Anreicherung sämtlicher Strukturen gefunden werden kann. Ein weites Fenster zur Beurteilung der Knochenstrukturen und eine genaue symmetrische Lagerung des Patienten ist entscheidend bei der Diagnose von Dichteveränderungen in den Knochenstrukturen und bei der Interpretation unterschiedlicher Dichtewerte in der übrigen Augenhöhle.

Augenlider

Für die Augenlider ist die computertomographische Untersuchung nur von geringem Wert, da sie klinisch leicht beurteilt werden können. Eine Ausweitung des Weichteilgewebes wird bei entzündlichen Prozessen (periorbitale Zellulitis), bei vaskulären Prozessen (Sinus-cavernosus-Fistel) oder bei neurokutanen Syndromen (Neurofibromatose) gefunden.

Tränendrüse

Die Tränendrüse zeigt bei primär malignen Tumoren häufig eine Vergrößerung, wobei zusätzlich oft eine Erosion des oberen lateralen Orbitarandes besteht (Abb. **112**). Man findet eine Vergrößerung auch bei granulomatösen Prozessen und bei Lymphomen, wobei in solchen Fäl-

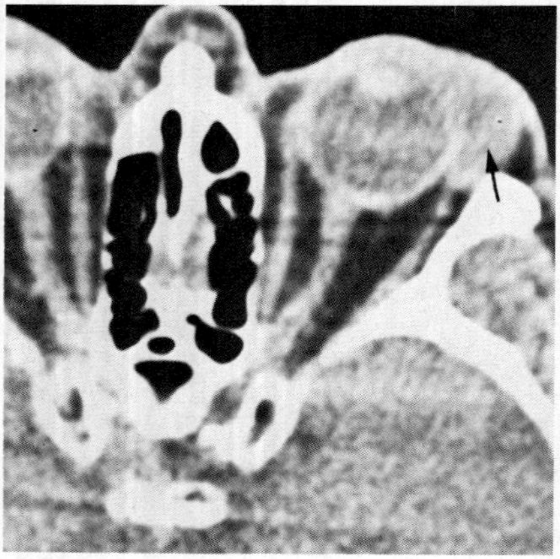

Abb. **112** Tumor der Tränendrüse rechts. Nach Kontrastmittelgabe im oberen lateralen Quadranten der Orbita rechts nahezu isodense Läsion (→), die den rechten Bulbus nach kaudal und medial verlagert.

len häufig die zusätzlichen klinischen Befunde auf die Diagnose hindeuten.

Bulbus

Der Augenbulbus zeigt sehr unterschiedliche Größen, normalerweise ist der größte Durchmesser 25–30 mm. Die Dichtewerte des Glaskörpers können ebenfalls beträchtlich schwanken. Ein kleiner Bulbus kann in Verbindung mit kongenitalen Katarakten gefunden werden, ein großer Bulbus kann leicht nachgewiesen und beim Fehlen anderer pathologischer Befunde als Ursache einer Proptose angenommen werden. Eindeutig vergrößerte Bulbi finden sich bei der Neurofibromatose; eine Zunahme des axialen Durchmessers ist auch bei einer schweren Myopie zu erkennen. Erhöhte Dichtewerte im Glaskörper können bedingt sein durch intraokuläre Blutungen oder durch intraokuläre Tumoren wie Retinoblastomen und Melanomen.

Umschriebene hyperdense Areale können auch in der Linse (Katarakt), in der Sklera (angeborener Katarakt mit Verdickung der Sklera) oder am Eintritt des N. opticus (Verkalkung bei Drusen) gesehen werden.

Verkalkte Zonen in der Peripherie kindlicher Bulbi finden sich beim Retinoblastom, das selten auch einmal bilateral auftreten kann.

Coats-Krankheit und chorioideale Osteome können ebenso Verkalkungen hervorrufen. Fehlen Verkalkungen bei Retinoblastomen, so ist es schwierig, diese von Tumoren der Chorioidea (Melanom) zu unterscheiden. Letztere treten jedoch typischerweise im Erwachsenenalter auf, so daß eine Verwechslung nicht vorkommen sollte.

Das Computertomogramm kann generell zur Diagnose dieser Tumoren nur wenig beitragen, die mit Hilfe der Fundoskopie und der Sonographie gestellt wird. Es ist aber in dreierlei Hinsicht hilfreich: Erstens kann es den retrobulbär gelegenen Anteil eines Tumors darstellen, zweitens kann es die Ausdehnung eines Tumors in den Glaskörper demonstrieren, und drittens kann es einen Tumor selbst nachweisen, wenn dieser aufgrund einer Ablösung der Retina fundoskopisch nicht sicher lokalisiert werden kann. Eine Verdickung der Augenhäute und der Muskelansätze mit deutlichen Anreicherungen nach Kontrastmittel findet sich besonders bei granulomatösen Prozessen, wobei oft auch retrobulbär gelegene Veränderungen beobachtet werden können.

Nervus opticus

Pathologische Veränderungen des N. opticus können seine Form, Dichte und seinen Verlauf betreffen. Der *normale Durchmesser* des N. opticus einschließlich der meningealen Hüllen beträgt 3–5 mm. Der computertomographische Durchmesser ändert sich je nach Lage des Nervs zur Untersuchungsebene. Nur eine koronare Schichtebene kann den Durchmesser genau bestimmen.

Eindeutige *Verdickungen* werden bei Tumoren, bei chronischen Stauungspapillen und weniger häufig auch bei granulomatösen Erkrankungen gesehen.

Als *häufigste Tumoren*, die den N. opticus befallen, sind die Gliome (Abb. **113**) und die Meningeome (Abb. **114**, **120**) zu nennen. Bei beiden Tumoren ist der Nerv verdickt und erscheint dichter als normal. Randförmige Verkalkungen finden sich nicht bei Gliomen. Dichteanhebungen sind häufiger als Ausweitungen bei Meningeomen zu finden, die zudem eine Kontrastmittelanreicherung zeigen. Da bei den Gliomen die Operation von der intrakraniellen Ausdehnung abhängt, sollte eine sorgfältige Untersuchung des Canalis opticus und des Chiasma opticum vorgenommen und auf Erosionen, Hyperostosen und abnorme Kontrastmittelanreicherungen geachtet werden (s. Abb. **113**).

Meningeome des N. opticus können leicht mit unspezifischen granulomatösen Prozessen verwechselt werden.

Eine Verdickung des N. opticus findet man bei Stauungspapillen aufgrund eines erhöhten Hirndrucks (Okklusivhydrozephalus durch Aquäduktstenose; Tumor in der hinteren Schädelgrube oder Pseudotumor cerebri). Wenn eine Verdickung gefunden wird, kann angenommen werden, daß es sich um einen länger bestehenden Hirndruck handelt. Sie ist wahrscheinlich bedingt durch Wassereinlagerung in die von der Dura umgebenen Schichten, da diese mehr oder weniger direkt mit dem intrakraniellen Subarachnoidalraum in Verbindung stehen. Eine unilaterale Verdickung des N. opticus kann bei einseitigem Papillenödem gefunden werden.

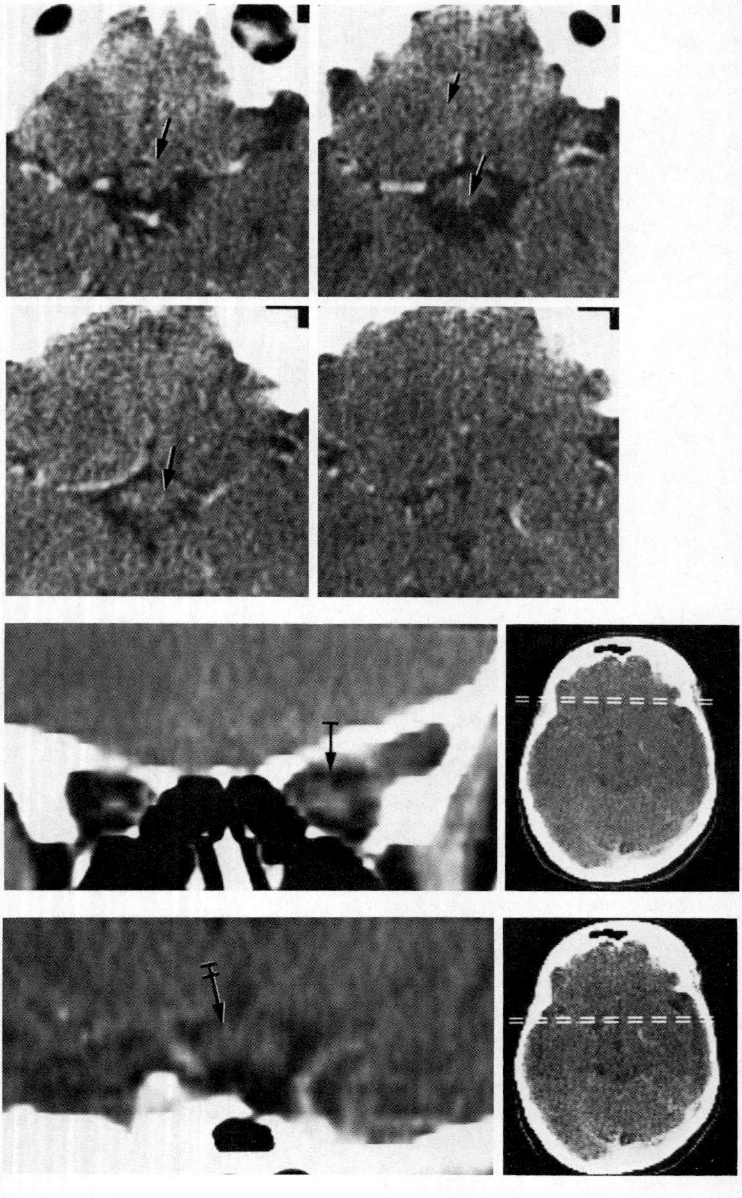

a

b

c

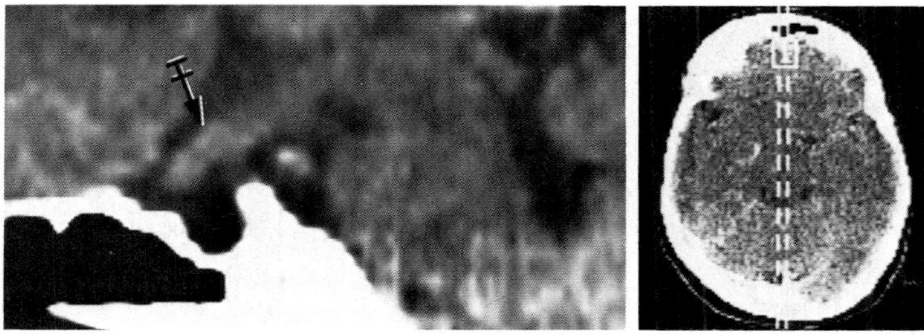

d

Abb. **113 a–d** Gliom des N. opticus. **a** Mit Kontrastmittel, axiale Schichten. Isodenser, nicht mit Kontrastmittel anreichernder Tumor, der den vorderen Anteil der suprasellären Zistern ausfüllt (→). **b** Koronare Schicht mit Darstellung des verdickten N. opticus (⊢→). **c** Koronare Schicht durch die supraselläre Zisterne mit Darstellung des Tumors. **d** Sagittaler Schnitt, ebenfalls Darstellung des Tumors in der suprasellären Zisterne (⊪→).

Diskrete Verdickungen des N. opticus werden bei entzündlichen Orbitaprozessen (s. Abb. **117**), beim hyperthyreosebedingten Exophthalmus (s. Abb. **116**), beim Pseudotumor orbitae (Abb. **115**) und bei der Sinus-cavernosus-Fistel (s. Abb. **140**) gesehen.
Abnorm dünne Nn. optici sind schwierig zu erkennen. Die Diagnose sollte niemals aufgrund einer einzigen horizontalen Schicht gestellt werden. Diese Befunde sprechen für eine angeborene Hypoplasie oder für eine erworbene Atrophie.
Veränderungen der Dichte im N. opticus sind schwer eindeutig festzustellen, da einmal der Nerv nicht unbedingt parallel geschnitten werden muß, zum zweiten dieser nur 5 mm im Durchmesser beträgt. Der Partial volume effect und die Lage des Nervs zur Schichtebene beeinflussen somit beträchtlich die Dichtewerte. Dies ist auch ein Grund, warum kleine demyelinisierte Areale nicht dargestellt werden können und relativ dicke Sehnerven höhere Absorptionswerte aufweisen. Einzig Verkalkungen des Nervs, die bei Drusen, beim Retinoblastom und beim Meningeom auftreten, werden aufgrund ihrer Dichtewerte mit Sicherheit nachgewiesen.
Wenn über den Verlauf des Nervs Aussagen gemacht werden sollen, treten die gleichen Bedenken auf. Es muß zudem bedacht werden, daß sich der Nerv während der Untersuchung bewegt und nicht in einer Position fixiert ist. Der distale Anteil weist besonders bei Positionsänderungen der Bulbi eine veränderte Form auf; bei extremen Positionen kann der Nerv sogar bogenförmig erscheinen.
Die *Lage der Linse* im Verhältnis zum N. opticus gibt Auskunft über die Stellung der Bulbi; beide Strukturen können auf zwei aufeinander-

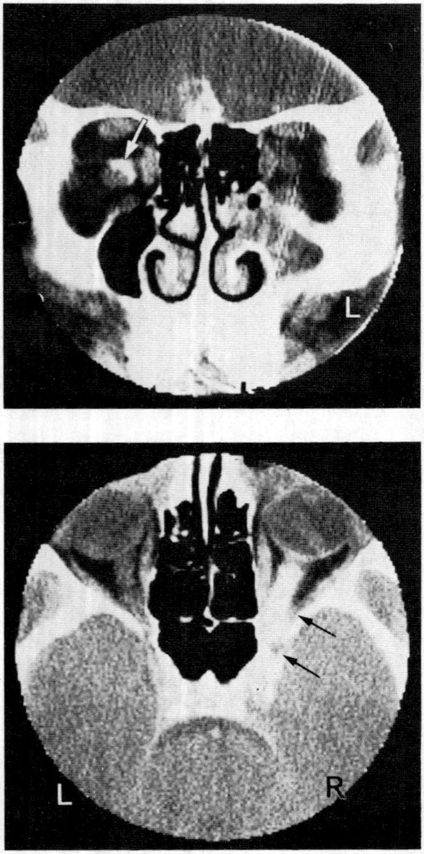

a

b

Abb. **114 a–b** Meningeom des N. opticus. **a** Koronarschnitt ohne Kontrastmittel. Schalenförmige, im medialen Anteil des N. opticus gelegene Verkalkung (→). **b** Nach Kontrastmittelgabe deutliche Anreicherung des gesamten N. opticus mit Anreicherung des intrazerebralen Anteils und des Durchtritts durch den Canalis opticus (→).

folgenden Schichten sicher dargestellt werden. Ist die Verbindungslinie Linse – N. opticus nicht parallel, so muß eine Parese der Augenmuskeln vermutet werden.

Liegt keine extreme Augenstellung vor, muß eine Schlängelung des N. opticus als pathologisch angesehen und als Zeichen einer chronischen Stauungspapille gewertet werden. Diese geht zwar typischerweise auch mit einer Verdickung des Nervs einher, doch kann eine Verdickung des Nervs wie eine Schlängelung einziges Zeichen einer Stauungspapille sein. Raumfordernde Prozesse können den N. opticus in sämtliche Richtungen verlagern. Man muß beide Seiten genau miteinander vergleichen, um sichere Aussagen machen zu können.

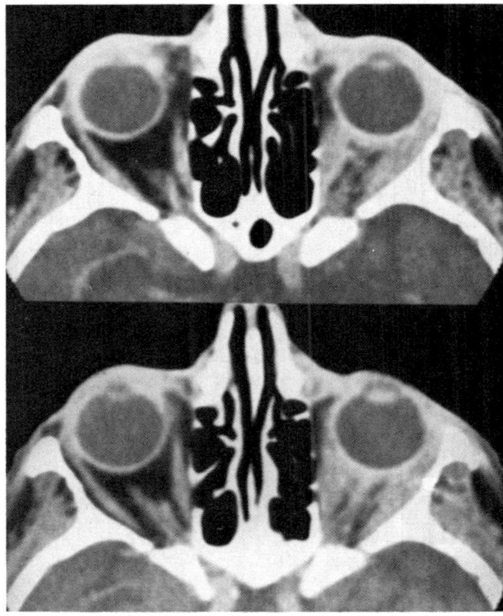

a

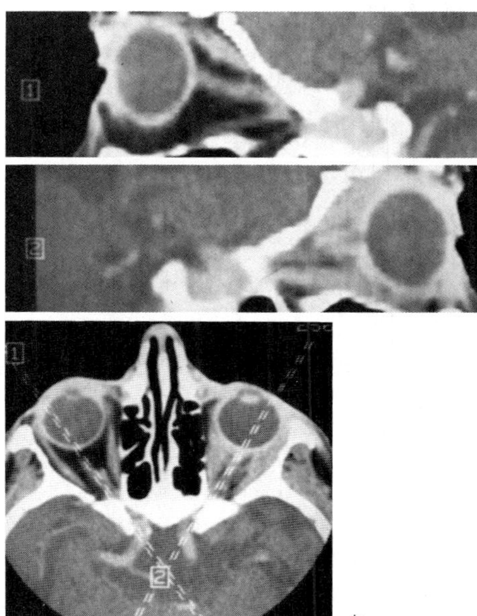

b

Abb. **115 a–b** Pseudotumor orbitae. Mit Kontrastmittel. Die ganze rechte Orbita ist ausgefüllt von hyperdensem Gewebe. Kompression des rechten N. opticus. Keine wesentliche Protrusion. **b** Rekonstruktion durch die rechte bzw. linke Orbita.

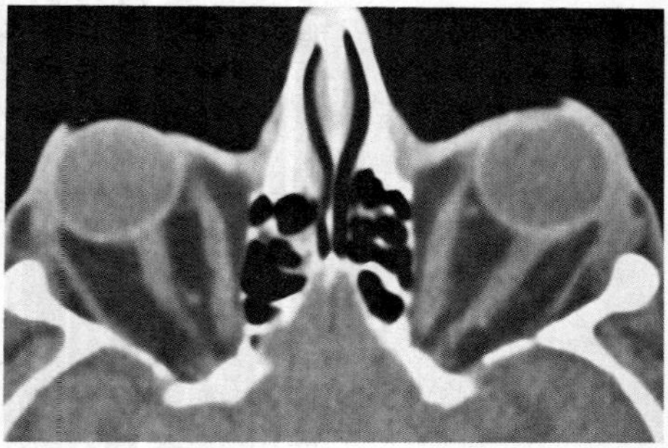

a

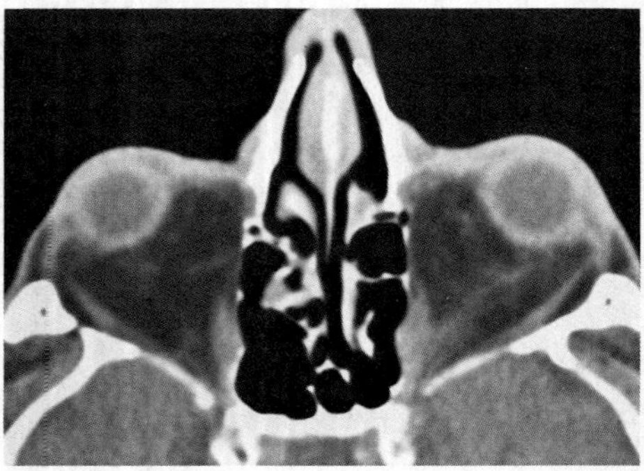

b

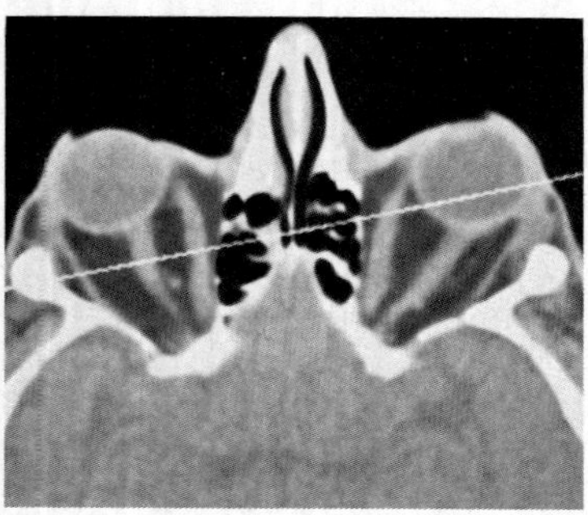

c

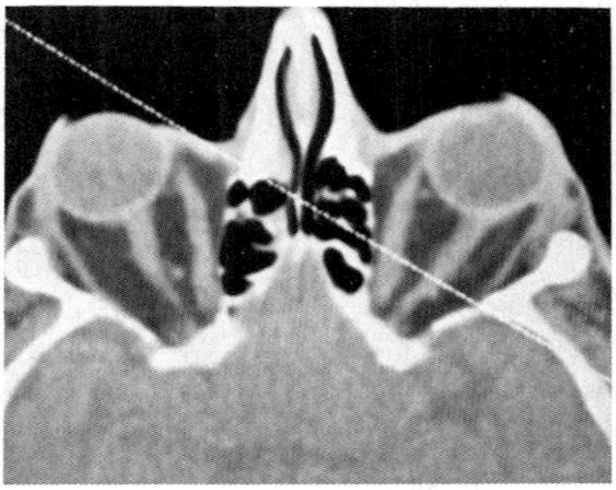

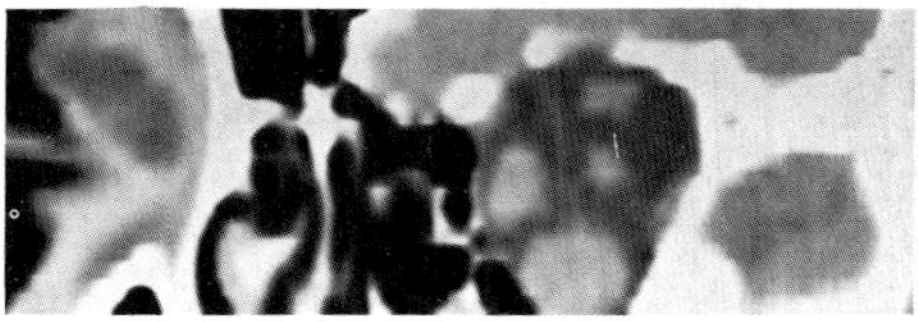

d

Abb. **116 a–d** Okuläre Myopathie bei Hyperthyreose. Ohne Kontrastmittel. **a** u. **b** Axiale Schichten. Deutliche Verdickung des M. rectus medialis rechts und links. Etwas gestreckter Verlauf des M. rectus lateralis. Massive Protrusion beider Bulbi. **c** u. **d** Schichtrekonstruktionen, die erkennen lassen, daß auch der M. rectus superior und der M. rectus inferior der linken Seite und der M. rectus inferior rechts deutlich verbreitert sind. Dichte des retrobulbären Fettgewebes höher als normal.

Leichte asymmetrische Lagerung des Patienten kann Verlagerungen der intraorbitalen Strukturen vortäuschen.

Extraokuläre Muskeln

Der augenfälligste pathologische Befund der extraokulären Muskeln ist die *Verdickung,* die einseitig, beidseitig oder auch umschrieben gefunden werden kann.
Die häufigste Ursache einer beidseitigen Schwellung ist die *Hyperthyreose* (Abb. **116**). Oft sind sämtliche Muskeln beider Seiten involviert und kaum voneinander zu unterscheiden. In schweren Fällen können die einzelnen Muskeln bis zu 1 cm dick werden. Ihr Zusammentreffen an der Spitze der Orbita täuscht manchmal einen raumfordernden Prozeß vor. Bei der Hyperthyreose kann es auch zu Veränderungen einzelner Muskeln kommen. Selten einmal wird der gleiche Muskel in beiden Augenhöhlen betroffen. Bei der horizontalen Schichtführung sind der M. rectus medialis und der M. rectus inferior die Muskeln, die am häufigsten befallen sind. Eine Anreicherung der Muskeln nach Kontrastmittel besteht, ist jedoch nicht aussagekräftig, da eine Blut-Hirn-Schranke in der Orbita fehlt.
Entzündliche Erkrankungen der Muskeln (Myositis) können ebenfalls eine beidseitige Verdickung hervorrufen. Man findet dies jedoch selten.
An weiteren Ursachen für eine Verdickung sind beidseitige Sinus-cavernosus-Fisteln (s. Abb. **140**) und beidseitige Granulome zu nen-

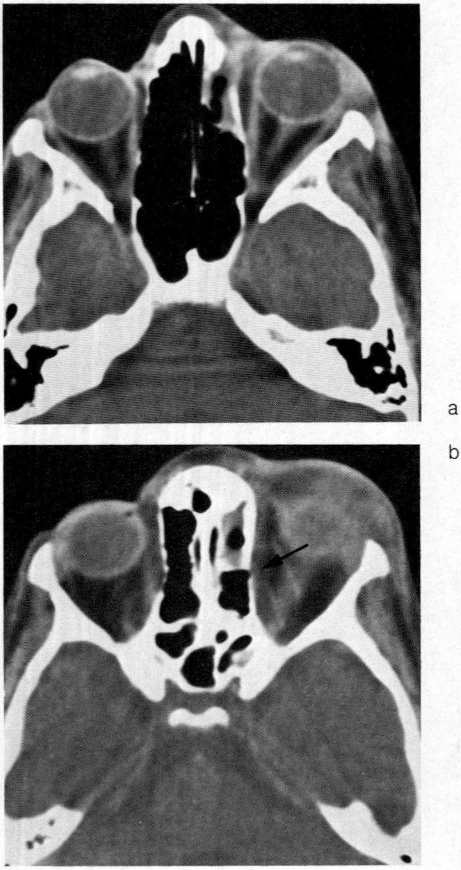

Abb. **117 a–b** Phlegmone der rechten Orbita. Ohne Kontrastmittel. Massive Schwellung des rechten Augenlids und des Gewebes um den Bulbus herum, ohne Kompression. Leichte Schwellung des M. rectus superior. Ausdehnung der Schwellung in den Bereich des Nasenrückens und nach temporal. Fraktur im Bereich der Lamina papyratia (→).

nen; letztere treten jedoch häufiger einseitig auf und werden weiter unten abgehandelt.
Eine *einseitige Augenmuskelschwellung* aller Muskeln wird am häufigsten durch eine Hyperthyreose hervorgerufen und bewirkt dann einen Exophthalmus. Diese Koinzidenz findet man so oft, daß beim Auftreten von Muskelschwellungen allein an eine Schilddrüsenfunktionsstörung gedacht werden muß und eine intensive endokrinologische Testung durchgeführt werden sollte.
Weitere häufige Ursachen sind Granulome in der Orbita und der Pseudotumor orbitae (s. Abb. **115**), eine Erkrankung ohne einheitliche

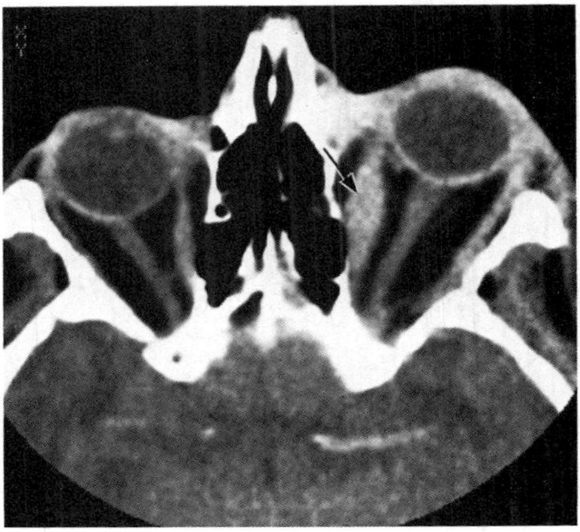

Abb. **118** Sinus-cavernosus-Fistel. Ohne Kontrastmittel. Massive Schwellung des M. rectus medialis (→), deutliche Protrusio und Verdickung des medialen Augenwinkels.

Ätiologie. Bei einer geringen Anzahl von Patienten mit einem Pseudotumor orbitae ist einzig eine Schwellung eines oder mehrerer extraokulärer Muskeln einschließlich ihrer Ansatzpunkte das auffallendste Zeichen. Entzündliche Veränderungen im orbitalen Fettgewebe finden sich ebenfalls, sind jedoch weniger deutlich ausgeprägt.

Sowohl eine *Schwellung der Muskeln* als auch eine *Veränderung der Dichte des orbitalen Fettgewebes* können bei bakteriell bedingten Orbitaentzündungen (Abb. **117**) gefunden werden. An diese Diagnose muß besonders gedacht werden, wenn zusätzlich eine Verschattung des lokalen Bindegewebes besteht. Auch eine einseitige Sinus-cavernosus-Fistel ruft ähnliche Veränderungen hervor (Abb. **118**). Diese unterscheiden sich aber von den übrigen durch eine zusätzlich oft stark ausgeprägte V. ophthalmica superior.

Eine einseitige Schwellung sämtlicher Orbitamuskeln und eine Beteiligung der Weichteile des Gesichtes kann bei flächenförmig ausgebreitetem Neurofibrom des 5. Hirnnervs gefunden werden. Diese Diagnose wird jedoch meist klinisch gestellt.

Eine nur *teilweise Verdickung eines Augenmuskels* kann auch bei den oben beschriebenen Erkrankungen auftreten. Sie findet sich ebenfalls bei intraorbital gelegenen vaskulären Mißbildungen, die einen Tumor vortäuschen können, ist jedoch häufiger bei neoplastischen Prozessen (s. Abb. **128**). Die Verdickung kann durch eine direkte Infiltration einer Metastase in die Orbita oder durch eine Reaktion auf eine Infiltration der anliegenden Orbitawände bedingt sein. Diese Erscheinungen finden sich häufig bei Tumoren des Sinus ethmoidalis und bei Meningeomen des Os sphenoidale (s. Abb. **120**). Die Muskeln selbst sind meist von Tumorgewebe frei.

Orbitales Fettgewebe

Das orbitale Fettgewebe weist normalerweise Dichtewerte auf, die niedriger sind als Wasser. Ist es ödematös verändert, steigen diese Dichtewerte. Dies ist der Fall, wenn das orbitale Fettgewebe verdrängt wird. Ein Anstieg der Dichtewerte im retrobulbären Raum findet sich auch bei granulomatösen Prozessen und beim Pseudotumor orbitae (s. Abb. **115**). Die Veränderungen können sich nur als kleine Areale erhöhter Dichte darstellen, sie können aber auch die ganze Orbita ausfüllen. Veränderungen der Augenmuskeln sieht man meist erst im Spätstadium, wenn auch Augenbulbus und Tränendrüse befallen sind.

Eine Vorwölbung des orbitalen Fettgewebes nach frontal durch die fibröse Kapsel der Orbita sieht man bei einer ausgeprägten Proptose jeglicher Ätiologie. Dieses Zeichen ist nicht spezifisch. Hypodense Dichtewerte können dabei hinter der Vorwölbung des medialen Drittels des Augenlides gemessen werden. Eine Vermehrung des Fettgewebes im retrobulbären Raum findet man auch bei schwerer Adipositas und bei manchen Patienten mit einer hyperthyreoten Ophthalmopathie. Bei letzterer ist die Muskelschwellung dann relativ gering.

Vena ophthalmica superior

Die V. ophthalmica superior (s. Abb. **140c**) ist bei vielen Erwachsenen zu erkennen. Sie kann jedoch stark verdickt und erweitert sein. Der häufigste Grund einer eindeutigen Erweiterung ist eine Sinus-cavernosus-Fistel, die auch selten eine beidseitige Erweiterung der V. ophthalmica hervorrufen kann. Eine leichte Erweiterung der Vene findet sich oft bei Tumoren der Orbita oder/und der Orbitaspitze. Man kann auch eine Schwellung bei kontralateral gelegenen Tumoren oder granulomatösen Prozessen sehen. Verbreiterte und geschlängelte Venen im retrobulbären Raum können auch Varizen darstellen, wobei häufig zusätzliche Verkalkungen gefunden werden. Diese Kombination ist für uns so spezifisch, daß weitere diagnostische Untersuchungen nicht notwendig erscheinen.

Raumfordernde Prozesse

Raumfordernde Prozesse in der Orbita können meist einer *intraorbitalen Struktur* oder den *Orbitawänden* zugeordnet werden. Sie können innerhalb oder außerhalb des Muskelkonus liegen. Innerhalb liegen typischerweise kavernöse Hämangiome (Abb. **119**), welche als runde Masse erscheinen, isodens sind und sich mit Kontrastmittel sehr stark anreichern, und Neurofibrome, die ein ähnliches Bild bieten und von Hämangiomen nicht unterschieden werden können.

Lateral der Muskeln gelegene raumfordernde Prozesse können Meningeome (Abb. **120**), Lymphome, Metastasen oder selten auch Der-

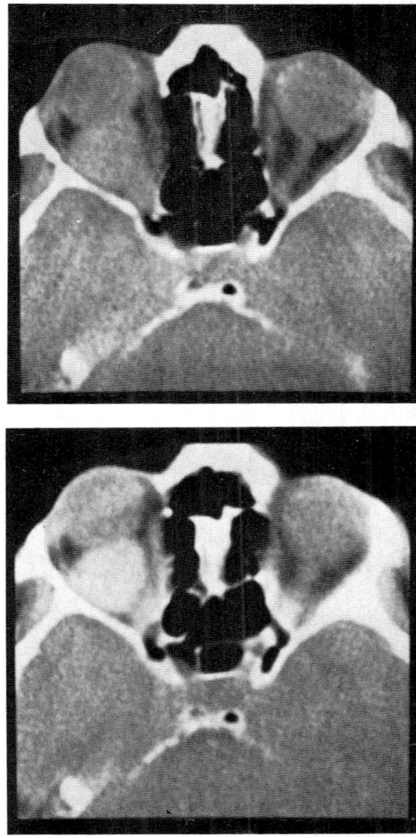

Abb. **119 a–b** Kavernöses Hämangiom der Orbita links. **a** Ohne Kontrastmittel. Leicht hyperdenses Areal in der linken Orbita, scharf begrenzt, Kompression des N. opticus. Verdrängung der Muskeln. **b** Nach Kontrastmittelgabe deutliche intensive Anreicherung der retrobulbären Läsion.

moide sein. Diese letzteren sind charakterisiert durch verminderte Dichtewerte und eine Lokalisation am oberen äußeren Rand der Orbita. Wie die Tumoren der Tränendrüse können auch die Dermoide Knochenerosionen hervorrufen. Die unterschiedlichen Absorptionswerte helfen bei der Unterscheidung.

Als raumfordernde Prozesse können auch Hämatome in Form von Arealen erhöhter Dichte nachgewiesen werden. Granulome können ebenfalls retroorbital liegen und als raumfordernde Prozesse erscheinen. Dabei sind die umgebenden Strukturen meist ebenfalls befallen. Fehlt dies, lassen unscharf begrenzte Areale, eine schlechte Darstellung anatomischer Strukturen und hypodense Zonen ohne Anreicherung nach Kontrastmittel dennoch diese Diagnose vermuten.

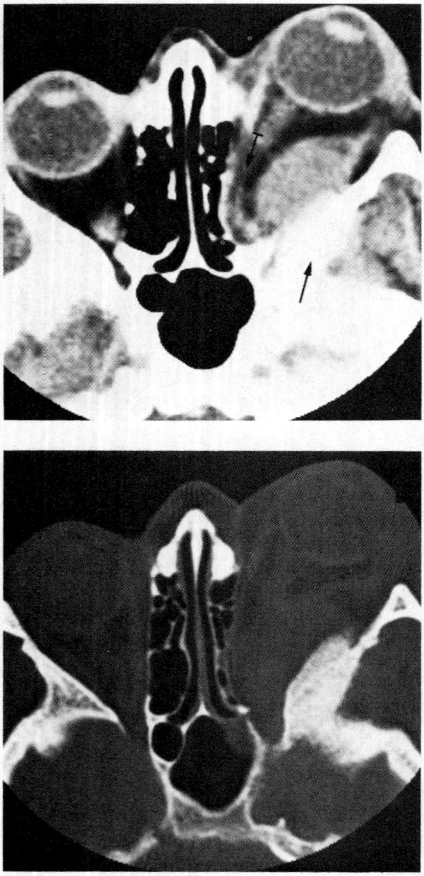

a

b

Abb. **120 a–b** Meningeom der Orbita. **a** Mit Kontrastmittel. Hyperdense, scharf begrenzte Zone am lateralen Orbitarand rechts mit Verdrängung des N. opticus (↦) und massiver Hyperostose des Os sphenoidale (→). **b** Knochenfenster.

Orbitawände

Veränderungen der Orbitawände können in Form von Erosionen oder von Hyperostosen auftreten.

Eine *Erosion der Orbitawand* kann fokal oder generalisiert sein. Die fokale Form findet sich bei chronischen, peripher gelegenen raumfordernden Prozessen, wie z. B. Dermoiden, die generalisierte Form ist sehr unspezifisch und kann bei gutartigen Tumoren, entzündlichen Erkrankungen wie auch bei malignen Prozessen auftreten.

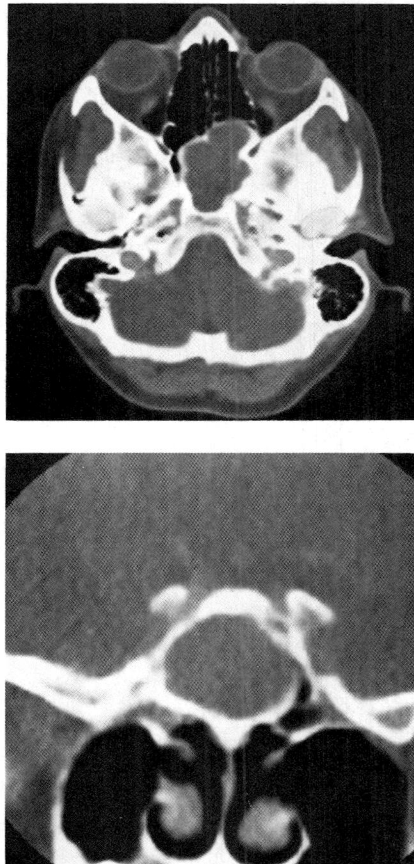
a

b

Abb. **121 a–b** Mukozele im Sinus sphenoidalis. **a** Isodense Verschattung des rechten Sinus sphenoidalis ohne wesentliche Knochendestruktion. **b** Koronare Schicht mit Darstellung des expansiven Prozesses.

Die Lamina orbitalis und der mediale Anteil der Orbita sind zur Orbita hin konvex. Eine Abflachung dieser Konvexität ist oft das erste Zeichen expansiver Prozesse. Eine Impression der medialen Orbitawand nach intraorbital ist ungewöhnlich und findet sich selten einmal bei einer Mukozele (Abb. **121**) der paranasalen Sinus. Der betroffene Sinus ist dann erweitert und enthält Gewebe, das dichter als normal ist. Eine Erosion der Orbitawände kann am besten mit einem Knochenfenster dargestellt werden.

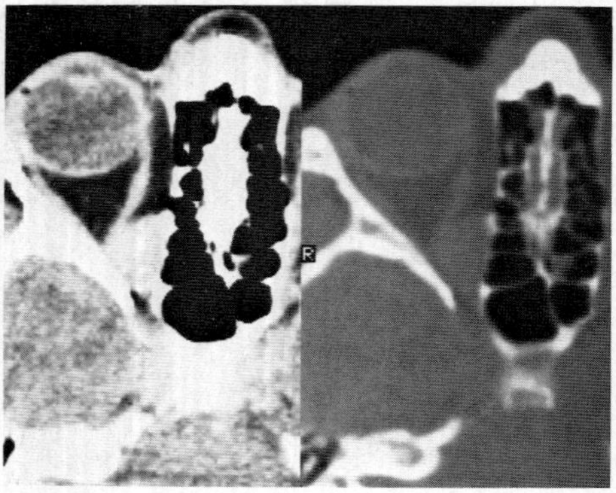

a b

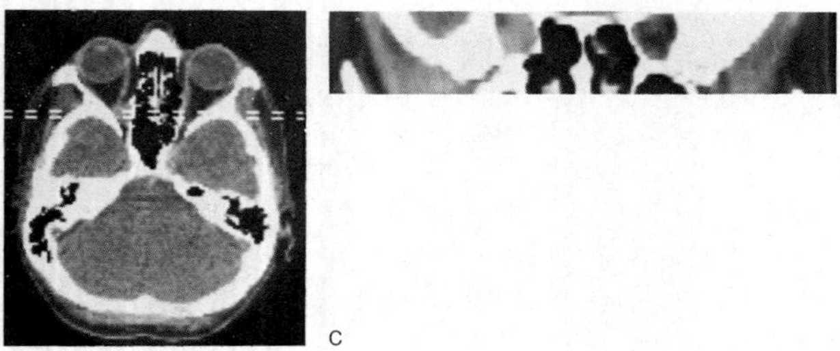

c

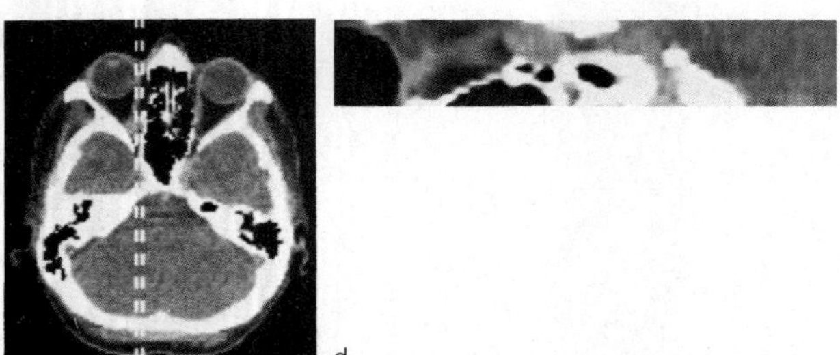

d

Abb. **122 a–d** Intraorbital gelegenes Meningeom. **a** u. **b** Mit Kontrastmittel. Große, sich mit Kontrastmittel intensiv anreichernde Raumforderung an der medialen Wand der rechten Orbita. Keine knöcherne Veränderung im Bereich der medialen Wand. Leichte Hyperostose in der kaudalen Begrenzung. Massive Verlagerung des M. rectus medialis. **c** Koronare Rekonstruktion. **d** Sagittale Rekonstruktion.

Defekte in den Orbitawänden werden bei der Neurofibromatose (s. Abb. **125**) gesehen, bei der selten zusätzlich ausgedehnte Defekte der großen Keilbeinflügel vorkommen. Es ist wichtig zu wissen, daß diese Läsionen typisch sind und nicht bedingt durch einen Tumor oder durch eine andere Läsion; es erübrigen sich deshalb weitere Untersuchungen. Frakturen im Bereich der Orbitawände werden im Kapitel „Traumen" besprochen.

Eine *Hyperostose der Orbitawände* kann generalisiert oder fokal sein. Eine generalisierte Hyperostose ist häufig das Zeichen einer Knochenerkrankung (fibröse Dysplasie, s. Abb. **123**). Der Knochen erscheint verdickt und unregelmäßig in seiner Struktur.

Fokale Hyperostosen sind typisch bei Meningeomen. Die intraorbitale und intrakranielle Ausdehnung eines Tumors (Abb. **122**) ist oft schwer zu bestimmen. Der Nachweis einer Hyperostose und eine Verdickung des darüberliegenden M. rectus kann dabei sehr hilfreich sein.

Literatur

Cobb, S. R., J. W. Yeakley, K. F. Lee et al.: Computed tomographic evaluation of ocular trauma. Comput. Radiol. 9 (1985) 1

Daniels, D. L., A. L. Williams, A. Syvertsen et al.: CT recognition of optic nerve sheath, meningioma: abnormal sheath visualization. Amer. J. Neuroradiol. 3 (1982) 181

Davis, P. C., J. C. Hoffmann jr., K. M. Weidenheim: Large hypothalamic and optic chiasm gliomas in infants: difficulties in distinction. Amer. J. Neuroradiol. 5 (1984) 579

Dresner, S. C., W. E. Rothfus, T. L. Slamovits et al.: Computed tomography of orbital myositis. Amer. J. Neuroradiol. 5 (1984) 351

Edwards, M. G., G. R. Pordell: Ocular toxocariasis studied by CT scanning. Radiology 157 (1985) 685

Enzmann, D. R., S. S. Donaldson, J. P. Kriss: Appearance of Graves' disease on orbital computed tomography. J. Comput. assist. Tomogr. 3 (1979) 815

Forbes, G.: Computed tomography of the orbit. Radiol. Clin. N. Amer. 20 (1982) 37

Forbes, G. S., P. F. Sheedy, R. R. Waller: Orbital tumors evaluated by computed tomography. Radiology 136 (1980) 101

Forbes, G. S., F. Earnest, R. R. Waller: Computed tomography of orbital tumors including late generation scanning techniques. Radiology 142 (1982) 387

Guyon, J. J., M. Brant-Zawadzki, S. R. Seiff: CT Demonstration of optic canal fractures. Amer. J. Roentgenol. 143 (1984) 1031

Hesselink, J. R., K. R. Davis, R. L. Dallow et al.: Computed tomography of masses in the lacrimal gland region. Radiology 131 (1979) 143

Hesselink, J. R., K. R. Davis, A. L. Weber et al.: Radiological evaluation of orbital metastases with emphasis on computed tomography. Radiology 137 (1980) 363

Irnberger, Th.: Computertomographische Diagnose und Differentialdiagnose des juvenilen Angiofibroms und der angiomatösen Polypen. Fortschr. Röntgenstr. 142 (1985a) 391

Irnberger, Th.: Diagnostische Möglichkeiten und Wertigkeit der konventionellen Radiographie, Röntgentomographie und hochauflösenden Computertomographie beim komplexen orbitalen Trauma. Fortschr. Röntgenstr. 142 (1985b) 146

Irnberger, Th.: Die fibröse Knochendysplasie und das ossifizierende Knochenfibrom im orbitalen und periorbitalen Bereich unter besonderer Berücksichtigung der CT. Fortschr. Röntgenstr. 143 (1985c) 569

Irnberger, Th.: Die hochauflösende Computertomographie bei primären und sekundären Läsionen des Optikusscheidenkomplexes. Fortschr. Röntgenstr. 143 (1985d) 151

Leo, J. S., J. Halpern, J. P. Sackler: Computed tomography in the evaluation of orbital infections. Comput. Tomogr. 4 (1980) 133

Mafee, M. F., S. Pruzansky, M. M. Corrales et al.: CT in the evaluation of the orbit and the bony interorbital distance. Amer. J. Neuroradiol. 7 (1986) 265

Mödder, U., F. E. Zanella, B. Kirchhof: Computertomographie der Orbita, Teil II: Iatrogene Veränderungen. Fortschr. Röntgenstr. 142 (1985) 675

Peyster, R. G., E. D. Hoover, B. L. Hershey et al.: Special article: high-resolution CT of lesions of the optic nerve. Amer. J. Neuroradiol. 4 (1983) 169

Reed, D., W. D. Robertson, J. Rootmann et al.: Plexiform neurofibromatosis of the orbit: CT evaluation. Amer. J. Neuroradiol. 7 (1986) 259

Reider-Grosswasser, I., A. Solomon, D. Zikk et al.: Computerized tomography in conditions concomitantly involving the orbits and the paranasal sinuses. Comput. Radiol. 10 (1986) 119

Rothfus, W. E., H. D. Curtin: Extraocular muscle enlargement: a CT review. Radiology 151 (1984a) 677

Rothfus, W. E., H. D. Curtin, T. L. Slamovits et al.: Optic nerve/sheath enlargement. Radiology 150 (1984b) 409

Swenson, S. A., G. S. Forbes, B. R. Younge et al.: Radiologic evaluation of tumors of the optic nerve. Amer. J. Neuroradiol. 3 (1982) 319

Trokel, S. L., F. Jakobiec: Correlation of CT scanning and pathologic features of ophthalmic Graves' disease. Ophthalmology 88 (1981) 553

Unsold, R., J. DeGroot, T. H. Newton: Images of the optic nerve: anatomic-CT correlation. Amer. J. Neuroradiol. 1 (1980) 317

Wende, S. A., A. Aulich, S. Lange et al.: Computerized tomography in diseases of the orbital region. In Lanksch, W., E. Kazner: Cranial Computerized Tomography. Springer, Berlin 1976

Wende, S. A., A. Aulich, A. Nover: Computed tomography of orbital lesions: a cooperative study of 210 cases. Neuroradiology 13 (1977) 123

Läsionen des Schädelskeletts

Da jede Schichtebene bei der Untersuchung des Gehirns auch den knöchernen Anteil des Schädels oder der Schädelbasis beinhaltet, sollten bei der Beurteilung die Knochenstrukturen ebenfalls berücksichtigt werden. Mit der besonderen Knocheneinstellung an der Diagnostikkonsole können Tabula interna, Tabula externa und Diploe beurteilt werden. Es empfiehlt sich, bei den Polaroidbildern die Knochenstrukturen invertiert darzustellen, was bedeutet, daß die Knochenstrukturen schwarz und das Weichteilgewebe weiß erscheinen (s. Abb. **124**). Eine große Anzahl von Erkrankungen weisen gleichzeitig Veränderungen am Schädelskelett auf, was schon in den einzelnen Kapiteln besprochen wurde. In diesem Abschnitt sollen deshalb nur einige Erkrankungen des Knochens selbst beschrieben werden.

Fibröse Dysplasie

Es handelt sich um eine angeborene, langsam progrediente Erkrankung, die den Gesichtsschädel (um die Orbita herum) betrifft (Abb. **123**) und sich in die angrenzenden Schädelknochen und Schädelbasisknochen ausdehnt, meist jedoch den gesamten Schädelknochen befällt. Betrachtet man diesen Befund mit der normalen Fenstereinstellung (Abb. **123a**), so fällt als Abnormität einzig die Dicke und die Deformierung des betroffenen Knochens auf. Stellt man jedoch das Fenster für die Knochenstrukturen ein (Abb. **123b**), so kann erkannt werden, daß die Doppelstruktur des Schädelknochens verlorengegangen ist und eine amorphe, fleckförmige Textur des Knochens besteht. Die Dichtewerte sind z.T. deutlich geringer als beim gesunden Knochen. Im Nativröntgenbild sind aber die betroffenen Areale dichter als normal. Dieses Paradoxon kann durch die Tatsache erklärt werden, daß der Knochen zwar dicker geworden ist, die Tabula interna, externa und die Diploe in ihrer normalen Struktur jedoch zugrundegegangen sind. Eine maligne Entartung ist selten und stellt sich als lytisch verändertes Areal dar, das eine Schwellung des angrenzenden Weichteilgewebes aufweist.

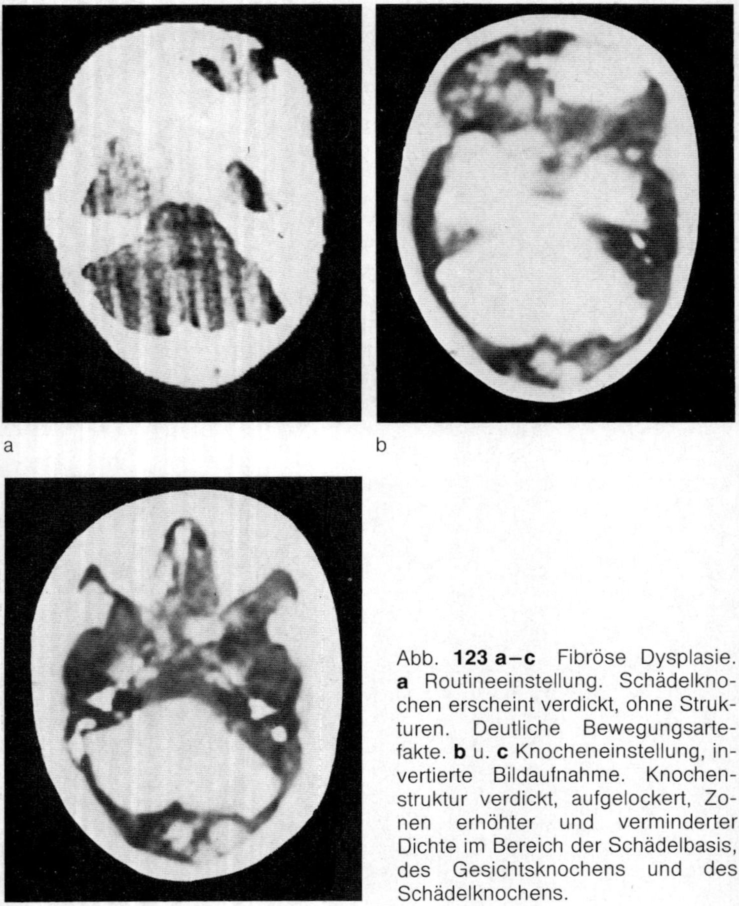

a b c

Abb. **123 a–c** Fibröse Dysplasie. **a** Routineeinstellung. Schädelknochen erscheint verdickt, ohne Strukturen. Deutliche Bewegungsartefakte. **b** u. **c** Knocheneinstellung, invertierte Bildaufnahme. Knochenstruktur verdickt, aufgelockert, Zonen erhöhter und verminderter Dichte im Bereich der Schädelbasis, des Gesichtsknochens und des Schädelknochens.

Morbus Paget

Die Ätiologie dieser Erkrankung ist unbekannt. Sie wird hauptsächlich bei älteren Leuten gefunden. Es zeigt sich dabei eine Verdickung des Schädelknochens, die in zweierlei Formen auftreten kann, möglicherweise aber unterschiedliche Stadien ein und derselben Erkrankung darstellt.
Einmal handelt es sich um die *Osteoporosis circumscripta,* die eine

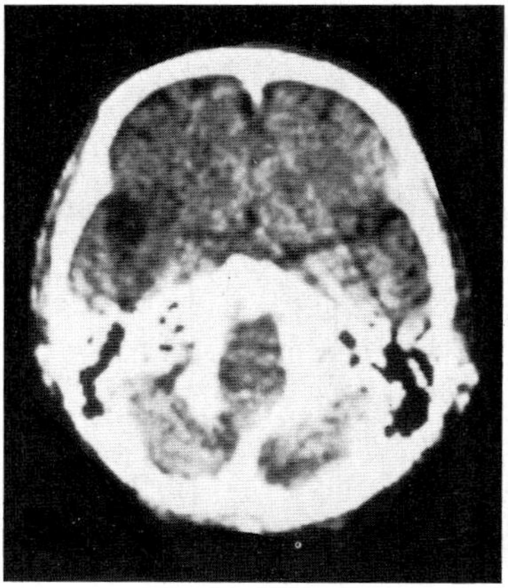

a

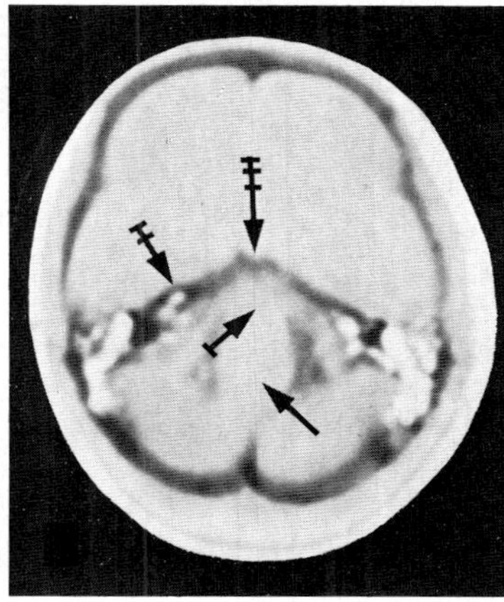

b

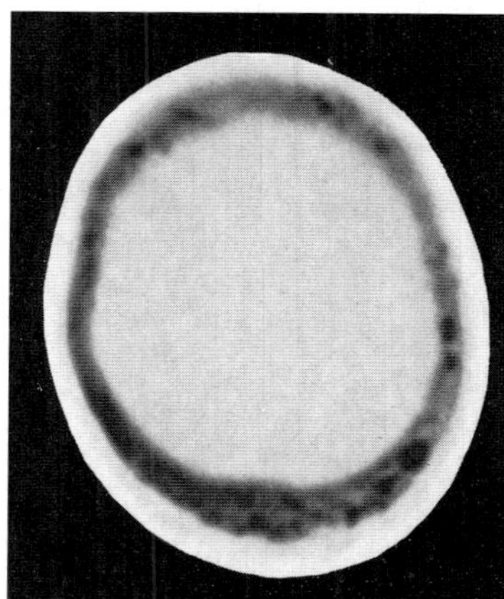

c

Abb. **124 a–c** Morbus Paget, basiläre Invagination. **a** Ohne Kontrastmittel, normale Fenstereinstellung. Basiläre Invagination mit Darstellung des Foramen magnum (→) und des Dens (I→) auf der gleichen Höhe wie die Pyramidenspitze (II→) und das Dorsum sellae (III→). Kleine hintere Schädelgrube. **b** u. **c** Knochenaufnahmen (invertiertes Bild). Multiple Herde verminderter Dichte an der Schädelbasis und im gesamten übrigen Schädelskelett.

umschriebene Verdickung der Schädelkalotte mit verminderten Absorptionswerten zeigt. Sie ist häufig basisnahe, kann sich selten nach kranial fortsetzen. Zum anderen handelt es sich um eine *generalisierte Verdickung des Knochens* (Abb. **124**), die im Computertomogramm eine unterschiedlich verdickte, fettarme Schädelkalotte zeigt. Eine maligne Entartung mit einer Entwicklung zum Osteosarkom findet sich häufiger bei Morbus Paget als bei der fibrösen Dysplasie. Unregel-

mäßige osteolytische Bezirke des Knochens mit einer begleitenden Weichteilschwellung sind führende Zeichen der malignen Entartung.
Eine Komplikation des Morbus Paget ist die *basiläre Invagination,* die eine Verlagerung der Basis nach kranial beinhaltet und hervorgerufen wird durch die Erweichung des Knochens. Sie kann auch bei anderen Erkrankungen mit Knochenveränderungen auftreten oder angeboren sein.
Die basiläre Invagination (Abb. **124b**) manifestiert sich durch die gleichzeitige Darstellung des Okziputs, des Foramen magnum, des Os petrosum, des Klivus, des Sellabodens und der Basis des Os sphenoidale. In schweren Fällen, besonders bei angeborener Mißbildung, kann das Os odontoideum im vorderen Anteil des Foramen magnum gesehen werden.

Charakteristische Knochenveränderungen

Die meisten Veränderungen der Schädelkalotte im Rahmen einer systemischen Krankheit sind leicht auf dem Nativschädelbild zu diagnostizieren, so daß sich eine weitere Diskussion hier erübrigt. Es gibt jedoch gewisse Umstände, bei welchen die Beobachtung der Weichteile und der knöchernen Mißbildung im Computertomogramm die

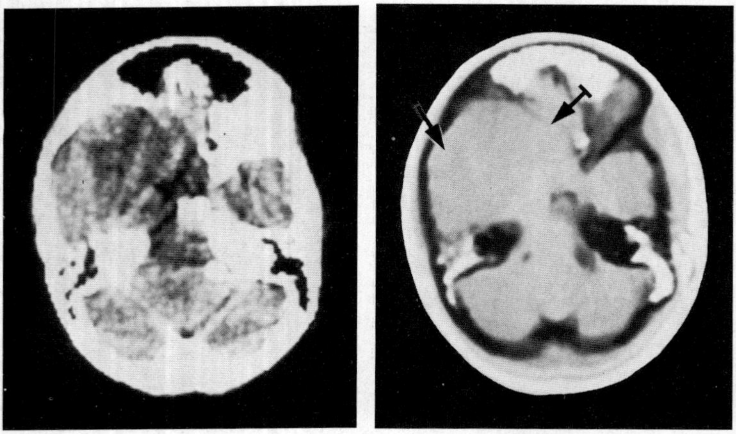

a b

Abb. **125 a–b** Neurofibromatose Recklinghausen. **a** Normaleinstellung, kein Kontrastmittel. Ausweitung der linken mittleren Schädelgrube mit Ektopie des linken Temporallappens (→). Dies zeigt auch eine Ausweitung bis in die Orbita. Das linke Os sphenoidale ist nur unvollständig dargestellt (↦). **b** Gleiche Aufnahme mit Fenstereinstellung für Knochen und invertiertem Bild.

Differentialdiagnose erleichtert oder die Diagnose sichern kann. Diese Besonderheiten seien kurz aufgeführt. Die *Neurofibromatose Recklinghausen* kann den Schädel auf mehrfache Weise befallen. Die häufigste Form ist das komplette Fehlen des Os sphenoidale (Abb. **125**). Die Läsion tritt fast immer einseitig auf und kann eine Proptose hervorrufen. Eine Herniation des Temporallappens in die Orbita hinein kann ebenfalls nachgewiesen werden und einen intraorbital gelegenen Tumor vortäuschen.
Für bestimmte Tumoren, insbesondere an der Schädelbasis, gibt es charakteristische Veränderungen.

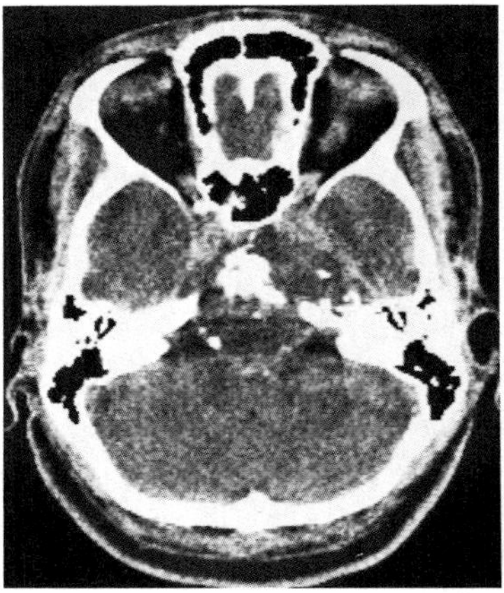

a

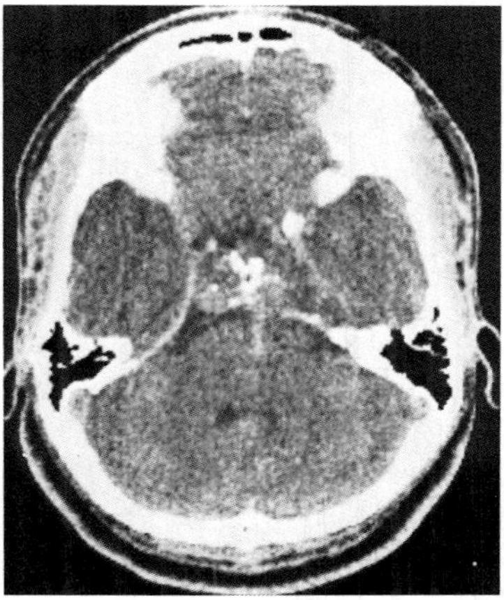

b

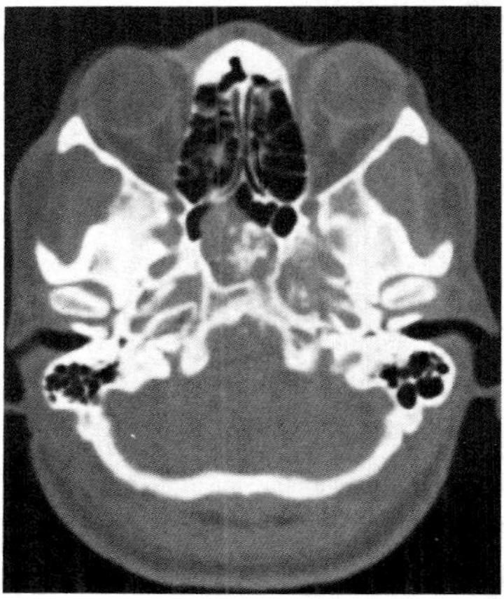

c

Abb. **126 a–c** Chordom. **a** u. **b** Mit Kontrastmittel. Hyperdenser Tumor, der vom Klivus bis auf Höhe des Hirnstamms reicht. Verdrängung des Tentoriums. Intratumorale Verkalkungen, die auf dem Knochenfenster (**c**) gesehen werden können.

Das *Gliom des N. opticus* kann eine Erweiterung eines oder beider Sehnervenkanäle hervorrufen und den vorderen Anteil des Os sphenoidale erodieren; die Erweiterung des Canalis opticus ist ein wichtiger Hinweis auf eine intrazerebrale Ausdehnung des Tumors (s. Abb. **113**).
Neurinome des 8. Hirnnervs (s. Abb. **60**) erweitern typischerweise den Meatus acusticus internus, wobei immer eine Asymmetrie des Schädels oder eine Schräglage des Kopfes ausgeschlossen werden sollte.
Die Spitze des Os petrosum kann erodiert werden durch *Neurinome des 5. und des 9. Hirnnervs und Cholesteatome* im Kleinhirnbrückenwinkel.
Hypophysenadenome (s. Abb. **51**) erweitern die Sella turcica, können sich nach vorne in den Sinus sphenoidalis vorwölben und die anliegende Schädelbasis erodieren. Eine Ausdehnung nach vorn durch den Canalis opticus kann ebenfalls dargestellt werden.
Einige Tumoren können mehr oder weniger ausgeprägte Erosionen der Schädelbasis hervorrufen und durch ihr typisches Bild auf die Histologie hinweisen: Das *Klivuschordom* (Abb. **126**) ist in der Pars petrosa am häufigsten zu finden, ein *Glomus-jugulare-Tumor* im Bereich des Foramen jugulare, das *nasopharyngeale Karzinom* (Abb. **127**) im vorderen Anteil von Os sphenoidale und Os ethmoidale (Abb. **128**), das *Basalzellkarzinom* im Bereich des Gesichts.
Metastasen (Abb. **129**) können in jedem Teil des Schädels und der Schädelbasis zu finden sein. Dabei ist das gemeinsame Auftreten von Knochendestruktionen und intrazerebralen Läsionen für diese Diagnose sehr verdächtig. Knochenmetastasen sind meist osteolytisch;

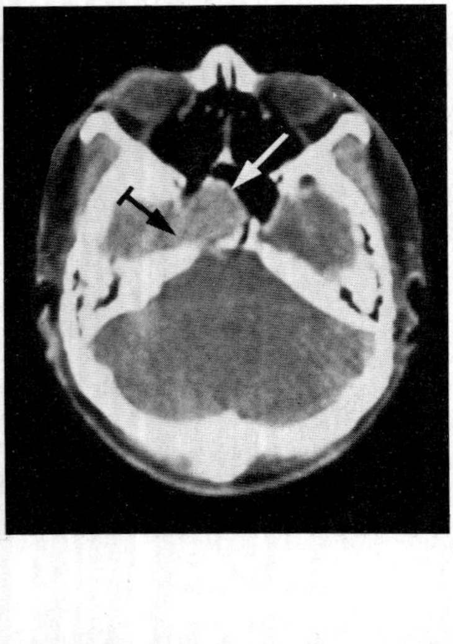

Abb. **127** Karzinom in Nasopharynx mit Durchbruch nach intrakraniell. Mit Kontrastmittel. Erosion des Dorsum sellae durch eine isodense Raumforderung in der mittleren Schädelgrube, bis in die Cisterna pontis reichend. Tumorwachstum in den Epipharynx, in den Sinus sphenoidalis (→) und in die (↦) mittlere Schädelgrube.

osteosklerotische Metastasen mit erhöhten Absorptionswerten finden sich bei Karzinomen der Prostata.
Meningeome (s. Abb. **120**) zeigen eine Verdickung des Schädelknochens und eine erhöhte Dichte, obwohl auch osteolytische Formen (s. Abb. **49**) vorkommen können.
Knochenveränderungen mit typischen intrazerebralen Läsionen können die Diagnose sichern; basale Tumoren, die das Os sphenoidale betreffen, haben wenig oder keine Weichteilkomponenten. Dermoide oder Epidermoide, die in der Diploe gelegen sind, weisen charakteri-

a

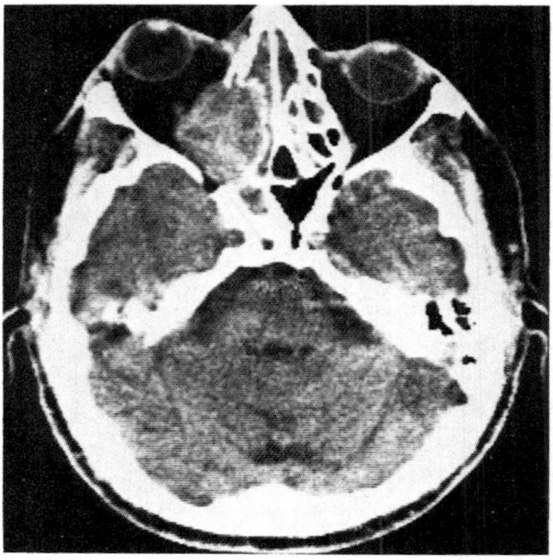

b

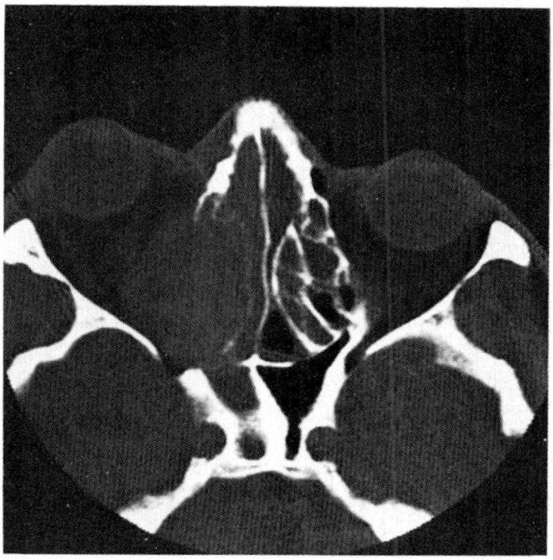

Abb. **128 a–b** Plattenepithelkarzinom des Sinus ethmoidalis links. **a** Ohne Kontrastmittel. Großer isodenser Tumor im Bereich des Sinus ethmoidalis mit Zerstörung der Lamina papyracea und osteolytischen Veränderungen im Bereich der Ethmoidzellen. Durchbrechen in die linke Orbita und in den Sinus sphenoidalis. **b** Knochenfenster.

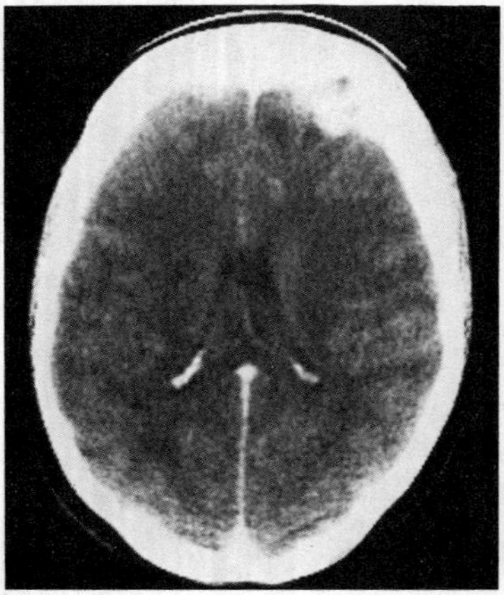

a

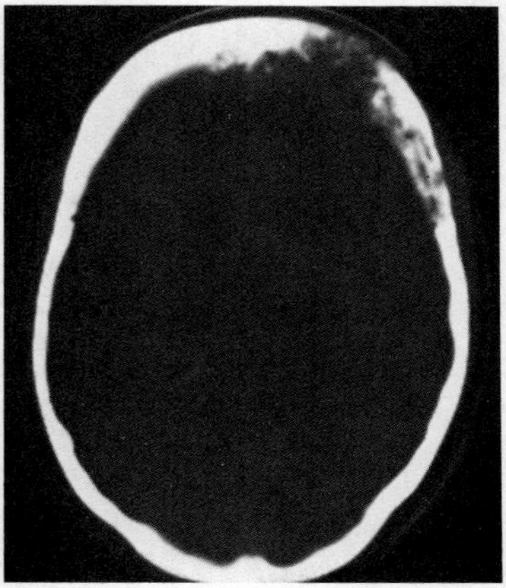

b

Abb. **129 a–b** Knochenmetastase eines Mammakarzinoms. **a** Mit Kontrastmittel. Hyperdense Zone rechts frontal mit nur geringem umgebendem Ödem. **b** Knochenfenster. Ausgedehnte osteolytische Veränderungen rechts frontal.

stischerweise eine Vorwölbung der Tabula von innen her auf und zeigen Dichtewerte von Weichteilgewebe. Die Ränder der Läsion sind gewöhnlich gut abgegrenzt.
Knochendefekte nach chirurgischen Eingriffen zeigen charakteristische Bilder. Sie sind im Kapitel „Traumen" beschrieben.

Literatur

Becker, H., H. Grau, H. Hacker et al.: The base of the skull. A comparison of computed and conventional tomography. J. Comput. assist. Tomogr. 2 (1978) 113

Bradac, G. B., J. Schramm, T. Grumme et al.: CT of the base of the skull. Neuroradiology 17 (1979) 1

Irnberger, Th.: Computertomographische Diagnose und Differentialdiagnose des juvenilen Angiofibroms und angiomatöse Polypen. Fortschr. Röntgenstr. 142 (1985) 391

von Vogelsang, H., G. Scharek, D. Stolke et al.: CT-Befunde bei Chordomen der Schädelbasis. Fortschr. Röntgenstr. 142 (1985) 369

Wiggli, U., M. Elke, H. R. Müller et al.: Analysis of osseous structures of the skull base. In Lanksch, W., E. Kazner: Cranial Computerized Tomography. Springer, Berlin 1976

Erkrankungen im Bereich des Os temporale

Durch die Einführung der High-resolution-Technik in die Computertomographie ist die Untersuchung des Schläfenbeins (Os temporale) mit dem Mittelohr, sowie dem Porus acusticus externus und internus zur Routineuntersuchung bei *Prozessen* im *Mittelohr* und *Innenohr* geworden. Aufgrund der geringen Dimensionen der darzustellenden anatomischen Strukturen bereitet die Erkennung besondere Schwierigkeiten und setzt eine gewissenhafte Kooperation des Patienten während der Untersuchung voraus.

Zur *Aufnahmetechnik* des Gehörs und des Gleichgewichtorgans sind 1–2 mm dicke Schichten in High-resolution-Technik nötig. Je nach darzustellenden anatomischen Strukturen empfehlen sich unterschiedliche Schichtebenen. Als Bezugsebene kann die Augen-Ohr-Linie gelten, die durch den unteren Orbitarand und durch den Porus acusticus externus gezogen wird (s. Abb. **15**).

Bei einer *Schichtebene, die parallel zur Augen-Ohr-Linie* liegt, können bei Schichtung nach kaudal hin am besten folgende Strukturen erkannt werden: Kochlea, Canalis caroticus, Fossa jugularis, Foramen spinosum et ovale, Foramen magnum.

Bei einer *Schichtebene von 30 Grad zur Augen-Ohr-Linie* (parallel zum Orbitadach) können bei Untersuchungen von Schichten oberhalb dieser Linie folgende Strukturen am besten erkannt werden: Canalis facialis, Canalis semicircularis, Fenestra ovalis, Malleus, Inkus, Canalis m. tensor tympani.

Bei einer *Schichtebene von 70 Grad zur Augen-Ohr-Linie* (Rückenlage des Patienten, Kopf maximal flektiert, Ebene parallel zum Klivus durch den Porus acusticus externus) können am besten folgende Strukturen erkannt werden: Fossa jugularis, Kochlea, Canalis n. facialis, Eustachische Röhre.

Bei einem *Winkel von 105 Grad zur Augen-Ohr-Linie* (Bauchlage, Kopf maximal extentiert, die Ebene im rechten Winkel zum Planum sphenoidale durch den Porus acusticus externus) können am besten folgende Strukturen erkannt werden: Canalis n. facialis, Fenestra ovale, Stapes, Sulcus tympanicus, Articulatio incudostapedia, Canalis semicircularis lateralis.

Zur *Untersuchung des Porus acusticus internus* und zum Nachweis kleiner Akustikusneurinome empfiehlt sich eine Luftzysternographie. Dazu wird der Patient ca. 45 Grad seitengelagert und der Kopf maximal zur gesunden Seite flektiert. In dieser Stellung werden 5–10 ml gefilterte Luft intrathekal injiziert, die spontan nach intrazerebral aufsteigt. Erreicht die Luft den Porus acusticus internus, werden vom Patienten leichte retroaurikuläre Schmerzen angegeben. Durch feines Beklopfen des Mastoids wird die Penetration der Luft in den Porus acusticus internus gefördert. Nach diesem Prozedere werden in Seitenlage Schichten von 2 mm durch den Porus acusticus internus gelegt. Gleichzeitige intravenöse Kontrastmittelgabe kann vaskuläre Strukturen (Schlinge der A. cerebelli inferior anterior) zur Darstellung kommen lassen.

Die *Krankheitsprozesse,* die bei der Untersuchung des Os temporale in Frage kommen, werden am besten unterschieden in angeborene Mißbildungen, entzündliche Veränderungen, traumatisch bedingte Frakturen und Tumoren.
Bei den *Mißbildungen* sind Atresien des Canalis acusticus externus, Dysplasien der knöchernen Anteile des Innenohrs sowie aberrierende Verläufe der A. carotis interna oder der V. jugularis zu nennen. Die Kochlea kann als Mißbildung nur 1½ Windungen aufweisen. Die Mißbildungen sind häufig schwierig zu erkennen, genaueste Beziehungen der anatomischen Strukturen zueinander wie auch exakte Untersuchungen mit Kontrastmittelgabe sind unbedingte Voraussetzung für eine Diagnose.
Entzündliche Erkrankungen des Temporalknochens können direkt das Gehörorgan befallen oder sich per continuitatem vom Sinus sphenoidalis oder den Cellulae mastoideae fortsetzen. Gesichtsschädelverletzungen, Diabetes mellitus oder immunsupprimierende Therapien begünstigen die Infektionen. Entzündliche Veränderungen im Innenohr führen rasch zu einer Ausweitung des Prozesses und zu einer sekundären Osteomyelitis. Osteolytische Veränderungen und Verschattungen des Sinus mit leicht erhöhten Dichtewerten lassen diesen Prozeß selbst und seine Ausdehnung genau erkennen. Pilzinfektionen mit Aspergillus oder Mukormykosis, die häufig per continuitatem von den Nasennebenhöhlen Gefäße und das angrenzende Knochengewebe infiltrieren, sollten bei entzündlichen Veränderungen differentialdiagnostisch beachtet werden.
Frakturen des Temporalknochens sind mit dem Computertomogramm besser darzustellen als mit der normalen Tomographie, da es alle Frakturen und die Beziehung der einzelnen Frakturen zu den umliegenden Strukturen genauer erkennen läßt. Die Frakturen im Temporallappen werden eingeteilt gemäß ihrer Lage zur Längsachse der Pyramide. Parallel zu dieser Achse verlaufende Frakturen werden longitudinale Frakturen genannt, die im rechten Winkel zu dieser Achse stehenden Frakturen transversale oder vertikale Frakturen (s. Abb. **130a**).
Traumen können auch zu einer Subluxation oder Distorsion der Gehörknöchelchen führen. Die Verbindung zwischen Inkus und Stapes

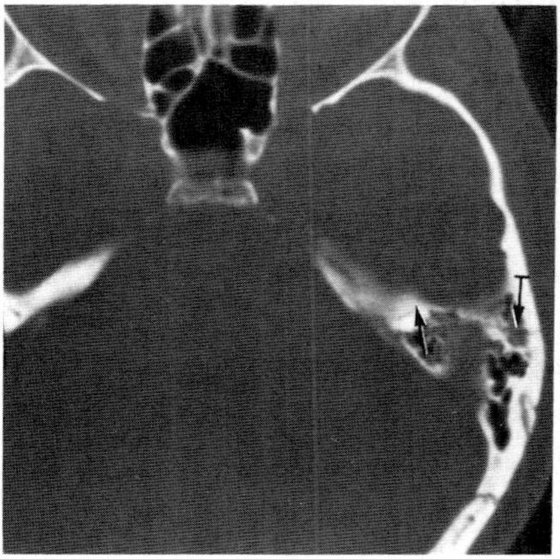

Abb. **130 a** Pyramidenquerfraktur (→), Verschattung der Cellulae mastoideae (↦).

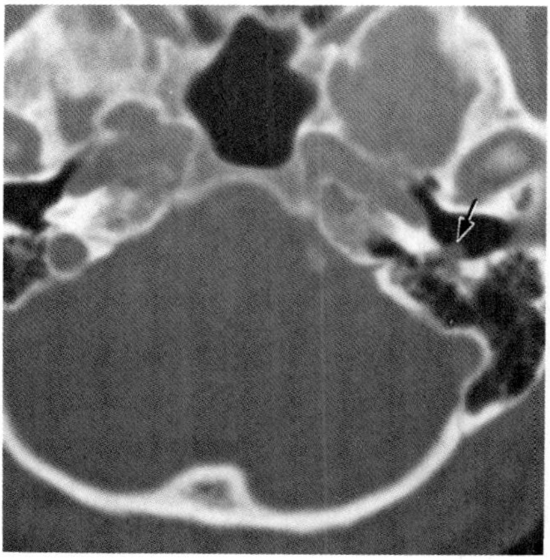

Abb. **130 b** Glomus-tympanicum-Tumor. Mit Kontrastmittel. In die rechte Paukenhöhle wölbt sich eine kleine, leicht hyperdense Raumforderung vor, die an ihrer medialen Seite bis zu den Mastoidzellen reicht (→).

ist am leichtesten zu zerstören. Auch eine Dislokation des Malleus kann vorkommen. Letztere ist im Gegensatz zur ersteren relativ einfach nachzuweisen.
Frakturen, die durch das Mittelohr ziehen und den Subarachnoidalraum tangieren, sind oft verantwortlich für Otoliquorrhöen.
An *Tumoren,* die im *Bereich des Ohres und der Pyramide* liegen, sind der Glomustumor, das Cholesteatom, das Akustikusneurinom wie auch Neurinome des 7., 9., 10., 11. und 12. Hirnnervs zu nennen.

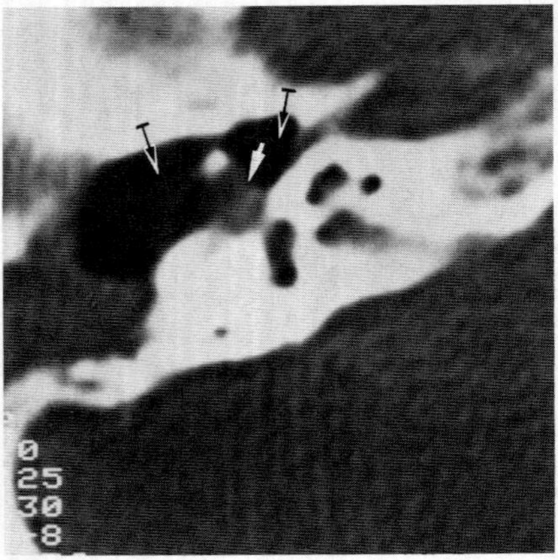

Abb. **131** Cholesteatom. Status nach Operation eines Cholesteatoms. Jetzt scharf begrenzte isodense Zone im Bereich der Paukenhöhle (→). Operationsdefekt (⟼). (Für die Überlassung der Abbildung danken wir Herrn Dr. *M. Fagerlund*.)

Der Glomus-jugulare-Tumor liegt am Foramen jugulare, der Glomus-tympanicum-Tumor (Abb. **130b**) im Mittelohr. Sie entstehen aus Zellen von Chemorezeptoren und liegen am oberen Anteil des Foramen jugulare bzw. an der medialen Seite der Paukenhöhle. Glomus-tympanicum-Tumoren müssen von Glomus-jugulare-Tumoren getrennt werden. Knochenerosionen am Klivus, die Lage zum Canalis caroticus wie auch die laterale Begrenzung des Foramen jugulare sind von besonderer Bedeutung. Je nach Ausdehnung wird vom Operateur ein unterschiedlicher operativer Zugang gewählt.
Eine *Asymmetrie des Bulbus jugularis* erschwert häufig die Diagnose eines Glomus-jugulare-Tumors. Bei der Differentialdiagnose kann die unregelmäßige mediale Randbegrenzung als charakteristisch für einen Glomus-jugulare-Tumor herangezogen werden. Diese Randbegrenzung ist normalerweise gleichmäßig und homogen rund. Nach Kontrastmittelgabe kommt es bei den Glomus-jugulare-Tumoren zudem zu einer sehr intensiven Kontrastmittelanreicherung des zuvor hypodensen Tumors. Dynamische Untersuchungen können hier helfen, Tumoren von vaskulären Strukturen zu unterscheiden.
Die genaue *Ausdehnung des Tumors* nach kaudal und nach kranial (hintere Schädelgrube, Canalis n. hypoglossi) sind für den operativen Eingriff von gleicher Bedeutung wie die Lage zu den zuvor erwähnten Strukturen. Besondere Vorsicht sollte gelten bei der Differentialdiagnose eines Tumors zu einer aberrierenden A. carotis interna, deren Biopsie verhängnisvoll wäre. Die aberrierende A. carotis interna hat oft keine knöcherne Begrenzung und liegt weit lateral gegenüber ihrem normalen Verlauf.

Im Bereich des Foramen jugulare können auch *Neurinome* des 9., 10., 11. und 12. Hirnnervs gefunden werden. Diese lassen meistens die laterale Begrenzung des Foramens intakt, bewirken aber nach vorne oder hinten einen zusätzlich scharf begrenzten Knochendefekt. Anreicherung mit Kontrastmittel sind weniger prominent als bei Glomustumoren.

Epidermoide (Abb. **131**), die ebenfalls in diesem Areal auftreten können, sind an ihrer geringen Dichte und der fehlenden Kontrastmittelaufnahme zu erkennen. Sie können flächenförmig entlang der Pyramide wachsen und sind einfach zu erkennen.

Akustikusneurinome wurden an anderer Stelle ausgiebig besprochen.

Neurinome des N. facialis können flächenförmig in den Kanal einwachsen oder umschrieben im Kanal selbst Knochen zerstören. Kleine Neurinome können hier schwer nachgewiesen werden. Das computertomographische Erscheinungsbild entspricht den Neurinomen, die Anreicherung mit Kontrastmittel ist intensiv.

Literatur

Ball jr., J. B., G. W. Miller, S. T. Hepfner et al.: Computed tomography of single-channel cochlear implants. Amer. J. Neuroradiol. 7 (1986) 41

Bird, C. R., A. N. Hasso, Ch. E. Stewart et al.: Malignant primary neoplasms of the ear and temporal bone studied by high-resolution computed tomography. Radiology 149 (1983) 171

Chintapalli, K., J. M. Unger, K. Shaffer et al.: Otosclerosis: comparison of complex-motion tomography and computed tomography. Amer. J. Neuroradiol. 6 (1985) 85

Curtin, H. D., R. Williams, J. Johnson: CT of perineural tumor extension: ptygeryopalatine fossa. Amer. J. Roentgenol. 144 (1985) 163

Holland, B. A., M. Brant-Zawadzki: High-resolution CT of temporal bone trauma. Amer. J. Roentgenol. 143 (1984) 391

Imhof, H., G. Canigiani, P. Hajek et al.: CT in der Mittelohrdiagnostik – ein Vergleich mit konventionellen Methoden. Radiologe 24 (1984) 502

Johnson, D. W., A. N. Hasso, C. E. Stewart III et al.: Temporal bone trauma: high-resolution computed tomographic evaluation. Radiology 151 (1984) 411

König, H., B. Kurtz: Hochauflösende Computertomographie der Felsenbeine. Fortschr. Röntgenstr. 141 (1984) 129

König, H., B. Kurtz, M. Strohm: Hochauflösende und dynamische Computertomographie in der Diagnostik von Glomus-tympanicum- und Glomus-jugulare-Tumoren. Fortschr. Röntgenstr. 141 (1984) 642

Köster, O., H. J. Strähler-Pohl: Stellenwert der hochauflösenden CT in der Diagnostik der erworbenen Mittelohrcholesteatome. Fortschr. Röntgenstr. 143 (1985) 322

Mafee, M. F., J. E. Selis, D. A. Yannias et al.: Congenital sensorineural hearing loss. Radiology 150 (1984) 427

Mafee, M. F., G. E. Valvassori, R. L. Deitch et al.: Use of CT in the evaluation of cochlear otosclerosis. Radiology 156 (1985) 703

Schubiger, O., A. Valavanis, G. Stuckmann et al.: Temporal bone fractures and their complications. Examination with high resolution CT. Neuroradiology 28 (1986) 93

Swartz, J. D., E. N. Faerber: Congenital malformations of the external and middle ear: high-resolution CT findings of surgical import. Amer. J. Neuroradiol. 6 (1985) 71

Thompson, J. R., E. Christiansen, A. N. Hasso et al.: Temporomandibular joints: high-resolution computed tomographic evaluation. Radiology 150 (1984) 105

Thompson, J. R., E. Christiansen, D. Sauser et al.: Dislocation of the temporomandibular joint meniscus: contrast arthrography vs. computed tomography. Amer. J. Roentgenol. 144 (1985) 171

Turski, P., D. Norman, J. DeGroot et al.: High-resolution CT of the petrous bone: direct vs. reformatted images. Amer. J. Neuroradiol. 3 (1982) 401

Valvassori, G. E., G. D. Dobben: CT densitometry of the cochlear capsule in otosclerosis. Amer. J. Neuroradiol. 6 (1985) 661

Virapongse, C., S. L. G. Rothman, E. L. Kier et al.: Computed tomographic anatomy of the temporal bone. Amer. J. Neuroradiol. 3 (1982) 379

Westesson, P. L., M. Rohlin: Diagnostic accuracy of double-contrast arthrotomography of the temporomandibular joint: correlation with postmortem morphology. Amer. J. Roentgenol. 143 (1984) 655

Zonneveld, F. W., J. A. M. de Groot, H. Damsma et al.: Die Anwendbarkeit der hochauflösenden CT zur Darstellung des Aquaeductus vestibuli (Menière) und der Otospongioses des Labyrinths. Radiologe 24 (1984) 508

Traumen und posttraumatische Veränderungen

Bei Patienten mit Schädel-Hirn-Traumen ist die Indikation zu einer computertomographischen Untersuchung heute ungefähr die gleiche wie früher zu einer zerebralen Angiographie. Bewußtseinsverlust, zunehmende neurologische Ausfälle als Hinweis auf eine behandelbare Läsion bestimmen hauptsächlich das Vorgehen. Eine routinemäßige computertomographische Untersuchung, wie sie die Röntgenaufnahme des Schädels ist, möchten wir nicht empfehlen. Die *computertomographische Untersuchung* sollte *akuten Komplikationen* und dem *Nachweis von posttraumatischen Veränderungen vorbehalten bleiben.*
Durch den schnellen Transport von Verletzten in größere Behandlungszentren wird oft schon kurz nach einem Unfall ein Computertomogramm durchgeführt. Dabei kann es vorkommen, daß trotz schwerer neurologischer Ausfälle keine pathologischen Veränderungen gefunden werden. Besonders Kontusionsherde entwickeln sich erst nach Stunden, und Blutungen in Kontusionsherden können oft erst nach 1–2 Tagen gesehen werden. Auch extrazerebrale Hämatome, die kurz nach einem Unfall nicht relevant erscheinen, können sich in der Folge enorm vergrößern.
In der akuten Phase kann das Computertomogramm bei folgenden Vermutungsdiagnosen helfen:

- extrakranielle Hämatome,
- extrazerebrale Hämatome,
- intrazerebrale Hämatome mit subarachnoidaler Blutung,
- Hirnkontusion, traumatisches Hirnödem, traumatischer Hirninfarkt,
- Fremdkörper,
- Schädelfrakturen,
- Orbitaverletzungen.

Extrazerebrale Blutungen

Extrakranielle Blutungen, die sich als Vorwölbung erhöhter Dichte im subkutanen Gewebe darstellen und zu einer Verwischung der normalen anatomischen Strukturen führen, finden sich häufig bei schweren Kopftraumen und deuten auf die primäre Gewalteinwirkung hin. Diese sind für die Praxis nur von sehr geringer Bedeutung. Akute *extradurale Hämatome,* die ebenfalls durch hyperdense Dichtewerte

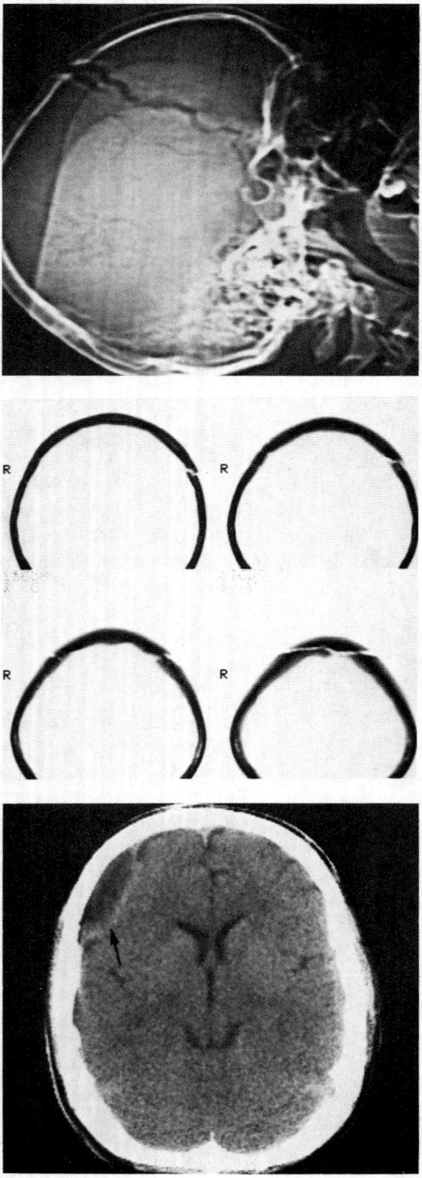

a

b

c

Abb. **132 a–c** Schädelfraktur, chronisch subdurales Hämatom. **a** Topogramm mit breiter Kalottenfraktur. **b** Knochenfenster koronare Schichten, Darstellung der Frakturlinie. **c** Verminderte Dichte links frontal mit diskreter Raumforderung und hyperdensem Randsaum (→). Verstrichene Hirnfurchen.

leicht erkannt werden können, finden sich typischerweise im Bereich der A. meningea media oder anderen arteriellen duralen Gefäßen (s. Abb. **68**). Die häufigste Lokalisation ist frontoparietal, der Bereich der mittleren Schädelgrube und die Orbitaregion. Ihre Form ähnelt einer bikonvexen Linse, sie kann jedoch nach Operationen oder auch nach schweren Traumen eine andere Konfiguration aufweisen. Weit ausgedehnte Hämatome weisen im Zentrum häufig geringe Dichtewerte auf, was auf einen unterschiedlichen Koagulationszustand hindeutet. Oft bestehen gleichzeitig eine Schwellung und eine Blutung in den extrakraniellen Weichteilgeweben, das anliegende Hirngewebe ist jedoch annähernd von normaler Dichte, obwohl oft eine Verlagerung der Mittellinienstrukturen zur kontralateralen Seite zu finden ist.

Das *akute subdurale Hämatom* (s. Abb. **69**) kann vom epiduralen Hämatom nicht sicher unterschieden werden, es sei denn, es zeigt die typische konkave Form. Das subdurale Hämatom ist größer und oft frontal gelegen. Das anliegende Hirngewebe ist häufig geschwollen, was an der Diskrepanz zwischen Mittellinienverlagerung und Hämatomgröße erkannt werden kann. Der klinische Verlauf einer subduralen Blutung ist weniger akut als der einer extraduralen Blutung, da letztere venösen Ursprungs ist.

Mit Resorption des Hämatoms nehmen die Dichtewerte zuerst an den Rändern ab. Darauf wird das gesamte Hämatom isodens und hypodens. Chronische subdurale Hämatome können Dichtewerte von Liquor annehmen. Als grober Anhalt kann gesagt werden, daß das subdurale Hämatom in den ersten 7–10 Tagen eindeutig hyperdens ist, in den nächsten 14 Tagen isodens (s. Abb. **70**) und danach hypodens (Abb. **132**, **133**). Da es sich klinisch nicht selten nach 14 Tagen erstmals manifestiert, findet sich häufig bei der ersten Untersuchung eine isodense Läsion. Die Diagnose kann dann nur aufgrund indirekter Zeichen gestellt werden. Diese sind eine Verschiebung der Mittellinienstrukturen oder des verkalkten Plexus chorioideus, eine Kompression des ipsilateralen Seitenventrikels, selten verbunden mit einer Erweiterung der kontralateralen Seite, eine Volumenvermehrung und Dichteänderung des anliegenden Hirngewebes und das Fehlen von erweiterten Hirnfurchen und Hirnfissuren auf der betroffenen Seite. Dieses letzte Zeichen ist besonders relevant, wenn kontralateral die Sulci gut zu sehen sind. Als Ursache kommt das Hämatom selbst oder eine Hirnschwellung in Betracht.

Bei bilateralen, isodensen Hämatomen sind die indirekten Zeichen nicht so eindeutig zu erkennen. Enge Seitenventrikel können einzige Hinweise auf diese Läsionen sein. Kompression der Seitenventrikel und nicht sichtbare Hirnfurchen, besonders bei älteren Patienten, sollten immer an ein beidseitiges, isodenses subdurales Hämatom denken lassen.

Sind die Hämatome isodens oder hypodens, findet man nicht selten an

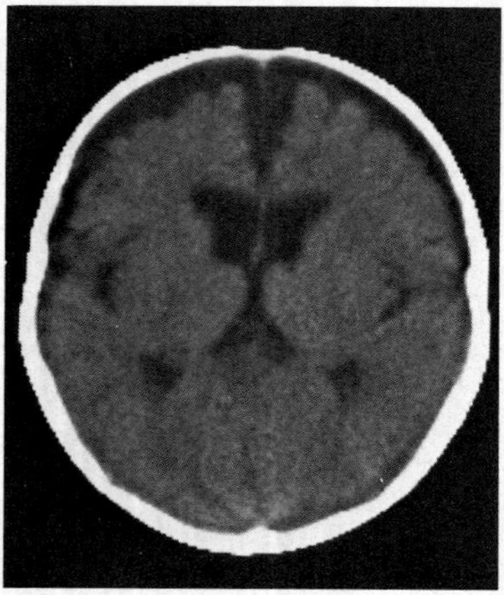

Abb. **133** Chronisch subdurale Effusion beidseits. Ohne Kontrastmittel. Beidseits frontal bis zur Sylvischen Fissur scharf begrenzte Zone verminderter Dichte mit Werten um 6 HE. Erweiterter Interhemisphärenspalt. Wenig raumfordernder Effekt.

der hirnanliegenden Seite einen Randsaum erhöhter Dichte (s. Abb. **70**). *Kontrastmittelgabe* kann diese Hämatome auf verschiedene Weise besser darstellen: direkt, indem sich entweder die Kapsel des Hämatoms anreichert oder eine langsame Diffusion des Kontrastmittels in die Läsion stattfindet, so daß sie sich auf späten Scans als hyperdenser Bezirk darstellt; indirekt, indem sich das Hirngewebe selbst anreichert und das Hämatom ausgespart bleibt. Eine Untersuchung mit Xenon als Kontrastmittel ist die einzige Möglichkeit, um isodense, avaskuläre Läsionen durch einen negativen Kontrast eindeutig darzustellen (s. Abb. **71**).
Schmale Hämatome über der Konvexität, die durch die Schädelkalotte verdeckt sind, können durch koronare Schichten oder durch Drehen des Kopfes gesehen werden.
Chronisch subdurale Hämatome sollen später behandelt werden.

Subarachnoidalblutungen

Subarachnoidale Blutungen (s. Abb. **72**) sind häufig bei Schädel-Hirn-Traumen zu finden. Diese Blutungen stellen sich, wie schon vorher beschrieben, als hyperdense Zonen im Subarachnoidalraum dar. Nicht selten findet sich Blut längs der Falx cerebri. Da die Falx selbst oft hyperdens ist, kann meist erst bei Kontrolluntersuchungen sicher auf eine solche Blutungsausdehnung geschlossen werden.

Intrazerebrale Blutungen

Traumatische intrazerebrale Blutungen (s. Abb. **135**) können von spontanen intrazerebralen Blutungen oft nicht unterschieden werden, besonders nicht bei ungenauen oder fehlenden anamnestischen Angaben. Das spontane Hämatom erscheint im Gegensatz zum traumatischen meist rund mit hyperdensen Absorptionswerten. Eine traumatische Genese ist bei Blutungen am Frontalpol oder am Temporalpol zu vermuten, Lokalisationen, die bei spontanen Blutungen sehr selten vorkommen. Auch multifokale, kleine Blutungen, die unregelmäßig begrenzt sind und im akuten Stadium schon ausgedehnte Zonen verminderter Dichte aufweisen, lassen ebenfalls eine traumatische Genese vermuten. Das gleichzeitige Vorkommen von subduralen Hämatomen, intrazerebralen Hämatomen und hypodensen Zonen sind weitere Indizien für eine traumatische Genese.
Blutungen im Bereich der Brücke sind aufgrund häufiger Artefakte schwierig zu erkennen.
Bei der Resorption verhalten sich die traumatischen intrazerebralen Hämatome wie die spontanen Hämatome.

Intraventrikuläre Blutungen

Eine rein intraventrikulär gelegene Blutung als einziges Zeichen eines Traumas ist selten. Viel häufiger ist der Durchbruch eines intrazerebral gelegenen Hämatoms in das Ventrikelsystem. Dabei findet sich Blut im ipsilateralen Seitenventrikel, seltener im kontralateralen, im 3. oder 4. Ventrikel.
Aus den basalen Zisternen retrograd aufgestiegenes Blut ist ebenfalls gelegentlich zu sehen. Blut im Ventrikelsystem ist mit Liquor verdünnt und kann isodense Dichtewerte aufweisen. Da es sedimentiert, kann bei Rückenlage des Patienten ein Blutspiegel in den Okzipitalhörnern gefunden werden, der leicht übersehen werden kann. Blut im Ventrikelsystem scheint eine leichte Verminderung der Dichte des subependymalen Raumes hervorzurufen und läßt die normalerweise schon erhöhten Dichtewerte des Blutes noch augenfälliger werden.

Hirnkontusion, posttraumatisches Ödem, posttraumatischer Infarkt

Diese drei Traumafolgen sollen zusammengefaßt abgehandelt werden, da sie im Computertomogramm ein ähnliches Erscheinungsbild aufweisen.

Kontusion. Ein zerebraler Kontusionsherd stellt sich als Areal unterschiedlich verminderter Dichte dar, das häufig scharf begrenzt ist und nicht zum Ausbreitungsgebiet einer größeren Hirnarterie paßt. Dieses

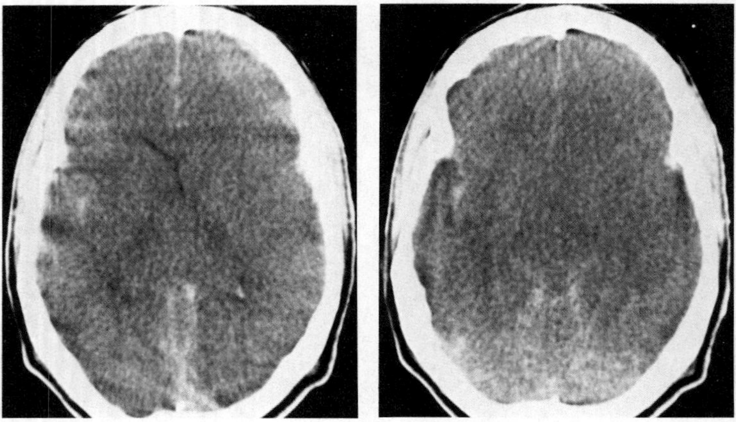

a b

Abb. **134 a–b** Contusio cerebri. Blut im Subarachnoidalraum. Ohne Kontrastmittel. Leicht verminderte Dichte der weißen Substanz. Keine Hirnfurchen sichtbar. Hyperdense Zone in der linken Sylvischen Fissur und am Tentoriumschlitz. Schlitzförmiges Ventrikelsystem als Ausdruck eines generalisierten Ödems.

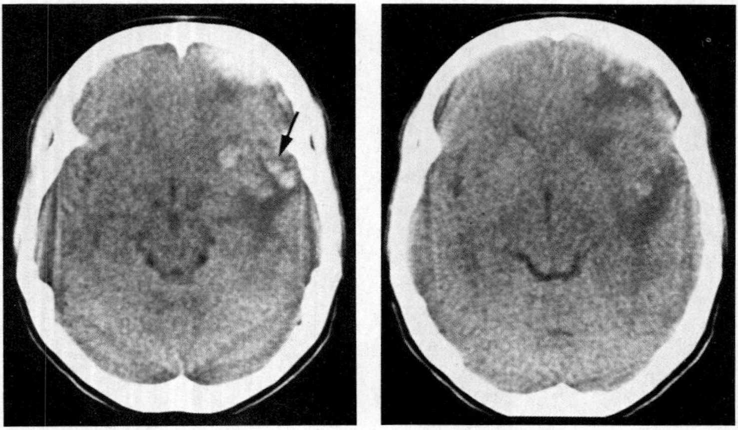

a b

Abb. **135 a–b** Contusio cerebri mit Hämorrhagien. Ohne Kontrastmittel. Unscharf begrenzte Low-density-Zone rechts frontal und temporal mit umschriebenen Zonen erhöhter Dichte kalottennah und im Bereich der Sylvischen Fissur (→).

Areal kann kein Blut enthalten (Abb. **134**) oder hämorrhagisch (Abb. **135**) sein. In der akuten Phase findet sich ein raumfordernder Effekt, z. B. in Form eines engen Ventrikelsystems, der nicht selten schon vor Änderung der Dichtewerte wieder verschwindet. Typischerweise liegen die Kontusionsherde frontal und/oder im Bereich der Temporallappen. Kontrastmittelgabe kann ein fleckförmiges Anreicherungsmuster des betroffenen Areals hervorrufen. Diese Tatsache bereitet oft diagnostische Schwierigkeiten.
Hämorrhagische Kontusionen können auch Schwierigkeiten bei der Diagnose hervorrufen, da sie von kleinen multifokalen Blutungen nicht unterschieden werden können. Typisch sind hypodense Areale mit streifenförmiger oder punktförmiger Blutung und ausgedehnter Massenverdrängung. Einfache Kontusionsherde können 1–2 Tage nach dem Trauma hämorrhagisch werden. Daraus kann gefolgert werden, daß es sekundär zu Einblutungen kommt. Diese manifestieren sich häufig klinisch in einer Verschlechterung des Zustandsbildes.
Ähnliche computertomographische Erscheinungsbilder wie die der hämorrhagischen Kontusionen können bei Patienten mit Blutungsübeln oder hämorrhagischen Infarkten gesehen werden.

Hirnödem. Ein Hirnödem kann umschrieben oder generalisiert sein. Ist es umschrieben, entspricht es dem Bild eines fokalen Kontusionsherdes. Im Gegensatz zur Kontusion ist es aber häufig auf die weiße Substanz beschränkt.
Ein *generalisiertes Hirnödem* ist schwierig zu erkennen und wird erst durch Kontrolluntersuchungen nachgewiesen, indem sich dabei das Ventrikelsystem wieder entfaltet darstellt (s. Abb. **134**). Zur Erkennung eines generalisierten Hirnödems dient im allgemeinen ein enges Ventrikelsystem, obwohl keine sicheren unteren Normgrenzen für das Ventrikelsystem angegeben werden können und enge Ventrikel nicht unbedingt erhöhten Hirndruck bedeuten. Verstrichene basale Zisternen, Hirnfurchen und Hirnfissuren deuten ebenfalls auf eine Schwellung hin, obwohl auch hier gesagt werden muß, daß diese bei vielen jungen Patienten im normalen Scan nicht nachgewiesen werden können. Schließlich deutet eine leicht verminderte Dichte der weißen Hirnsubstanz ebenfalls auf ein Hirnödem hin. Da aber häufig die Dichtewerte auch bei einer Normalpopulation schwanken, ist die Relevanz dieses Befundes schwer einzuschätzen. Ein weit ausgebreitetes Hirnödem kann häufig nur vermutet werden und wird oft erst restrospektiv bestätigt.
Ausgedehnte posttraumatische intrakranielle Veränderungen beinhalten häufig eine schlechte Prognose. Ein normales Computertomogramm schließt jedoch einen schweren Hirnschaden nicht aus. Daher sind prognostische Aussagen aufgrund eines Computertomogramms sehr fraglich.

Hirninfarkt. Traumatische Hirninfarkte können als direkte Traumafolge oder als Läsion der zuführenden Hirngefäße im Halsbereich oder an der Schädelbasis auftreten. Sie können auch durch Gefäßspasmen bedingt sein. Das Erscheinungsbild gleicht dem der früher besprochenen Hirninfarkte.

Fremdkörper

Die konventionelle Röntgenuntersuchung des Schädels ist zum Nachweis eines Fremdkörpers im Bereich des Kraniums der Computertomographie zweifellos überlegen. Mit der Computertomographie wird jedoch die Beziehung des Fremdkörpers zum umgebenden Hirngewebe genauer dargestellt, so daß z.B. ein Fremdkörper im Ventrikelsystem nachgewiesen werden kann. Komplikationen eines Traumas sind ebenfalls nur mit Hilfe des Computertomographen zu erkennen. Bezeichnet man intrakraniell gelegene Luft als Fremdkörper (Abb. **136**), so ist zu sagen, daß die Computertomographie diese besser darstellt als

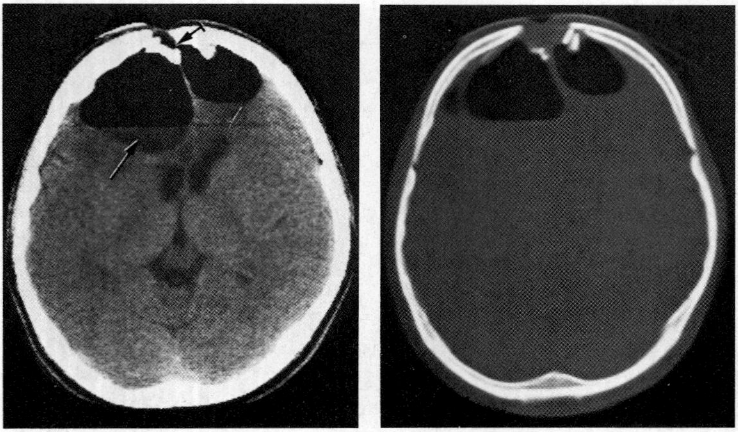

a b

Abb. **136 a–b** Traumatische Pneumenzephalozele. Impressionsfraktur.
a Ohne Kontrastmittel. Riesige Low-density-Zone links und rechts frontal mit Dichtewerten von −800 HE. Flüssigkeitsspiegel in beiden Höhlen (→). Kompression beider Vorderhörner von links frontal und Verlagerung nach rechts.
b Knochenfenster. Knochenfraktur frontal mit Einsprengungen von kleinen Knochenteilchen (↦) nach intrakraniell.

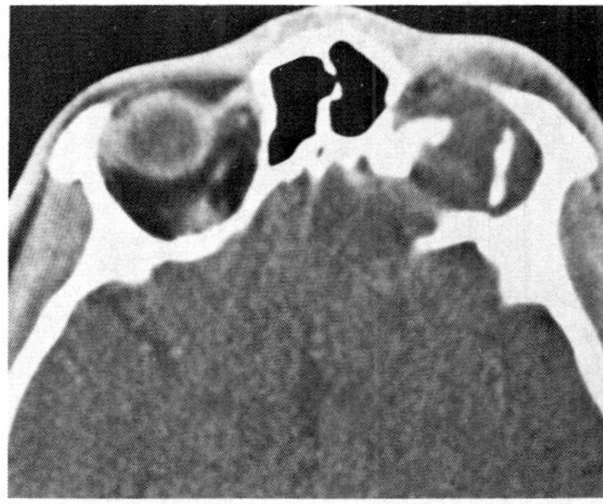

a

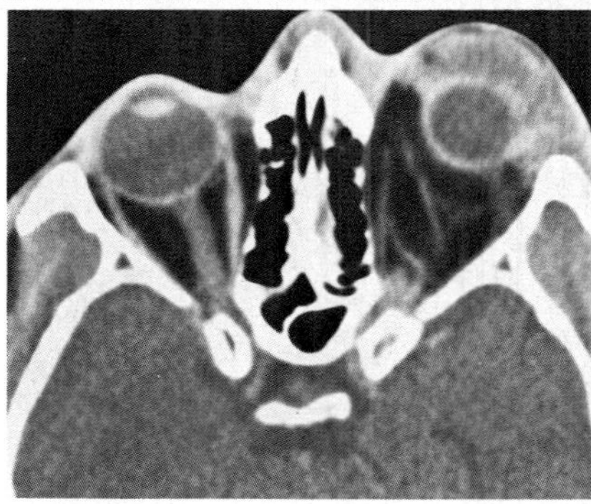

b

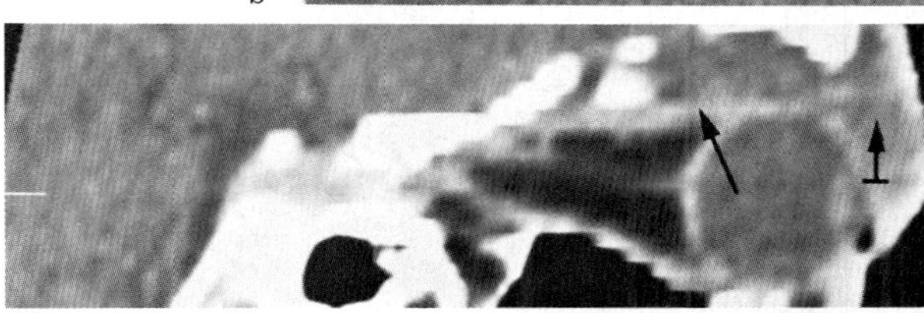

c

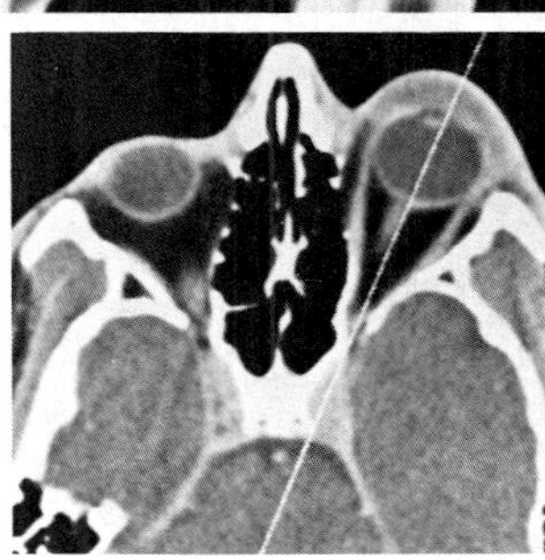

Abb. **137 a–d** Orbitadachfraktur rechts, Proptose. Ohne Kontrastmittel. **a** Knochenfragmente im rechten oberen Anteil der Orbita. **b** Massive Verlagerung des Bulbus nach unten und vorne. Ausgedehntes Lidödem (⟼). Herniation durch die Fraktur in die Orbita (⟶). **c** Sagittale, **d** (Seite 214) koronare Rekonstruktion.

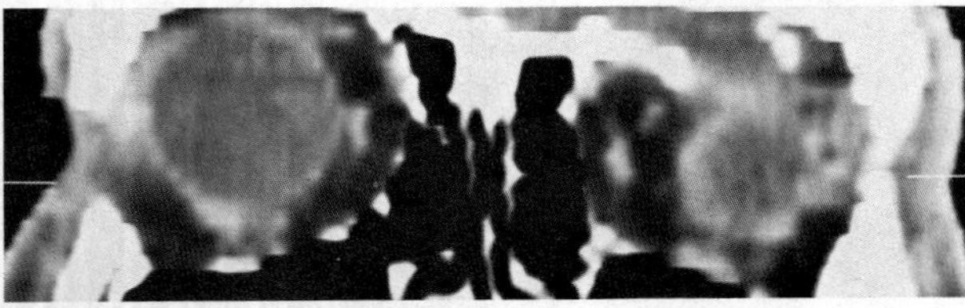

d

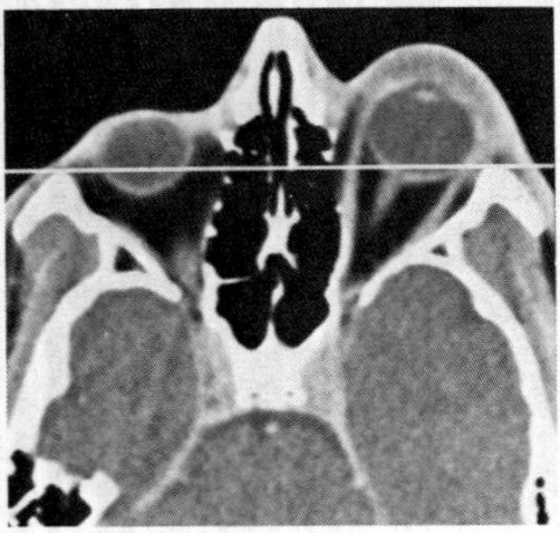

Abb. **137 a–d**
d koronare Rekonstruktion.

die konventionelle Röntgenuntersuchung des Schädels. Intrakranielle Luft kann einziges Zeichen einer penetrierenden Hirnverletzung oder einer basal gelegenen Fraktur sein. Eine vorausgegangene Lumbalpunktion sollte jedoch vor der Diagnose intrakranieller Luft immer ausgeschlossen werden.
Nach penetrierenden Verletzungen im Bereich des Gesichts (Abb. **137**) oder nach Frakturen im Bereich der paranasalen Sinus und des Mastoids können zerebrale oder zerebelläre Abszesse auftreten. Diese sind im Kapitel „Infektionen“ detailliert besprochen. Findet sich eine ringförmige Anreicherung von Kontrastmittel, sollte immer an diese Möglichkeit gedacht werden.

Frakturen des Schädels

Bei den Schädelfrakturen ist die konventionelle Röntgenuntersuchung der Computertomographie überlegen. Einzig zur besseren Beurteilung von Impressionsfrakturen und zum Nachweis von Frakturen im Bereich der Orbita und der Schädelbasis kann ein High-resolution-Scan der Nativuntersuchung überlegen sein (s. Abb. **136**, **137**).

Orbitaverletzungen

Für den Nachweis von intra- und retrookulär gelegenen Blutungen sowie periostal gelegenen Hämatomen der Orbitawände ist das Computertomogramm von größter Bedeutung. Die Hämatome können aufgrund ihrer Dichtewerte und ihrer Lokalisation eindeutig diagnostiziert werden. Mit einem negativen Scan können behandelbare Läsionen sicher ausgeschlossen werden. Für die Lokalisation intraorbital gelegener Fremdkörper ist die Computertomographie begrenzt wertvoll.

Posttraumatische Veränderungen

In diesem Kapitel sollen Traumafolgen besprochen werden: chronisch extrazerebrale Hämatome, Komplikationen der Therapie, kommunizierender Hydrozephalus, fokale Atrophie, traumatische vaskuläre Läsionen und Liquorfisteln.

Chronisch extrazerebrale Hämatome (s. Abb. **132**) sind häufig im subduralen Raum gelegen und zeigen, wie schon früher besprochen, hypodense Dichte. Sie treten nicht selten bilateral auf, besonders bei Patienten mit ausgeprägter zerebraler Atrophie, mit Blutungsübeln oder nach Ventrikeldrainage. Bei all diesen besteht das erhöhte Risiko eines subduralen Hämatoms durch ein Bagatelltrauma.
Wenn sich postoperativ das durch das Hämatom verdrängte Gehirn nicht wieder vollständig ausdehnt, muß eine zuvor bestandene zerebrale Atrophie oder eine umschriebene fokale Atrophie einer schon länger bestandenen extrazerebralen Flüssigkeitsansammlung angenommen werden. Gründe für eine schlechte und langsame klinische Erholung nach einer Operation schließen Rezidive, eine bisher unerkannte kontralateral gelegene Läsion oder das Auftreten einer Infektion ein. In letzterem Fall wird ein hypodenses Areal nach dem Infekt nahezu isodens. Liegt ein subdurales Empyem vor, kommt es zu einer starken Kontrastmittelanreicherung und zur Darstellung einer gewissen Kammerung. Die Anreicherung betrifft die Kapsel, nicht selten jedoch auch den Inhalt (s. Abb. **142**).
Lang bestehende extrazerebral gelegene Flüssigkeitsansammlungen können Verkalkungen aufweisen, die häufig im Bereich der Peripherie der Läsion liegen. Sie können eine Erweiterung des anliegenden Schädelskeletts hervorrufen oder ein vermindertes Hirnwachstum im angrenzenden Hirngewebe bewirken. Sind diese Veränderungen ausgedehnt, kann ein weiter Subarachnoidalraum zwischen Verkalkung und anliegendem Hirn zu sehen sein. Bei Patienten mit häufigen Hirntraumen, besonders bei Epileptikern und Alkoholikern, können Rezidivblutungen in chronisch extrazerebralen Flüssigkeitsansammlungen gefunden werden, obwohl die neurologischen Ausfälle nur gering sind. Das Computertomogramm zeigt dann verminderte Dichtewerte im Bereich des chronisch subduralen Hämatoms und erhöhte Dichtewerte für das frische Blut, das meist in die kaudalen Anteile der Läsion sedimentiert.

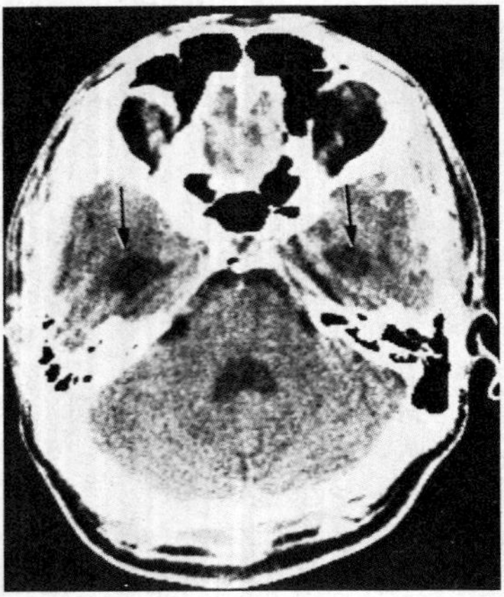

a

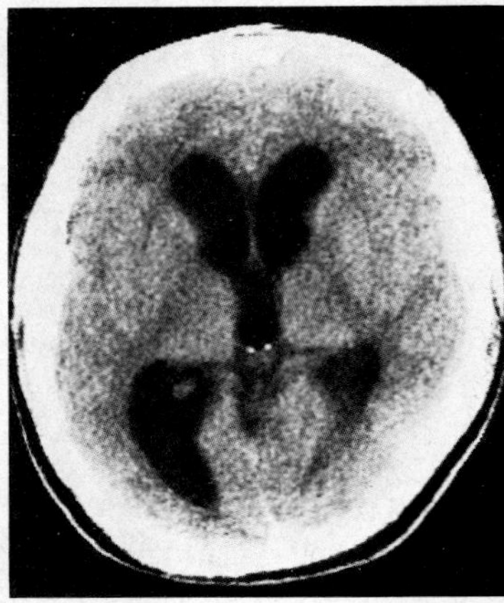

b

c

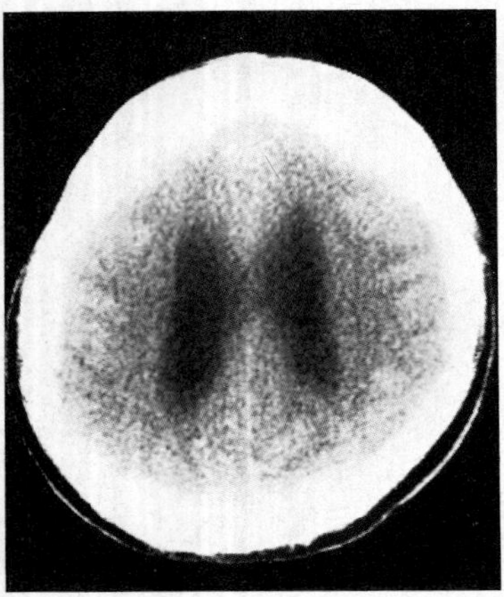

Abb. **138 a–c** Kommunizierender Hydrozephalus. Ohne Kontrastmittel. Deutlich erweitertes Ventrikelsystem (Evans-Index 41 %), normal weiter 4. Ventrikel, deutlich erweiterte Temporalhörner (→), keine sichtbaren Hirnfurchen. Periventrikulär angedeutete Low-density-Zonen.

Hydrozephalus. Ein Hydrozephalus (Abb. **138**) kann nach geschlossenen Schädeltraumen gefunden und frühzeitig erkannt werden. Er kann perakut auftreten, generalisiert symmetrisch, aber auch fokal asymmetrisch ausgebildet sein. Der obstruktive Hydrozephalus ist nach Traumen seltener als der kommunizierende.
Der *generalisierte Hydrozephalus* stellt sich durch eine Erweiterung des gesamten Ventrikelsystems dar. Der 4. Ventrikel ist häufig weniger erweitert als die übrigen Ventrikelanteile. In vielen Fällen findet sich zunächst nur eine Ausweitung der Temporalhörner. Dieses Zei-

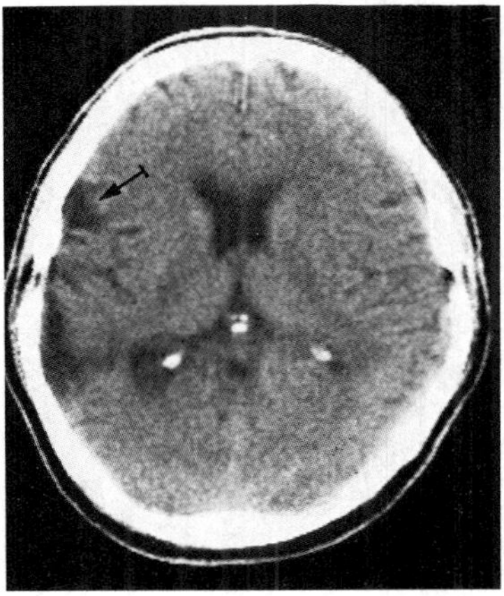

Abb. **139** Contusio cerebri (2 Jahre), fokale Atrophie. Ohne Kontrastmittel. Links temporal auf den Kortex beschränkt umschriebene Zone verminderter Dichte (→), diskrete Erweiterung des linken Seitenhorns.

chen kann als Gradmesser dienen und bei der Differentialdiagnose von beginnendem Hydrozephalus und Hirnödem helfen. Periventrikulär gelegene hypodense Zonen, besonders im Bereich der Frontalhörner, weisen auf einen akuten dekompensierten Hydrozephalus hin.
Der Mechanismus, der die Erweiterung eines Anteils eines Seitenventrikels hervorruft, ist bisher nicht bekannt. Dies findet sich auch bedeutend seltener als eine generalisierte Erweiterung des Ventrikelsystems. Die Unterscheidung zwischen einem kommunizierenden und einem obstruktiven Hydrozephalus ist an anderer Stelle beschrieben.

Posttraumatische Atrophie kann fokal (Abb. **139**) oder generalisiert gefunden werden, wobei die fokale Form häufiger ist. Sie kann direkt im Bereich des Traumas oder einer bekannten Schädelfraktur gesehen werden oder indirekte Folge der chirurgischen Behandlung eines akuten Schädel-Hirn-Traumas sein, wobei sie dann oft in der Nähe von neurochirurgischen Clips gefunden wird. Atrophische Veränderungen können auch nach traumatischen vaskulären Erkrankungen im Ausbreitungsgebiet der betroffenen Arterie nachgewiesen werden. Ein charakteristisches Zeichen, welches auf ein solches Trauma im früheren Lebensalter hindeutet, ist die Hemiatrophie (s. Abb. **83**).
Dabei finden sich Veränderungen im Bereich des Gehirns und des Schädels, der auf der homolateralen Seite schmaler ist, dessen Knochen aber dicker sind als normal. Auch die paranasalen Sinus und die Mastoidzellen der betroffenen Seite sind stärker ausgeprägt.
Unabhängig von der Ursache ist das computertomographische Erscheinungsbild der Atrophie stets gleich, kann sich als lokale Erweiterung von Hirnfurchen und Hirnfissuren darstellen, als Erweiterung der

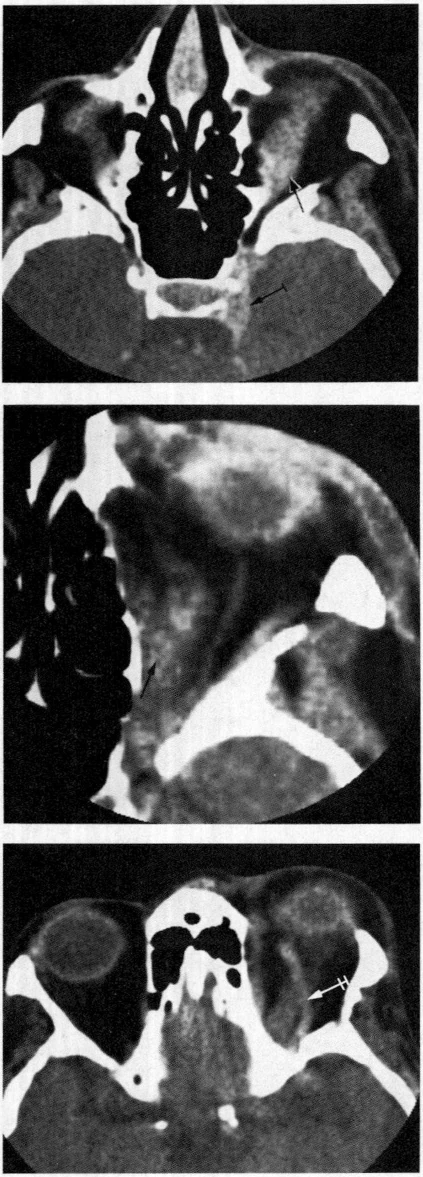

a

b

c

Abb. **140 a–c** Sinus-cavernosus-Fistel. **a** u. **b** Mit Kontrastmittel. Deutliche Asymmetrie des Sinus cavernosus (|→) mit Verbreiterung der rechten Seite. Verdickung des M. rectus superior und des M. rectus medialis (→). N. opticus seitengleich. **c** Deutlich prominente V. ophthalmica superior (||→).

gleichseitigen Ventrikelteile, des betroffenen Subarachnoidalraumes und als Verlagerung der Mittellinienstrukturen zur homolateralen Seite.
Selten sieht man eine fokale Erweiterung des Ventrikelsystems oder eine ausgeweitete hypodense Zone von Liquordichte, die eine Verbindung zum Ventrikelsystem aufweist. Solche „porenzephalische" Zysten können raumfordernden Effekt haben. Posttraumatische Epilepsien und Patienten, die einen posttraumatischen EEG-Herd aufweisen, können ein normales Computertomogramm haben. Obwohl viele Patienten mit einer posttraumatischen Epilepsie auch eine fokale Atrophie aufweisen, ist die Relevanz dieses Befundes für die Klinik von untergeordneter Bedeutung.

Posttraumatische vaskuläre Läsionen. Wie schon vorher erwähnt, kann ein zerebraler Infarkt im Rahmen eines Schädel-Hirn-Traumas auftreten. Er stellt sich wie ein Infarkt anderer Genese dar. Andere traumatische vaskuläre Läsionen sind äußerst selten und betreffen meist arteriovenöse Fisteln oder Aneurysmen. Die *arteriovenösen Fisteln* treten nach Frakturen mit Duraverletzung auf. Ihre klassische Lokalisation ist der Bereich des Sinus cavernosus (Abb. **140**). Als indirektes Zeichen ist eine Verbreiterung der V. ophthalmica superior, die sich als breiter Saum im oberen Anteil der Orbita darstellt, nachzuweisen. Manchmal findet sich auch eine Erweiterung der Venen des Gesichts, eine Schwellung intraorbital gelegener Strukturen, eine Proptose und eine abnorm starke Anreicherung nach Kontrastmittelgabe.
Traumatische Aneurysmen sind häufig extrem groß und Folge einer penetrierenden Verletzung. Oft kann die zugrundeliegende Verletzung nachgewiesen werden.
Die sog. *posttraumatischen Krampfaderaneurysmen* (cirsoid aneurysm) des Schädels, die eigentlich arteriovenöse Fisteln darstellen, zeigen sich im Computertomogramm als extrakraniell gelegene Weichteilschwellungen, die sich diffus mit Kontrastmittel anreichern. Ein ähnliches Erscheinungsbild sieht man bei chronisch organisierten, extrakraniell gelegenen Hämatomen.

Liquorfistel. Bei den posttraumatischen Liquorfisteln ist das radiologische Ziel eine exakte Lokalisation der Fistel. Die Untersuchung, die dies Ziel am besten erreicht, ist die Zysternographie mit wasserlöslichem Kontrastmittel. Nach intrathekaler Gabe von 10 ml Iopamidol 200 (entweder lumbale oder zervikale Injektion) wird das Kontrastmittel durch Kopftieflage nach intrakraniell gebracht und der Patient in Bauchlage untersucht. Koronare Schichten sind dabei aussagekräftiger als axiale. Nicht selten kann die Passage des Kontrastmittels durch die Fistel in die Nasennebenhöhle nachgewiesen werden.

Literatur

Ahmadi, J., J. S. Teal, H. D. Segall et al.: Computed tomography of carotid-cavernous fistula. Amer. J. Neuroradiol. 4 (1983) 131

Clifton, G. L., R. G. Grossmann, M. E. Makela et al.: Neurological course and correlated computerized tomography findings after severe closed head injury. J. Neurosurg. 52 (1980) 611

Cromwell, L. D., L. A. Mack, J. W. Loop: CT scout view for skull fracture: substitute for skull films? Amer. J. Neuroradiol. 3 (1982) 421

Curtin, H. D., P. Wolfe, V. Schramm: Orbital roof blow-out fractures. Amer. J. Neuroradiol. 3 (1982) 527

Diaconis, J. N. R.: CT in head trauma: a review. J. comput. Tomogr. 4 (1980) 261

Dolinskas, C. A., R. A. Zimmermann, L. T. Bilaniuk et al.: Correlation of long-term follow-up of neurologic, psychologic and cranial computed tomographic evaluations of head trauma patients. Neuroradiology 16 (1978) 318

Dublin, A. B., B. N. French, J. S. M. Resnick: Computed tomography in head trauma. Radiology 122 (1977) 365

French, B. N.: Limitations and pitfalls of computed tomography in the evaluation of cranio-cerebral injury. Surg. Neurol. 10 (1978) 395

Grinnell, V., C. M. Mehringer, G. B. Hieshima et al.: Radiology of acute subtemporal subdural hematomas. Surg. Neurol. 19 (1983) 4

Hammerschlag, S. B., S. Hughes, G. V. O'Reilly et al.: Another look at blow-out fractures of the orbit. Amer. J. Neuroradiol. 3 (1982) 331

Haymann, L. A., R. A. Evans, V. C. Hinck: Rapid-high-dose contrast computed tomography of isodense subdural hematoma and cerebral swelling. Radiology 131 (1979) 381

Hofmann, E., K. Dressel, M. Nadjmi et al.: Zentrale traumatische Hirnblutungen im Computertomogramm. Fortschr. Röntgenstr. 143 (1985) 146

Kishore, P. R. S., M. H. Lipper, D. da Silva et al.: Delayed sequelae of head injury. J. comput. Tomogr. 4 (1980) 287

Kreipke, D. L., J. J. Mosss, J. M. Franco et al.: Computed tomography and thin-section tomography in facial trauma. Amer. J. Roentgenol. 142 (1984) 1041

Lipper, M. H., P. R. S. Kishore, G. G. Enas et al.: Computed tomography in the prediction of outcome in head injury. Amer. J. Neuroradiol. 6 (1985) 7

Lipper, M. H., P. R. Kishore, A. K. Girevendulis et al.: Delayed intracranial hematoma in patients with severe head injury. Radiology 133 (1979) 645

Lusins, J., H. Nakagawa, H. Bender: Computer assisted tomography of unoperated subdural hematoma: short- and long-term follow-up. J. Comput. assist. Tomogr. 2 (1978) 460

Manelfe, C., P. Cellerier, D. Sobel et al.: Cerebrospinal fluid rhinorrhea: evaluation with metrizamide cisternography. Amer. J. Neuroradiol. 3 (1982) 25

Naidich, T. P., C. J. Moran, R. M. Pudlowski et al.: CT diagnosis of the isodense subdural hematoma. In Thompson, R. A., J. R. Green: Complications of Nervous System Trauma. Raven Press, New York 1979 (p. 73)

Nakagawa, H., J. L. Lusins: Improved visualization of subdural hematoma by use of coronal view in computerized tomography. Comput. Tomogr. 2 (1978) 17

Rieth, K. G., F. T. Schwartz, D. O. Davis: Case report: Acute isodens epidural hematoma on computed tomography. J. comput. Tomogr. 3 (1979) 691

Roberson, F. C., P. R. S. Kishore, J. D. Miller et al.: The value of serial computerized tomography in the management of severe head injury. Surg. Neurol. 12 (1979) 161

Roda, J. M., D. Gimenez, D. Perez-Higueras et al.: Posterior fossa epidural hematomas: a review and synthesis. Surg. Neurol. 19 (1983) 419

Rodiek, S. O.: Computertomographische Klassifikation von Kopfschußverletzungen. Fortschr. Röntgenstr. 141 (1984) 11

Snoek, J., B. Jennett, J. Hume Adams, D. I. Graham: Computerized tomography after recent severe head injury in patients without acute intracranial haematoma. J. Neurol. Neurosurg. Psychiat. 42 (1979) 215

Steinbrich, W., G. Friedmann, W. Waters et al.: Lokalisation von Liquorfisteln mit der CT-Zisternographie. Fortschr. Röntgenstr. 141 (1984) 18

Tsai, F. Y., J. S. Teal, M. F. Quinn et al.: CT of brainstem injury. Amer. J. Roentgenol. 134 (1980) 717

Weinberg, P. E., K. Kim: Neuroradiology case presentation: subdural empyema. Surg. Neurol. 15 (1980) 212

Yamada, H., T. Watanabe, S. Murata et al.: Developmental process of chronic subdural collections of fluid based on CT scan findings. Surg. Neurol. 13 (1979) 441

Zilkha, A., D. Faegenburg: Computed tomography of isodens subdural hematomas. Comput. Tomogr. 3 (1979) 29

Zimmermann, R. D., A. Danziger: Extracerebral trauma. Radiol. Clin. N. Amer. 20 (1982) 105

Zimmermann, R. A., L. T. Bilaniuk: Computer tomography of traumatic intracerebral hemorrhagic lesions: the change in density and mass effect with time. Neuroradiology 16 (1978) 320

Zimmermann, R. A., L. T. Bilaniuk: Computed tomographic staging of traumatic epidural bleeding. Radiology 144 (1982) 809

Zimmermann, R. A., L. T. Bilaniuk, T. Gennarelli et al.: Cranial computed tomography in diagnosis and management of acute head trauma. Amer. J. Roentgenol. 131 (1978) 27

Postoperative Veränderungen und Strahlenfolgen

Im postoperativen Verlauf von Hirnoperationen werden computertomographische Untersuchungen häufig durchgeführt, um postoperative Veränderungen oder postoperative Komplikationen nachzuweisen. Deshalb erscheint es notwendig, die Fülle postoperativer Veränderungen separat zu beschreiben.

Knochendefekt

Knochendefekte wie Bohrlöcher oder Zustände nach Kraniotomie (s. Abb. **41a**) können nur mit einer Fenstereinstellung für Knochenstrukturen im Computertomogramm deutlich gesehen werden.
Die Lage des Knochendeckels kann im akuten postoperativen Verlauf auf einen intrazerebralen Druckanstieg hinweisen. Bei erhöhtem Innendruck wird der Knochendeckel nach außen gepreßt (s. Abb. **66**), bei vermindertem Druck nach innen eingezogen. Beidseitige Defekte im Os temporale deuten auf eine Dekompressionskraniotomie hin.

Besonderheiten durch Operationsmaterial

Operationsmaterial aus Plastik kann nur sehr schwer dargestellt werden, da die Absorptionswerte denen des umgebenden Hirngewebes gleichen. Andere Operationsmaterialien wie Metallclips können erhebliche Artefakte hervorrufen. Nichttraumatische, intrakranielle Fremdkörper sind meist zur Hämostase dienende Clips, radioaktive Substanzen mit sehr hohen Dichtewerten oder Kontrastmittel wie Barium, das früher zur Lokalisation von Abszeßhöhlen angewandt wurde. Shuntkatheter wie auch Tamponaden in den paranasalen Sinus sind leicht zu identifizieren und rufen nicht selten Artefakte hervor.
In der akuten postoperativen Phase sind auch intrakranielle Luftansammlungen als Zone stark verminderter Dichte zu sehen.
Schwierigkeiten bei der postoperativen Beurteilung bereitet ein hämostatisch wirkender Schaumstoff (Oxygelfoam). Dieser wird zum Ausfüllen von Operationshöhlen benutzt und absorbiert nachfließendes Blut. Im Computertomogramm kann er nur schlecht von einer frischen Blutung unterschieden werden. Die charakteristischerweise fehlende Massenverdrängung kann auch bei einem Hämatom gefunden werden und hilft wenig bei der Unterscheidung. Sorgfältige klinisch-radiologi-

sche Beobachtungen sind die einzige Möglichkeit, unnütze Nachoperationen zu vermeiden.

Postoperative Blutungen

Postoperative Blutungen können intraventrikulär, intra- und extrazerebral und extrakraniell gelegen sein. Das Erscheinungsbild ist gleich den früher besprochenen Hämatomen. Häufigste Ursache intrakranieller Blutungen ist das Einsetzen von Kathetern zur Ventrikeldrainage oder das Einlegen eines Shunts. Es sollte immer daran gedacht werden, falls postoperativ eine klinische Verschlechterung eintritt.
Oft findet man auch einige Tage nach einer Operation eine extrazerebrale Ansammlung verminderter Dichte im Subarachnoidalraum. Dies entspricht eher nachfließendem Liquor beim Kollaps des Ventrikelsystems als frisch aufgetretenen und resorbierten Hämatomen.
Blutungen nach Ventrikelpunktionen bewirken ganz selten einmal Verkalkungen entlang des Punktionskanals.

Shuntimplantation

Kommt es nach *Einsetzen eines Shunts* nicht zu einer klinischen Besserung, so kann eine Funktionsstörung des Shunts bestehen. Zwei unterschiedliche Katheter werden zur Drainage des Ventrikelsystems benutzt; einer ist röntgendicht und kann gut verfolgt werden, einzig die Lage der Spitze ist schlecht zu beurteilen. Der andere ist wenig röntgendicht, besitzt jedoch eine metallische Kennmarke am intraventrikulären Ende, die eine eindeutige Lokalisation ermöglicht.
Die Ursachen einer Funktionsstörung können im Computertomogramm relativ leicht nachgewiesen werden. Die Katheterspitze kann im Hirngewebe liegen, nur einen Ventrikelanteil drainieren oder disloziert und unterbrochen sein. Selten einmal findet sich ein Fibrinkoagel an der Katheterspitze, was mit einem weiten Fenster dargestellt werden kann. Die Lage der Katheterspitze ist auch für die Traumatisierung von Hirngewebe von großer Bedeutung.
Nach Einsetzen des Shunts korreliert die Ventrikelgröße nicht immer mit dem klinischen Verlauf. Trotz geringer oder fehlender Veränderung der Ventrikelgröße kann eine klinische Besserung eintreten. Eine Abnahme der Ventrikelgröße kann zuerst an beiden Temporalhörnern oder am Verschwinden periventrikulär gelegener hypodenser Zonen erkannt werden. Der Evans-Index kann dabei noch unverändert sein. Besteht keine klinische Besserung und fehlen auch die subtilen Zeichen einer Größenabnahme, muß an eine Shuntinsuffizienz gedacht werden.
Bei einigen Patienten findet man das *Syndrom der Shuntüberfunktion;*

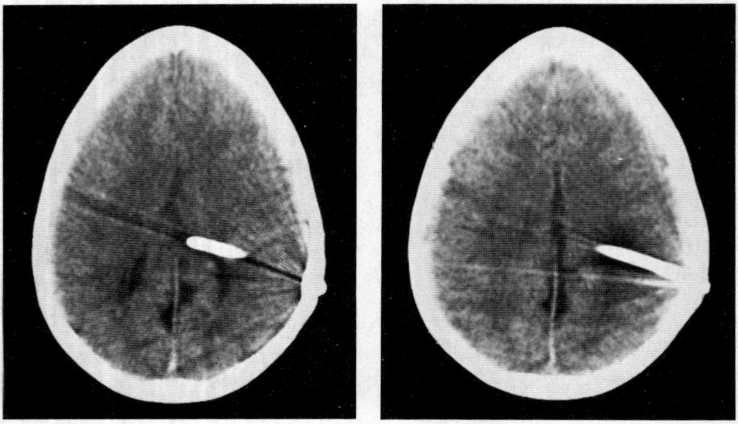

a b

Abb. **141 a–b** Intrakranielle Drucksteigerung nach Behandlung eines Hydrozephalus. Shuntüberfunktion. Ohne Kontrastmittel. Der Katheter liegt im rechten Seitenventrikel mit der Spitze im 3. Ventrikel. Die Ventrikel sind schmal, Hirnfurchen sind nicht sichtbar.

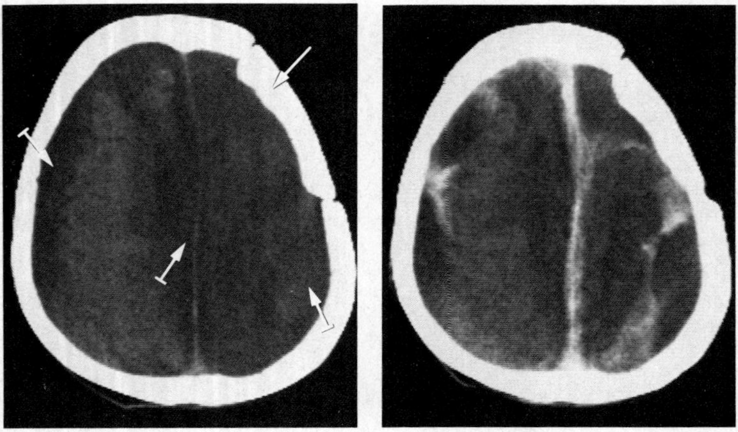

a b

Abb. **142 a–b** Subdurales Empyem. **a** Ohne Kontrastmittel. Knochendeckel (→), breite Zone verminderter Dichte beidseits unter der Kalotte und parasagittal (⟼). Diskrete Verlagerung der Falx cerebri nach rechts. **b** Mit Kontrastmittel. Dichteanreicherung parasagittal und in den Randpartien der subduralen Effusion.

klinische Zeichen eines erhöhten Hirndrucks sind führend. Im Computertomogramm finden sich schmale Ventrikel und nicht selten auch eine Erweiterung von Hirnfurchen (Abb. **141**).
Die schwerwiegendste *Komplikation* eines intraventrikulären Shunts ist eine Entzündung der Ventrikelwände. Hirnabszesse oder Empyeme (Abb. **142**) können ebenfalls selten nach hirnchirurgischen Eingriffen auftreten. Die genaue Beschreibung dieser Befunde findet sich im Kapitel „Infektionen".

Postoperative Veränderungen der Hirnsubstanz

Nach der Operation großer extrazerebraler Tumoren, wie Konvexitätsmeningeomen, kann sich das Tumorgebiet als Zone verminderter Dichte darstellen, die sich mit Kontrastmittel mehr oder weniger stark in der Peripherie anreichert. Es ist wichtig, daß man dieses Erscheinungsbild nicht als Abszeß oder Rezidiv interpretiert.
Der chirurgische Eingriff selbst weist am Hirn unterschiedliche Erscheinungsbilder auf. Hemisphärektomien oder frontale Lobektomien sind aufgrund des fehlenden Gewebes gut zu erkennen; häufig findet man atrophische Veränderungen, die, wie gesagt, fokal oder generalisiert sein können. Eindeutige ischämische Hirninfarkte können nach Gefäßoperationen gesehen werden.
Wird nach einem *Tumorrezidiv* oder nach einer Tumorprogression gefragt, sollte intravenöses Kontrastmittel unbedingt gegeben werden. Da der Scan mit großer Wahrscheinlichkeit ohnehin abnorm ist, könnte es sonst nicht möglich sein, zwischen Tumor und postoperativen Veränderungen zu unterscheiden. Kann ca. 2 Monate nach der Operation eines Tumors eine solide, irreguläre Kontrastmittelanreicherung gefunden werden oder ein zystisches Areal, besteht der Verdacht auf ein Tumorrezidiv.
Einige intrazerebrale Tumoren verursachen häufig postoperativ einen Hydrozephalus (Akustikusneurinom), oder sie haben die Tendenz, intraventrikulär oder subarachnoidal zu metastasieren (Medulloblastom). In den letzten Fällen muß bei der Nachuntersuchung unbedingt darauf geachtet werden, eine vollständige Untersuchung mit und ohne Kontrastmittel durchzuführen.
Veränderungen nach Operationen von traumatisch-intrazerebralen Hämatomen werden im Kapitel „Traumen und posttraumatische Veränderungen" eingehend dargestellt.

Folgen der Strahlentherapie

Besondere Vorsicht ist bei Patienten angezeigt, die mit *Röntgenstrahlen* behandelt wurden. Areale von Röntgennekrosen können einen raumfordernden Effekt haben, reichern sich mit Kontrastmittel an und sind mit Sicherheit von einem Tumor selbst nicht zu unterscheiden. Zeitpunkt, Röntgendosis und Verlauf sind für die Diagnose entscheidend. Im Langzeitverlauf kann auch die Bestrahlung einmal Verkalkungen hervorrufen.

Literatur

Crone-Münzebrock, M., W. H. Denkhaus, P. Sörensen: Computertomographische Verlaufskontrollen nach Strahlentherapie primärer Hirntumoren. Fortschr. Röntgenstr. 142 (1985) 253

Davis, P. C., J. C. Hoffmann, G. S. Pearl et al.: CT evaluation of effects of cranial radiation therapy in children. Amer. J. Neuroradiol. 7 (1986) 639

Kieffer, S. A., G. A. King, R. B. King et al.: Late deterioration after treatment of brain neoplasm. Amer. J. Roentgenol. 144 (1985) 175

Kretzschmar, K., A. Aulich, E. Schindler et al.: The diagnostic value of CT for radiotherapy of cerebral tumors. Neuroradiology 14 (1978) 245

Schellinger, D., D. C. McCullough, R. T. Pederson: Computed tomography in the hydrocephalic patient after shunting. Radiology 137 (1980) 693

Shalen, P. R., P. T. Ostrow, P. J. Glass: Enhancement of the white matter following prophylactic therapy of the central nervous system for leukemia. Radiology 140 (1981) 409

Woodruff jr., W. W., A. E. Yeates, G. A. Dent: Ventricular shunt therapy of the brain: long-term rubber-catheter-induced inflammation. Radiology 158 (1986) 171

Anhang

Kodierung von Befunden

Lokalisation:

frontal	hintere Schädelgrube	vordere Schädelgrube
temporal	Kleinhirnbrücken-	mittlere Schädelgrube
parietal	winkel	Mittellinie
okzipital	Kleinhirn	Ventrikel
Hemisphäre	Hirnstamm	extrazerebral
weiße Substanz	Orbita	Sinus
Basalganglien	Cisterna chiasmatis	
Capsula interna		
Capsula externa		

Dichtewerte:

vermindert:	isodens:	erhöhte Dichte:
□ scharf begrenzt		□ scharf begrenzt
□ fleckförmig		□ fleckförmig

Kontrastmittel:

□ jodhaltig intravenös	□ intrathekal
□ andere Kontrastmittel	
Anreicherung:	□ fleckförmig
□ deutlich	□ ringförmig
□ diskret	□ unregelmäßig
□ keine	

Postoperativ:	*Postradiatio:*
Ödem:	
– umschrieben	– nur weiße Substanz
– ringähnlich ausgedehnt	– graue und weiße Substanz
– unklarer Genese	– periventrikulär

Diagnosekodex

Normal	*Fraglich pathologisch*	*Pathologisch*
Tumoren:		
– Gliome	– Meningeome	– Papillome
– Oligodendrogliome	– Neurinome	– Teratome
– Pinealome	– Kolloidzysten	– Kraniopharyngeome
– Hämangioblastome	– Epidermoide	– Hypophysenadenome
– Metastasen	– Chordome	– unklarer Tumor
	– Lipome	
Atrophie:		
– umschrieben, nur kortikal		
– generalisiert, kortikal und zentral		
– zerebellär		
– Hemiatrophie		
Hydrozephalus:		
– umschriebene Erweiterung		
– Erweiterung aller Ventrikel		
– Erweiterung der Temporalhörner		
– kommunizierender Hydrozephalus		
Vaskulär:		
– Infarkt	– Infarkt hämorrhagisch	
– Blutung	– Aneurysma	
intrazerebral	– Angiom	
subdural	– Sinus-cavernosus-Fistel	
epidural	– Aneurysma der	
subarachnoidal	V. cerebri magna	
Kongenital:		
– tuberöse Hirnsklerose		– Arachnoidalzyste
– Sturge-Weber		– porenenzephalische Zyste
– Angiomatosis Hippel-Lindau		– Agenesie des Corpus callosum

Infektionen:

- Abszeß
- Tuberkulom
- basale Meningitis
- Enzephalitis
- Sarkoidose

Trauma:

- Kontusion
- Kontusion und Blutung
- Traumafolgen

Erkrankungen der Orbita:

- Verdickung des N. opticus
- Tumor
- Entzündung
- Proptose
- Verdickung der intraorbitalen Muskeln
  - ☐ vereinzelt
  - ☐ generalisiert

Knochen:

- Morbus Paget
- Fraktur
- Mißbildung
- Hemiatrophie
- erweiterte Sella
- verdickter Knochen
- Erosion
- fibröse Dysplasie

Erkrankungen der weißen Substanz:

- multiple Sklerose
- multifokale Leukenzephalopathie
- Leukodystrophie

Befundbericht über CT-Scan Nr.

Frühere Scans Nr.

Kopie an:

Original an:

Name:

Vorname:

Geb.-Datum: Geschlecht:

Unters.-Datum: Scanner:

Referenzlinie:	Nativscans:	Kontrastscans:
a)	a)	a)
b)	b)	b)
c)	c)	c)

kV:

Schichtdicke: Matrix:

Kontrastmittel:

Anästhesie/Sedation:

Klinische Fragestellung:

Ergebnis der Untersuchung:

Schema der Standardschichten. Zonen abnorm erhöhter Dichte werden schraffiert, solche erniedrigter Dichte punktiert eingezeichnet. Massenverschiebungen und Ventrikelerweiterungen werden durch Überzeichnen vermerkt.

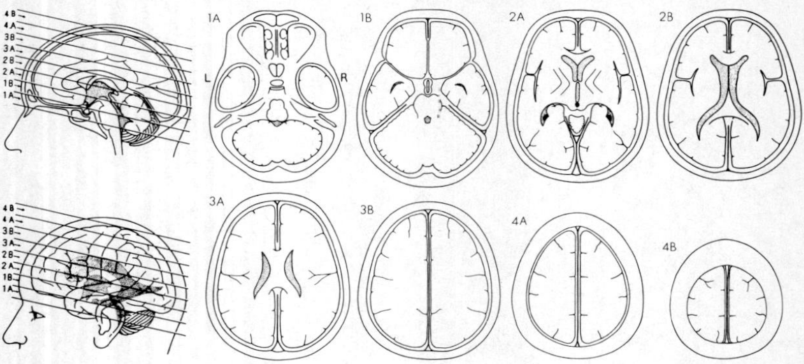

Literatur-Standardwerke

Baert, A., L. Jeanmart, A. Wackenheim: Clinical Computer Tomography. Springer, Berlin 1978

Bonneville, J. F., F. Cattin, J. L. Dietemann: Computed Tomography of the Pituitary Gland. Springer, Berlin 1986

Bories, J.: The Diagnostic Limitations of Computerized Axial Tomography. Springer, Berlin 1978

Brooks Dublin, W., A. Brooks: Atlas of Neuroanatomy for Radiologists – Surface and Selectional with CT Scanning Correlation. Wadsworth, Belmont/Calif. 1983

Claussen, C., B. Lochner: Dynamische Computertomographie. Springer, Berlin 1983

Du Boulay, G.H., I.F. Moseley: The First European Seminar on Computerised Axial Tomography in Clinical Practice. Springer, Berlin 1977

Federle, M.P., M. Brant-Zawadzki: Computed Tomography of the Evaluation of Trauma. Williams & Wilkins, Baltimore 1982

Gänshirt, H.: Der Hirnkreislauf. Thieme, Stuttgart 1972

Gambarelli, J., G. Guérinel, L. Chevrot, M. Mattèi: Ganzkörper-Computer-Tomographie. Springer, Berlin 1977

Gerhardt, P., G. van Kaick: Total Body Computerized Tomography. Thieme, Stuttgart 1979

Gonzales, C.F., M.H. Becker, J.C. Flanagan: Diagnostic Imaging in Ophthalmology. Springer, Berlin 1986

Hanafee, W., A. Mancuso: Introductory Workbook for CT of the Head and Neck. Williams & Wilkins, Baltimore 1984

Kautzky, R., K.J. Zülch, S. Wende, A. Tänzer: Neuroradiologie auf neuropathologischer Grundlage. Springer, Berlin 1976

Kazner, E., S. Wende, Th. Grumme et al.: Computertomographie intrakranieller Tumoren. Springer, Berlin 1981

Krayenbühl, H., M.G. Yasargil, Huber, P.: Zerebrale Angiographie für Klinik und Praxis, 3. Aufl. Thieme, Stuttgart 1979

Kretschmann, H.J., W. Weinrich: Neuroanatomie der kraniellen Computertomographie. Thieme, Stuttgart 1984

Lang, J.: Klinische Anatomie des Kopfes. Springer, Berlin 1981

Lanksch, W., Th. Grumme: Computed Tomography in Head Injuries. Springer, Berlin 1979

Lanksch, W., T. Grumme, E. Kazner: Schädelhirnverletzungen im Computertomogramm. Springer, Berlin 1978

Mancuso, A.A., W.N. Hanafee: Computed Tomography and Magnetic Resonance Imaging of the Head and Neck. Williams & Wilkins. Baltimore 1985

Moseley, I.F., M.D. Sanders: Computerized Tomography in Neuro-Ophthalmology. Chapman & Hall, London 1982

Mumenthaler, M.: Neurologie, 8. Aufl. Thieme, Stuttgart 1986

Nadjmi, M.: Zerebrale Gefäße im Angiotomogramm. Thieme, Stuttgart 1977

Nadjmi, M., U. Piepgras, H. Vogelsang: Kranielle Computertomographie. Ein syntopischer Atlas. Thieme, Stuttgart 1981

New, P.F., J.W.R. Scott: Computed Tomography of the Brain and the Orbit. Williams & Wilkins, Baltimore 1975

Newton, T.H., D.G. Potts: Radiology of the Skull and Brain. Mosby, St. Louis 1974

Newton, T.H., D.G. Potts: Modern Neuroradiology, Vol. II. Clavadel Press, San Francisco 1983

Phelps, P.D.: Radiology of the Ear. Saunders, Philadelphia 1982

Piepgras, U.: Neuroradiologie. Thieme, Stuttgart 1977

Salamon, G.: Advances in Cerebral Angiography. Springer, Berlin 1975

Salamon, G., Y.P. Huang: Computed Tomography of the Brain. Springer, Berlin 1980

Sartor, K.: Einführung in die Neuroradiologie. Witzstrock, Baden-Baden 1976

Scheid, W.: Lehrbuch der Neurologie, 5. Aufl. Thieme, Stuttgart 1983

Schinz, H.R., W. Frommhold, W. Dihlmann, H.-St. Stender, P. Thurn: Radiologische Diagnostik im Klinik und Praxis, 7. Aufl., Bd. I/1. Thieme, Stuttgart 1987

Schnitzlein, H.N.: Computed Tomography of the Head and Spine. Springer, Berlin 1983

Taenzer, V., E. Zeitler: Contrast Media. Thieme, Stuttgart 1983

Takashi, S., S. Sakuma: Illustrated Computer Tomography. Springer, Berlin 1983

Taveras, J.M., E.H. Wood: Diagnostic Neuroradiology. Williams & Wilkins, Baltimore 1976

Unsöld, R., C.B. Ostertag, J. De Groot et al.: Computer Reformations of the Brain and Skull Base. Springer, Berlin 1982

Valavanis, A., O. Schubiger, T. P. Naidich: Clinical Imaging of the Cerebello-Pontine Angle. Springer, Berlin 1986

Wackenheim, A., J.P. Braun: Angiography of the Mesencephalon. Springer, Berlin 1970

Wackenheim, A., L. Jeanmart, A.L. Baert: Craniocerebral Computer Tomography. Springer, Berlin 1980

Wegener, O.H.: Ganzkörper-Computertomographie. Karger, Basel 1981

Sachverzeichnis

Die **fett** gesetzten Seitenangaben verweisen auf die Abbildungen.